OPTIMISEZ
VOTRE CERVEAU
À TOUT ÂGE

OPTIMISEZ VOTRE CERVEAU À TOUT ÂGE
Édition originale publiée en anglais par Simon & Schuster Inc., New York, NY, (É.-U.) sous le titre :
Keep Sharp
Build a Better Brain at Any Age

ÉDITIONS DU TRÉSOR CACHÉ
2-36, rue de Varennes
Gatineau (Québec) Canada
J8T 0B6
Tél.: 819-561-1024
Courriel : editions@tresorcache.com
Site web : www.tresorcache.com

Traduction : Marie-Andrée Gagnon
Révision et correction : Marie-Marthe Jalbert, Jacques A. Côté
Infographie : Richard Ouellette

Dépôt légal - 2022
Bibliothèque nationale du Québec
Bibliothèque nationale du Canada
Bibliothèque nationale de France
Gouvernement du Québec – Programme de crédit d'impôt pour l'édition de livres – Gestion SODEC

Édition imprimée : ISBN 978-2-924061-98-5
Édition numérique : ISBN 978-2-924061-99-2

Imprimé au Canada

Diffusion / distribution :
Canada : Messageries ADP
Europe : Interforum

OPTIMISEZ
VOTRE CERVEAU
À TOUT ÂGE

Sanjay Gupta
Avec Kristin Loberg

Éditions du
trésor caché
www.tresorcache.com

À mes trois filles, Sage, Sky et Soleil. Par ordre d'âge, afin d'éviter toute contestation future quant à l'ordre des dédicaces. Je vous aime tant, et je vous ai regardées grandir plus vite que je n'ai écrit ce livre. Prenez toujours le temps d'être entièrement présentes, car c'est peut-être le meilleur moyen et le plus agréable de garder votre esprit alerte et votre vie lumineuse. Vous êtes encore si jeunes, et pourtant, vous m'avez déjà procuré toute une vie de souvenirs que j'espère ne jamais oublier.

À ma Rebecca, dont l'enthousiasme n'a jamais fléchi. Si à la fin notre vie n'est plus qu'une collection de souvenirs, la mienne sera remplie d'images de ton superbe sourire et de ton soutien indéfectible.

À quiconque ayant rêvé de voir son cerveau s'aiguiser. Non seulement libre de maladie ou de traumatisme, mais aussi optimisé de manière à lui permettre de bâtir sa vie, de s'en rappeler le mieux possible le récit et de faire preuve de résilience durant ses épreuves. À quiconque ayant toujours cru que son cerveau n'était pas une boîte noire, impénétrable et intouchable, mais qu'il lui était possible de le nourrir et de le faire grandir au-delà de son imagination.

Le souvenir des choses passées n'est pas nécessairement
le souvenir des choses telles qu'elles furent.

—Marcel Proust

INTRODUCTION

Ce n'est pas compliqué

Le cerveau est plus vaste que le ciel...
[et]... plus profond que la mer.
— Emily Dickinson

Contrairement à la plupart de mes collègues, je n'ai pas grandi avec le désir ardent de devenir médecin, encore moins un neurochirurgien. J'ai aspiré en premier lieu à devenir écrivain, un rêve qui me venait probablement du béguin que j'avais pour une professeure d'anglais de la fin du primaire. Quand j'ai choisi la médecine, j'avais treize ans et mon grand-père venait de subir un accident cérébrovasculaire. Nous étions très proches, lui et moi, et voir ses fonctions cérébrales décliner aussi rapidement m'a déconcerté. Il s'est soudain retrouvé incapable de parler et d'écrire, mais il semblait bien comprendre ce que les gens lui disaient et ce qu'il lisait. Bref, il pouvait assimiler aisément les communications verbales et écrites, mais il ne pouvait pas y répondre de la même manière. C'est alors que le fonctionnement complexe et mystérieux du cerveau a commencé à me fasciner. J'ai passé beaucoup de temps à l'hôpital et j'étais de ces enfants agaçants qui posent beaucoup de questions aux médecins. Quand ils m'expliquaient patiemment ce qui s'était produit, je me sentais très grand. J'ai observé le travail de ces médecins, qui sont parvenus à ramener mon grand-père à la santé après avoir dilaté son artère carotide afin de restaurer le flux sanguin vers son cerveau et de prévenir du même coup d'éventuels AVC. N'ayant jamais passé jusque-là beaucoup de temps en compagnie de chirurgiens, j'ai eu la piqûre. Je me suis mis à lire tout ce que je pouvais sur la médecine et le corps humain. J'ai eu tôt fait de fixer mon attention sur le cerveau, plus particulièrement la mémoire. Je m'étonne d'ailleurs encore de ce que notre mémoire – l'étoffe même de notre être – puisse se réduire à des signaux neurochimiques invisibles se transmettant d'une minuscule zone à une autre du cerveau. Pour moi, ces explorations précoces dans le monde de la biologie du cerveau se sont immédiatement avérées démystifiantes et magiques.

Longtemps après, quand j'étais en faculté de médecine au début des années 1990, la sagesse populaire donnait à penser que les cellules du cerveau, comme les neurones, étaient incapables de se régénérer. On naissait avec un ensemble de cellules, et c'était tout. Au cours de la vie, on vidait lentement cette réserve (tout en accélérant ce drainage en s'adonnant à de fâcheuses habitudes telles que boire trop d'alcool et fumer de la marijuana – la vérité à ce sujet viendra plus tard). Peut-être le dois-je à mon éternel optimisme, mais je n'ai jamais cru que les cellules de notre cerveau arrêtaient tout simplement de croître et de se régénérer. Après tout, nous continuons d'avoir de nouvelles idées, des expériences profondes, des souvenirs très clairs et de nouveaux apprentissages tout au long de notre vie. J'avais l'impression que le cerveau ne s'atrophiait pas, à moins qu'on ne l'utilise plus. Lorsque j'ai terminé ma formation en neurochirurgie, en 2000, on avait abondamment prouvé que l'on pouvait favoriser la naissance de nouvelles cellules dans le cerveau (à savoir la neurogenèse) et même en accroître la taille. Il s'agissait d'un changement extraordinairement optimiste de perception du système de contrôle principal de nos corps. En effet, chaque jour de votre vie, vous pouvez améliorer la qualité, la rapidité, l'état et, oui, *l'acuité* de votre cerveau. J'en suis convaincu. (Je passerai aux mauvaises habitudes plus tard ; elles ne tuent pas nécessairement les cellules du cerveau, mais leur abus risque d'altérer le fonctionnement du cerveau, surtout ses pouvoirs mémoriels.)

Permettez-moi de préciser ceci d'entrée de jeu : je suis assurément en faveur d'une excellente éducation, mais il ne s'agit pas de cela dans *Optimisez votre cerveau à tout âge*. Mon livre porte moins sur l'amélioration de l'intelligence ou du QI que sur la propagation de nouvelles cellules et un travail plus efficace de celles que vous possédez. Il ne vise pas vraiment à vous aider à vous rappeler une liste d'éléments, à obtenir de bons résultats d'examens ou à bien exécuter vos tâches (quoique vous parviendrez mieux à atteindre tous ces objectifs grâce à un cerveau optimisé). Dans *Optimisez votre cerveau à tout âge*, vous apprendrez à améliorer votre cerveau de sorte qu'il fasse des liens entre des expériences qui pourraient échapper aux autres et vous aide à mieux traverser la vie. Vous développerez un cerveau capable d'alterner entre des perceptions du monde à court terme et à long terme et, peut-être surtout, un cerveau des plus résilients au fil d'un vécu qui pourrait s'avérer débilitant pour quelqu'un d'autre. Dans cet ouvrage, je définirai précisément la *résilience* et je vous enseignerai à la cultiver. La résilience a été un élément crucial de ma croissance personnelle.

Le contexte compte lorsque nous parlons d'un sujet aussi important que le fonctionnement ou le dysfonctionnement de notre cerveau. Par ailleurs, notre perception du déclin cognitif a énormément changé avec le temps. La documentation sur la démence remonte au moins à l'an 1550 avant notre ère, lorsque des médecins égyptiens ont décrit pour la première fois ce trouble dans le papyrus Ebers, un rouleau ou manuscrit de 110 pages renfermant des archives médicales de l'Égypte antique. Ce n'est toutefois qu'en 1797 que l'on a donné un nom à ce phénomène, *démence*, qui signifie littéralement « folie » en latin. Ce terme nous vient d'un psychiatre français, Philippe Pinel, révéré comme le père de la psychiatrie moderne en raison de ses efforts favorisant une approche plus humaine des soins à apporter aux patients en psychiatrie. Par contre, lorsque l'on a commencé à employer le terme *démence*, il désignait les gens ayant une déficience intellectuelle (« l'abolition de la pensée ») à n'importe quel âge. Ce n'est qu'à la fin du dix-neuvième siècle que l'on en est venu à réserver ce terme aux gens accusant une perte spécifique de facultés cognitives. Au même siècle, le médecin britannique James Cowles Prichard a également introduit le terme *démence sénile* dans son livre intitulé *A Treatise on Insanity*. Le mot *sénile*, qui signifie « vieux », désignait n'importe quel type de folie chez les personnes âgées. Étant donné que la perte de mémoire constitue l'un des principaux symptômes de la démence, on en est venu à associer ce terme surtout à la vieillesse.

Pendant longtemps, on a cru que les personnes âgées qui souffraient de démence étaient maudites ou atteintes d'une infection comme la syphilis (du fait que les symptômes de la syphilis peuvent être similaires).

Si bien que l'on considérait le mot *démence* comme péjoratif et qu'on l'employait comme une insulte. Or, la première fois que j'ai dit à mes filles que j'écrivais le présent livre, elles m'ont demandé s'il s'agissait des Détraqueurs, ces sombres créatures qui vident les gens de leur âme, dans les aventures d'Harry Potter. La démence, qui ne constitue pas une maladie précise, mais un groupe de symptômes associés à la perte de mémoire et à un mauvais jugement, est parfois perçue de façon tellement négative qu'il vaut la peine de l'aborder ici brièvement.

Il est vrai que les scientifiques et les médecins utilisent ce mot dans un contexte clinique, et il est tout aussi vrai que les patients et leurs proches ne savent pas toujours quoi en penser, surtout lorsqu'ils en reçoivent le diagnostic. Pour commencer, il est trop imprécis. La démence se situe sur un spectre, allant de léger à grave, et certaines de ses causes sont entièrement réversibles. La maladie d'Alzheimer, qui compte pour plus de la moitié des cas de démence, retient presque toute l'attention. Par conséquent, on utilise souvent les termes *démence* et *alzheimer* de manière interchangeable. Or, cela ne devrait pas être. Le mot *démence* est toutefois fermement ancré dans notre vocabulaire, comme son association avec la maladie d'Alzheimer. Dans mon livre, j'emploie les deux termes dans l'espoir que les conversations, et les mots utilisés pour décrire un problème de santé relatif au déclin cognitif, empruntent une autre direction à l'avenir.

J'estime que l'on a trop mis l'accent sur la maladie d'Alzheimer pour décrire la démence, à tel point que l'on a ainsi aggravé la peur que la perte de mémoire soit inévitable en vieillissant. Des gens en parfaite santé dans la trentaine et la quarantaine s'inquiètent des implications de trous de mémoire ordinaires, comme la perte de leurs clés ou l'oubli du nom d'une personne. Or, cette peur est malavisée ; comme vous l'apprendrez, la perte de mémoire ne constitue pas un élément préétabli du vieillissement.

Quand j'ai commencé à voyager dans le monde entier en parlant aux gens de mon livre, j'ai pris conscience d'une autre chose extraordinaire. Selon un sondage de l'AARP (ex-Association américaine des personnes retraitées) réalisé auprès d'Américains âgés de trente-quatre à soixante-quinze ans, presque tous (93 pour cent) comprennent l'importance capitale de la santé du cerveau, mais ces mêmes personnes n'ont généralement aucune idée des moyens ni même de la possibilité d'améliorer la santé de leur propre cerveau. La plupart croient que ce mystérieux organe encastré dans une structure osseuse est un genre de boîte noire, intouchable et impossible à améliorer. C'est faux. Vous pouvez enrichir votre cerveau continuellement et constamment tout au long de votre vie, peu importent votre âge et votre accès à des ressources. J'ai moi-même ouvert la boîte noire et j'ai touché au cerveau humain, et je vous révélerai tout de ces expériences extraordinaires. Grâce à ma formation professionnelle et à des décennies d'apprentissage additionnel, je suis plus convaincu que jamais qu'il est possible d'enrichir le cerveau – de le stimuler et de le parfaire. Envisagez ceci. Vous le pensez probablement au sujet de vos muscles – même de votre cœur, qui est d'ailleurs un muscle. Si vous lisez mon livre, vous êtes de ceux qui se montrent probablement déjà proactifs par rapport à leur santé physique. L'heure est venue de comprendre qu'il est possible d'en faire autant pour votre cerveau. Vous pouvez influencer le mode de pensée et la mémoire de votre cerveau beaucoup plus que vous ne vous en rendez compte ou ne l'imaginez, et la vaste majorité des gens n'a pas même commencé à s'y mettre. *Optimisez votre cerveau à tout âge* vous aidera à créer votre propre programme «esprit vif», que vous pourrez facilement intégrer à votre vie quotidienne. Je l'ai déjà fait moi-même et je suis ravi de vous enseigner à le faire à votre tour.

En tant que professeur de neurochirurgie et reporter, une grande partie de mon travail consiste à éduquer et à expliquer. J'ai découvert que, pour bien faire passer mes messages, il est tout aussi important d'expliquer le pourquoi que le quoi et le comment. Tout au long de mon livre, je vous expliquerai donc *pourquoi* votre cerveau fonctionne comme il le fait et *pourquoi* il ne produit pas toujours les résultats espérés. Dès que vous comprendrez ses mécanismes internes, les habitudes précises que je vous encourage à adopter prendront tout leur sens et s'intégreront sans doute facilement à votre routine.

À dire vrai, même en ce qui concerne la santé physique en général, on explique très peu dans le discours public le fonctionnement réel du corps et les moyens d'en améliorer l'efficacité. Pire encore, les professionnels de la santé ne s'entendent pas sur les meilleurs aliments à consommer, les types d'activités auxquels s'adonner, ni la quantité de sommeil dont le corps a véritablement besoin. Voilà en partie pourquoi tant de messages conflictuels circulent. Le café est pratiquement un superaliment un jour, et il est potentiellement cancérogène le lendemain. Le débat fait continuellement rage au sujet du gluten. On vante la curcumine, tirée du curcuma, pour ses effets miraculeux sur le cerveau, mais qu'est-ce que cela signifie au juste ? Les statines semblent avoir une double personnalité, du moins dans les cercles de chercheurs : certaines études suggèrent qu'elles réduisent les risques de démence et améliorent les fonctions cognitives, alors que d'autres suggèrent tout le contraire. On tire également sans cesse à boulets rouges sur la supplémentation en vitamine D ; certaines personnes ne jurent que par elle, mais diverses études ne lui trouvent aucun bienfait.

Comment le commun des mortels peut-il donner un sens à tous ces messages conflictuels ? Presque tout le monde s'entend pour dire que les toxines et les agents pathogènes, du mercure à la moisissure, sont mauvais pour nous, mais qu'en est-il de certains ingrédients artificiels ou même de l'eau du robinet ? Une nouvelle étude canadienne a démontré que le fluorure dans l'eau du robinet que consomment les femmes enceintes peut causer une légère diminution du QI de leur enfant plus tard dans la vie[1]. Il est néanmoins clair que l'eau fluorée comporte ses bienfaits pour la santé buccale et que la plupart des grandes associations médicales la recommandent encore. Tout cela peut semer la confusion. Par-dessus le marché, presque toutes les consultations médicales se terminent par la recommandation générique : « Reposez-vous suffisamment, adoptez une saine alimentation et faites de l'exercice. » Cela vous dit quelque chose ? Il s'agit bien entendu de sages conseils, mais l'ennui, c'est que l'on ne s'entend presque jamais sur ce que cela veut dire du point de vue purement pratique et quotidien. Quel est le régime idéal, et en quoi diffère-t-il d'une personne à l'autre ? Que dire de l'activité physique ? Une activité intense vaut-elle mieux qu'une activité lente et constante ? Tout le monde a-t-il réellement besoin de sept ou huit heures de sommeil par nuit, ou certaines personnes peuvent-elles bien fonctionner en dormant beaucoup moins ? Pourquoi ? Quels médicaments et suppléments devrait-on envisager de prendre, selon ses facteurs de risque individuels ? Et plus particulièrement en matière de santé du cerveau, la compréhension fondamentale qu'en ont les patients et la communauté médicale se révèle encore plus lacunaire. Un médecin vous a-t-il déjà dit de bien prendre soin de votre cerveau, à part pour vous rappeler l'importance de porter un casque lorsque vous faites du vélo ? Probablement pas.

Eh bien, le docteur que je suis va vous dire ce que vous devez savoir et vous montrer comment faire. Si vous trouvez déjà tout cela compliqué, ne vous inquiétez pas. Je vais vous conduire pas à pas. Vous en comprendrez plus au sujet de votre cerveau que jamais auparavant, et les moyens de le garder en bonne santé auront pris tout leur sens quand vous terminerez la lecture de mon livre. Voyez-le comme un cours de maître sur la façon d'améliorer votre cerveau, ce qui vous ouvrira la porte sur tout ce que vous souhaitez retirer de la vie – y compris être un meilleur père, une meilleure mère, une meilleure fille ou un meilleur fils. Vous pouvez être plus productif et plus enjoué, ainsi que plus présent pour toutes les personnes avec qui vous interagissez. Vous acquerrez aussi plus de cet ingrédient primordial, la résilience, afin que les épreuves de la vie quotidienne ne freinent pas l'optimisation de votre cerveau. Tous ces objectifs sont beaucoup plus reliés que vous ne le concevez peut-être.

Le fait de croire que vous pourrez toujours être meilleur demain constitue une façon audacieuse de percevoir le monde, mais cela a contribué à façonner ma vie. Depuis l'adolescence, j'ai toujours travaillé laborieusement sur ma santé physique – pour rendre mon corps plus fort, plus rapide et plus résistant aux maladies et aux blessures. Je crois que tout le monde a des raisons différentes de prendre soin de sa propre santé. Plusieurs souhaitent se sentir mieux et plus productifs, et être là pour leurs enfants. D'autres veulent se doter d'une certaine apparence physique. En vieillissant, souvent le fait d'avoir vu un proche frôler la mort et la prise de conscience de la fragilité de la vie nous inspirent. Ce fut mon cas. Mon père n'avait que quarante-sept ans, lorsqu'il a ressenti une douleur fulgurante à la poitrine durant une promenade à pied. Je me souviens de l'appel que j'ai reçu de ma mère paniquée et de la voix de l'intervenant d'urgence à qui j'ai parlé quelques secondes plus tard. Quelques heures après, on a fait un quadruple pontage à mon père. Cette opération a terrifié ma famille, qui craignait qu'il n'y survive pas. À l'époque jeune étudiant en médecine, j'étais relativement convaincu d'avoir manqué pour une raison ou une autre à mon devoir envers lui. Après tout, j'aurais dû reconnaître les signes avant-coureurs des maladies du cœur, l'aider à les éviter et le conseiller sur sa santé. Heureusement il a survécu, et ce décès évité de justesse a complètement changé sa vie. Il a perdu quatorze kilos, a beaucoup soigné son alimentation et a accordé la priorité à une activité physique fréquente.

Maintenant que j'ai dépassé cet âge, je me fais un devoir d'apprendre non seulement à prévenir les maladies, mais encore d'évaluer continuellement mon état afin de veiller à fonctionner le mieux possible. Au cours des dernières décennies, j'ai également exploré l'étroite connexion entre le cœur et le cerveau. Il est vrai que ce qui est bon pour l'un l'est aussi pour l'autre, mais je crois maintenant que le secret, c'est que tout commence par le cerveau. Comme vous êtes sur le point de le découvrir, si votre cerveau fonctionne correctement et rondement, tout s'ensuit. Vous prenez de meilleures décisions, devenez plus résilient et plus optimiste, et votre corps s'améliore du même coup. Des études ont démontré que votre tolérance à la douleur augmente, votre besoin de médicaments diminue et votre capacité de guérison s'accélère. Presque tous les médecins avec lesquels je me suis entretenu au sujet de mon livre m'ont dit plus ou moins la même chose : pour prendre soin de son corps le mieux possible, il faut d'abord prendre soin de son esprit. C'est bien vrai, et la bonne nouvelle, c'est que ce n'est pas si difficile. Voyez-y de petites mises au point et adaptations plutôt que de grands changements à apporter à votre vie.

Avant de vous expliquer ces mises au point et en quoi elles donnent de bons résultats, permettez-moi de vous offrir ma philosophie quant au ton que je donne à cet ouvrage. Au fil des ans, j'ai travaillé dans de nombreuses sphères de la société : j'ai enseigné la neurochirurgie dans des universités ; j'ai servi la fonction publique à la Maison-Blanche ; j'ai été journaliste pour des organes de presse ; j'ai été un mari et le père de trois filles fortes, intelligentes et merveilleuses. J'ai respecté tout le long un principe que j'ai adopté à un jeune âge : N'essayez pas d'inspirer les gens par la peur. Cela ne fonctionne pas bien et ne dure pas longtemps. En faisant peur à une personne, vous activez son amygdale, le centre émotionnel du cerveau. Sa réaction est alors vive et violente, comme sous le coup d'une menace. Le problème, c'est qu'une action qui s'amorce dans le centre émotionnel du cerveau fait échec au jugement et à la prise de décisions éclairées. Résultat : il se peut que la réaction soit intense et immédiate, mais elle est souvent mal coordonnée et passagère. Cela explique d'ailleurs que l'annonce à quelqu'un d'un danger d'infarctus probable qui le guette s'il ne perd pas de poids le poussera à s'imposer un régime sévère et de l'exercice intense pendant une semaine ; puis il retombera aussitôt dans ses mauvaises habitudes. Les messages basés sur la peur ne mèneront jamais à une stratégie efficace à long terme parce que nous ne sommes pas ainsi faits. Or, cela ne saurait être plus important que lorsque l'on dit à une personne qu'elle risque d'en venir à souffrir de la maladie d'Alzheimer.

Nombre de sondages démontrent systématiquement que les gens craignent de perdre la raison plus que tout, plus même que la mort. Beaucoup de gens la considèrent comme le croque-mitaine de la vieillesse. Et à une certaine époque, je me suis aussi beaucoup inquiété du déclin cognitif et de la démence, en regardant un grand-parent progresser d'un stade à l'autre de la maladie d'Alzheimer. Au début, il semblait participer aux conversations en énonçant des absurdités. Étant donné son tempérament joyeux et ricaneur, nous croyions à des blagues possibles dont le sens nous échappait. Ce qui a fini par le trahir, c'est le regard vide qui passait à la perplexité, puis à la panique, lorsqu'il comprenait qu'il ne se rappelait plus comment effectuer les tâches les plus élémentaires et exécuter des projets. Je n'oublierai jamais ce regard – du moins, j'espère ne jamais l'oublier.

Je vous rappelle cependant que votre lecture de mon écrit ne devrait pas être motivée par la peur de la démence, mais plutôt par l'envie de savoir que vous pouvez améliorer vos fonctions cognitives à tout âge. Je vous enseignerai comment procéder et je vous expliquerai pourquoi les stratégies divulguées fonctionnent. Au fil de votre lecture, je ne veux pas que vous fuyiez quelque chose. Je veux que vous couriez *vers* quelque chose – vers un cerveau en excellente forme qui pourra résister à l'épreuve du temps que vous passerez sur la Terre.

Lorsque j'ai commencé à travailler comme neurochirurgien, il y a plus de vingt-cinq ans, l'idée d'« améliorer» mes fonctions cognitives me paraissait une quête un peu malavisée. Après tout, on m'avait formé à retirer des tumeurs, à réparer des ruptures d'anévrisme, à diminuer la tension due aux amas de sang et de fluides, et ainsi de suite. Encore aujourd'hui, il est impossible à tout neurochirurgien d'entrer dans un cerveau humain pour y ajuster une centaine de milliards de neurones de manière à rendre cet organe plus intelligent et moins vulnérable au déclin. Alors que les chirurgiens cardiaques peuvent retirer la plaque des artères, je ne peux retirer les écheveaux de synapses souvent associés à la maladie d'Alzheimer. Il n'existe ni médicament ni opération apte à guérir la démence ou à rendre un patient plus intelligent et créatif, à le doter d'une mémoire extraordinaire ou à le préparer à inventer la prochaine grande création dont le monde a besoin.

Le cerveau est différent de tous les autres organes. On ne peut en transplanter un comme on transplante un cœur (un foie, un rein ou même un visage), et notre connaissance du cerveau, encore au stade élémentaire, continue de s'approfondir. J'ai fait dernièrement une prise de conscience étonnante alors que je dirigeais un panel, composé d'éminents spécialistes des commotions cérébrales, pour l'American Academy of Neurological Surgery. Ils étaient issus du milieu médical, du département de la Défense et du monde des technologies. Tandis qu'ils discutaient tous des grandes avancées réalisées en matière de sensibilisation, il ne ressortait étonnamment de leurs échanges aucun accord clair quant à la meilleure façon de traiter une commotion cérébrale, ce problème de santé que l'on diagnostique pourtant des millions de fois par année aux États-Unis. Par ailleurs, on n'a présenté à l'Academy presque aucune donnée publiée relative à des traitements efficaces. Bon nombre de recommandations actuelles ne sont fondées que sur des preuves anecdotiques[2]. On a même débattu de sujets comme le repos : à quel point et pendant combien de temps le cerveau doit-il se reposer après avoir subi une commotion cérébrale ? Par exemple, doit-on minimiser les activités exigeant de la concentration et de l'attention ou les accroître durant la convalescence d'une commotion cérébrale ? Un exercice léger, comme de la marche rapide sur un tapis roulant, favorise-t-il ou freine-t-il le processus de convalescence ? J'ai entendu toutes sortes d'opinions sur le sujet, mais très peu reposaient sur des preuves. Et n'oubliez pas : ce panel réunissait d'éminents spécialistes des lésions cérébrales du monde entier.

De toute évidence, nous avons parcouru beaucoup de chemin depuis l'époque d'Aristote, qui voyait le cœur comme le siège de l'intelligence et le cerveau comme un genre de réfrigérateur qui refroidissait le cœur bouillant et le sang chaud, mais le cerveau nous situe devant encore plus de questions que de réponses. Nous savons maintenant comment les actions se créent et les pensées se forment, et nous parvenons même à identifier l'hippocampe, les deux minuscules structures dans le cerveau en forme justement d'hippocampe qui sont essentielles aux fonctions mnémoniques. En revanche, nous avons peu progressé dans la découverte de moyens pour endiguer l'accroissement du nombre de personnes souffrant d'un déclin cognitif et de démence. Bien que nous enregistrions un taux plus faible de maladies cardiovasculaires et de certains cancers que chez la génération précédente, les chiffres vont dans l'autre direction en ce qui a trait aux troubles cérébraux. Selon une étude menée par l'université de Californie à Los Angeles (UCLA) en 2017, 47 millions d'Américains manifestent certains symptômes précliniques d'alzheimer, donc leur cerveau montre des signes de détérioration, mais les symptômes ne se sont pas encore développés. Souvent il faut encore des années avant que leur mémoire, leur raisonnement et leur comportement ne soient manifestement affectés[3]. L'ennui, c'est que nous ne savons pas nécessairement qui sont ces 47 millions de personnes ni chez qui la maladie suivra son cours. Nous nous attendons toutefois à ce que, d'ici 2060, le nombre d'Américains atteints de la maladie d'Alzheimer ou d'un autre trouble cognitif passe de 6 à 15 millions[4]. On diagnostiquera un nouveau cas de démence toutes les quatre secondes, et elle sera devenue le trouble neurodégénératif le plus répandu de notre époque. À l'échelle planétaire, le nombre de personnes souffrant d'alzheimer atteindra 152 millions d'ici 2050, ce qui représente une croissance de 200 pour cent par rapport à 2018. Bien que la science tente continuellement de freiner cette progression, on n'a toujours pas découvert un seul nouveau traitement contre la démence depuis 2002, malgré plus de quatre cents essais cliniques[5]. C'est pourquoi on a nommé « vallée de la mort[6] » l'écart entre les neurosciences et la découverte de bonnes thérapies médicamenteuses pour traiter les troubles cérébraux. Voilà la mauvaise nouvelle.

La bonne nouvelle ? Même en l'absence de toute autre avancée médicale majeure, nous pouvons considérablement optimiser le cerveau de diverses façons afin d'en améliorer la fonctionnalité, d'en renforcer les réseaux neuronaux, de stimuler la croissance de nouveaux neurones et de contribuer à prévenir les maladies du cerveau liées au vieillissement. Durant votre lecture de mon livre, n'oubliez jamais que le déclin cognitif n'est pas inévitable. En guise d'analogie, pensez à un bâtiment historique qui tient encore debout. Il pourrait être plus que centenaire. Si l'on n'en avait pas bien pris soin au fil des décennies, les intempéries et son occupation constante auraient certainement entraîné sa détérioration et son délabrement. Mais grâce à un entretien de routine et à des rénovations occasionnelles, il a pu non seulement résister à l'épreuve du temps, mais aussi amener les gens à en célébrer la beauté, l'importance et la notoriété. Il en va de même pour votre cerveau. Il n'est qu'une autre structure nécessitant différents composants et apports pour le garder en bonne forme. Certaines des stratégies que je vous enseignerai contribueront à assembler votre échafaudage cérébral ; à créer une structure d'appui pour rendre votre cerveau plus résistant et plus stable qu'avec votre structure actuelle, et vous aider à réaliser quelques « rénovations » initiales, y compris le renforcement de la « fondation » de votre cerveau. D'autres stratégies vous procureront la matière première nécessaire pour effectuer vos travaux d'entretien, et pour améliorer la « réserve cognitive », appelée « résilience du cerveau » par les scientifiques. Avec une plus grande réserve cognitive, vous pourrez diminuer vos risques de développer la démence. Pour terminer, je vous proposerai des stratégies visant à peaufiner chaque jour l'époussetage, le rangement et l'enrichissement d'un cerveau optimisé. Selon la vieille école, le cerveau était en gros fixé et programmé dès la fin du développement de l'enfant. Aujourd'hui, alors que nous visualisons le cerveau grâce à de nouvelles technologies d'imagerie et que nous étudions ses fonctions qui ne cessent d'évoluer, nous connaissons la vérité.

Lorsque vous pensez à votre cœur, vous avez probablement une bonne idée de ce qui pourrait l'endommager : certains types de nourriture, le manque d'activité physique, un haut taux de cholestérol. Mais qu'en est-il de votre cerveau ? Bien que bon nombre de facteurs soient les mêmes, votre cerveau constitue aussi une antenne hautement sensible qui capte des millions de stimuli chaque jour, et votre façon de traiter ces apports peut considérablement augmenter vos chances d'avoir un cerveau plus alerte. Par exemple, je connais beaucoup de gens que les actualités accablent totalement, alors qu'elles en rendent d'autres hardis et imperturbables. Tel un bon entraînement, ce que vous expérimentez peut fortifier votre cerveau, ou l'ébranler et l'abattre. Qu'est-ce qui sépare les deux catégories de personnes face au même contexte ? La résilience. Le cerveau résilient peut surmonter des traumatismes continus, avoir des idées originales, résister aux maladies mentales, y compris la dépression, et conserver une mémoire cognitive favorisant des performances exceptionnelles.

De plus, c'est la possession d'un cerveau résilient qui différencie les penseurs stratégiques et visionnaires des penseurs moyens. Ce n'est pas forcément le QI ou même le degré de scolarité. C'est en fait la capacité d'utiliser les épreuves pour améliorer le fonctionnement de son cerveau plutôt que de l'endommager. Et ces *seuls* avantages devraient suffire à vous motiver à améliorer votre cerveau. Si vous cherchez à exploiter votre potentiel au maximum, mon livre vous est destiné. Si vous espérez en savoir plus sur les moyens de prévenir votre déclin cognitif ou la démence dont vous avez été témoin chez l'un de vos proches, mon livre s'adresse à vous. (Nous savons maintenant que les maladies comme l'alzheimer commencent de vingt à trente ans avant l'apparition des premiers symptômes, si bien que les jeunes doivent s'intéresser à ce phénomène.) Et si vous cherchez simplement à découvrir des stratégies en vue de maximiser votre santé cérébrale afin de jouir le plus possible de la vie et d'être « déraisonnablement productif » à n'importe quel âge, ce livre vous conviendra également. Que vous souffriez d'une maladie chronique ou que vous soyez un athlète de haut niveau, vous pouvez vous assurer de meilleurs lendemains. À dire vrai, la plupart d'entre nous – y compris moi-même – sont loin d'en avoir fait assez pour s'améliorer. En écrivant ce livre, j'ai essayé tout ce que je vous recommande, et mon cerveau n'a jamais été aussi vif. Je vous souhaite un tel sort, et je vous convaincrai que même de petites mises au point graduelles peuvent produire une abondance de fruits.

En 2017, j'ai commencé à collaborer avec l'AARP (qui a abandonné son nom d'American Association of Retired Persons parce qu'elle s'adresse maintenant à un plus vaste auditoire, et que plusieurs personnes ne se «retirent» jamais). Comme moi, l'AARP décèle un sentiment d'urgence entourant le message du livre que vous parcourez. Ses membres savent que les gens redoutent le vieillissement de leur cerveau et la perte non seulement de leurs facultés cognitives, mais aussi de leur autonomie. L'AARP a établi le Global Council on Brain Health afin de réunir des scientifiques, des professionnels de la santé, des érudits et des experts politiques de partout dans le monde. Le but consiste à rassembler les meilleurs conseils possibles quant à ce que l'on peut faire pour conserver et améliorer sa santé cérébrale. Le Global Council est présidé par la D^re^ Marilyn Albert, professeure de neurologie à la Johns Hopkins University School of Medicine (JHUSOM) et directrice de sa Division des neurosciences cognitives.

Depuis 2016, le Global Council a réuni quatre-vingt-quatorze spécialistes de vingt-trois pays et de quatre-vingts universités et organisations dans le but de parvenir à un consensus relatif à l'état actuel de la science. Avec cinquante agents de liaison du gouvernement et d'organisations sans but lucratif, le Global Council a créé une bibliothèque de rapports présentant des preuves sur la façon dont le mode de vie et les facteurs de risque modifiables influencent la santé cérébrale. Ainsi, dans le cadre de notre collaboration, j'ai décidé d'inclure toute cette sagesse – et bien plus encore – dans cet ouvrage-ci. Je me suis également entretenu avec des gens que la démence a directement affectés et d'autres qui ont passé leur vie à essayer de la comprendre et de la traiter. Au fil de mes entretiens, je me suis servi de ma propre fascination pour le cerveau et de la compréhension que j'en ai acquise tout au long de ma vie, afin de canaliser en un seul et même livre l'énorme quantité d'informations qui circule. J'ai donc pour but de vous transmettre les connaissances et les stratégies qui vous permettront de garder un esprit vif. Certaines d'entre elles vous étonneront. Je déboulonnerai bon nombre de mythes auxquels vous avez probablement adhéré et je vous montrerai ce que vous pourriez faire précisément dès maintenant pour mieux réfléchir dès demain. (Bref aperçu: Cessez le multitâche. Ne passez pas vos matinées à lire des courriels. Socialisez davantage. Choisissez l'activité spécifique qui, comme la science l'a prouvé, améliore directement la santé cérébrale – *voir le chapitre 4*.) Si une de mes suggestions soulève la controverse (il existe beaucoup d'idées paradoxales dans la sphère de la santé cérébrale), je vous en aviserai. L'ennui, lorsque la science ne présente pas de preuves universellement admises et fondées sur des données accumulées à long terme, c'est que des théories, des opinions et des perspectives – bonnes ou mauvaises – peuvent s'ancrer dans les mentalités.

Le *mode de vie* reviendra de façon récurrente dans ce livre. Un fait devient de plus en plus évident au sein des cercles scientifiques: la donne génétique reçue à la naissance ne nous voue pas à l'échec. Si une certaine maladie est courante dans votre famille, vous pouvez encore brasser les cartes en votre faveur et éviter de connaître le même sort que vos proches. Nos expériences quotidiennes – y compris notre alimentation, notre assiduité à faire de l'exercice, les gens avec qui nous socialisons, les défis que nous devons relever, la qualité de notre sommeil, ainsi que nos actions pour réduire notre stress et apprendre – influencent beaucoup plus notre santé cérébrale et notre bien-être général que nous ne l'imaginons. En voici un exemple révélateur et fascinant. Une nouvelle étude menée en 2018 et publiée dans le journal *Genetics* a révélé que la personne que nous épousons influence davantage notre longévité que notre bagage génétique[7]. Et de loin ! Pourquoi ? Parce que nos habitudes de vie pèsent lourd dans nos décisions relatives au mariage – beaucoup plus que la plupart des autres décisions prises dans la vie. Les chercheurs, qui ont analysé les dates de naissance et de décès dans près de 55 millions d'arbres généalogiques composés de 406 millions de personnes nées entre le dix-neuvième siècle et le milieu du vingtième, ont découvert que les gènes comptaient pour bien en deçà de 7 pour cent de la longévité d'une personne, par opposition aux 20 à 30 pour cent de la majorité des estimations antérieures. Cela signifie que plus de 90 pour cent de notre santé et de notre longévité relève de nous.

Lorsque j'ai colligé les principaux éléments mis en relief par mes collègues chercheurs ayant participé à l'Alzheimer's Association International Conference 2019, un fait est ressorti : un mode de vie sain peut considérablement réduire vos risques de développer un grave trouble cérébral, y compris la maladie d'Alzheimer, même si vous en portez les gènes. Peu importe ce que dit votre ADN, une bonne alimentation, de l'exercice fréquent, ne pas fumer, limiter sa consommation d'alcool, et quelques autres décisions étonnantes relatives au mode de vie, peuvent changer votre destinée. Il y a quelques années, l'expérience de mon père m'a appris qu'un mode de vie sain pouvait réduire les risques génétiques de souffrir d'une maladie cardiaque. Or, nous savons maintenant qu'il en va de même pour la démence. Vous devriez donc moins vous soucier de vos gènes et cesser de les utiliser comme excuse. Concentrez-vous plutôt jour après jour sur les choses, petites et grandes, qui relèvent de votre volonté.

Je crois que, depuis longtemps, notre approche des soins à donner à notre corps et à notre cerveau est trop passive. Durant une longue période de l'histoire de la médecine, les médecins se sont contentés d'attendre que la maladie ou la dysfonction apparaisse. Et ils intervenaient alors au moyen de remèdes pour s'attaquer aux symptômes et non à la pathologie sous-jacente. Au fil de notre évolution et de l'accroissement de nos connaissances, nous avons découvert qu'il était possible de détecter et de diagnostiquer une maladie avant qu'elle atteigne un stade avancé. On ne faisait malgré tout presque rien pour prévenir la maladie longtemps avant qu'elle se manifeste. Au cours des dernières décennies, nous avons commencé à prêter une plus grande attention à une intervention hâtive et, plus récemment, à la prévention de la maladie. Il n'en demeure pas moins que, dans le domaine de la santé cérébrale, l'attention prêtée à ces deux approches reste faible et trop souvent absente. Changeons cela. Je crois sans réserve – et je ne suis pas le seul – que le traitement du déclin cérébral proviendra de ces deux volets : la prévention et une intervention hâtive. J'ajouterai même le facteur suivant : l'optimisation, ou la construction continuelle d'un cerveau amélioré et plus résilient.

On a écrit beaucoup de livres portant sur les moyens d'améliorer les fonctions et la santé cérébrales à long terme, mais bon nombre d'entre eux, partiaux, favorisent une philosophie particulière, sont mal documentés et offrent peu de conseils. Les livres portant sur le cerveau que je trouve particulièrement préoccupants sont ceux qui servent à la vente de produits. La seule chose que je vends (à part ce livre), c'est un moyen de comprendre et d'améliorer votre cerveau. Je cherche à présenter une récapitulation exhaustive de la science comportant des leçons que n'importe qui peut mettre en pratique dès maintenant. Je n'ai pas les mains liées par une seule approche du genre « faites ceci, pas cela », bien que j'offre quelques règles strictes. Comme vous, je recherche ce que la science a de meilleur à offrir, mais les recommandations doivent aussi être véritablement pratiques.

Je vous soumets cette mise en garde, pour qu'elle occupe votre esprit en cours de lecture : il se peut que ce qui vous aide à résister au déclin cognitif ne convienne pas à un autre. S'il y a une chose que j'ai apprise depuis que j'étudie le cerveau, que j'en opère et que je travaille avec d'éminents scientifiques, c'est bien que chacun de nous possède son propre profil génétique. Aussi tout programme d'optimisation de la santé cérébrale doit-il être à très large portée, inclusif et fondé sur des preuves irréfutables. C'est précisément ce que je vous propose dans cet ouvrage. Et bien qu'il n'existe ni remède miracle ni solution universelle (ne croyez personne vous affirmant le contraire), nous pouvons tous effectuer dans l'immédiat certaines interventions simples, susceptibles d'influencer considérablement nos fonctions cognitives et notre santé cérébrale à long terme.

Je suis ravi de vous faire connaître tous les résultats de récentes recherches et de vous fournir un itinéraire personnalisé vers l'amélioration de votre acuité d'esprit jusqu'à la fin de vos jours. Quelle destination spectaculaire !

DANS LE PRÉSENT LIVRE

Chez la plupart d'entre nous, le cerveau ne fonctionne probablement, en tout temps, qu'à 50 pour cent de sa capacité. Ce chiffre vient de moi. Ni moi ni personne n'en connaît le pourcentage, mais il m'apparaît clair que diverses interventions comportementales comme une formation à la méditation ou un sommeil réparateur peuvent stimuler le cerveau (et, bien entendu, nous n'utilisons pas que 10 pour cent de notre cerveau – *voir le chapitre 3*). Nous savons que notre cerveau peut en faire beaucoup plus que ce que nous exigeons de lui normalement. Notre cerveau ressemble-t-il donc à la mère dont l'enfant est pris sous une voiture et qui déploie une force surhumaine pour l'en dégager ? Ou ressemble-t-il plutôt à une Ferrari haute performance qui roule avec précaution dans les rues pleines de nids-de-poule du quartier sans jamais aller à pleine vitesse ? J'opterais pour cette dernière hypothèse. Nous n'allons pas assez souvent sur l'autoroute au volant de notre cerveau superbement conçu, si bien qu'au bout d'un certain temps, nous oublions les prouesses à sa portée.

Vous lirez dans ce livre certaines références aux voitures, car elles reflètent le contexte dans lequel j'ai grandi. Mes deux parents travaillaient dans l'industrie automobile ; ma mère a d'ailleurs été la toute première femme ingénieure embauchée par la Ford Motor Company. Ainsi, durant mon enfance, toute ma famille passait plusieurs fins de semaine à bricoler la voiture familiale. Notre garage était rempli de coffres à outils et l'on se disait souvent que le corps humain n'était pas si différent de la Ford LTD que nous retapions. Les deux étaient munis d'un moteur, d'une pompe et d'un carburant pour les alimenter. Je crois que nos conversations d'alors ont avivé mon intérêt pour le cerveau, du fait qu'il s'agissait d'un élément du corps qui ne pouvait pas vraiment se comparer à une voiture sur le plan de la mécanique. Après tout, il n'y a pas de siège de la conscience dans une voiture, si luxueux qu'en soit le cuir. Et pourtant, il m'est presque impossible de regarder le cerveau sans penser à sa mise au point et à son entretien. Une vidange d'huile est-elle nécessaire ? L'alimente-t-on du bon carburant ? Fonctionne-t-il à trop haut régime ou le pousse-t-on sans relâche ? Le pare-brise ou le châssis est-il fissuré, et tous les pneus sont-ils assez gonflés ? Se réchauffe-t-il et se refroidit-il normalement ? Le moteur réagit-il correctement à une soudaine demande d'accélération, et en combien de temps peut-on l'arrêter ?

La première partie de mon livre présente des faits de base. Qu'est-ce qu'un cerveau, au juste ? À quoi se compare le fait de l'opérer ? À quoi ressemble-t-il réellement et quelle en est la texture ? Pourquoi est-il si mystérieux et difficile à comprendre ? Comment fonctionne la mémoire ? Quelle est la différence entre, d'une part, un vieillissement normal du cerveau et le trou de mémoire occasionnel, et d'autre part, un vieillissement anormal du cerveau et les signes d'un grave déclin ? Puis nous plongerons en profondeur dans les mythes entourant le vieillissement et le déclin cognitif, ainsi que ce qui nous permet de croire que le cerveau peut se réparer, refaire ses circuits et croître.

La deuxième partie offre un tour d'horizon des cinq principales catégories qui englobent toutes les stratégies pratiques nécessaires pour protéger et améliorer vos fonctions cérébrales : 1) l'exercice et le mouvement ; 2) un sens à votre vie, l'apprentissage et la découverte ; 3) le sommeil et la détente ; 4) la nutrition ; et 5) la socialisation. Nous examinerons notamment certaines recherches en cours visant à explorer le cerveau et à trouver des moyens de mieux l'entretenir et le traiter. Vous ferez la connaissance d'éminents scientifiques qui ont consacré leur vie à percer les mystères du cerveau. Chaque chapitre propose des idées étayées sur des preuves que vous pourrez adapter à vos préférences et à votre mode de vie. Cette partie se terminera par un tout nouveau programme de douze semaines facile à mettre en œuvre pour effectuer les étapes que je suggère.

La troisième partie aborde les défis relatifs au diagnostic et au traitement des maladies cérébrales. Que devriez-vous faire si vous en décelez les premiers signes ? Sont-ils les symptômes d'un autre problème de santé ressemblant à la démence ? Pourquoi nos recherches et nos essais cliniques échouent-ils si lamentablement à proposer des remèdes et des médicaments pour traiter les maladies neurodégénératives ? Quels traitements *sont* disponibles pour tous les degrés de gravité ? Comment une personne peut-elle rester en bonne santé tout en prenant soin de sa conjointe ou de son conjoint atteint de démence (les aidants sont beaucoup plus susceptibles de développer la maladie) ? La démence est une cible mouvante ; prendre soin d'une personne atteinte peut compter parmi les responsabilités les plus exigeantes à assumer. Personne n'apprend à l'école traditionnelle à composer avec un proche dont le cerveau est en déclin irréversible. Chez certaines personnes, les changements du cerveau, lents et subtils, mettent des années, voire plus d'une décennie, à se déclarer. Chez d'autres, les changements sont soudains et rapides. Dans les deux cas, la situation peut s'avérer difficile et imprévisible. En plus de parler de soins étayés de preuves qui améliorent la qualité de vie et qui rendent l'accompagnement plus gérable, j'aborderai des conditions hautement traitables que les aidants risquent d'interpréter comme la maladie d'Alzheimer.

La dernière partie nous tournera vers l'avenir, car mon livre se conclut sur une note optimiste. À propos des troubles neurologiques avec lesquels nous sommes aux prises de nos jours (alzheimer, maladie de Parkinson, dépression, anxiété, trouble panique), il y a tout lieu d'espérer. Je n'en doute nullement, au cours des dix à vingt prochaines années, nous aurons accompli des pas de géant dans le traitement des désordres cérébraux. Il se pourrait même que nous ayons développé une thérapie efficace ou un vaccin préventif contre l'alzheimer. Il est possible que bon nombre de ces avancées découlent de la thérapie génétique et cellulaire, accompagnée d'une stimulation importante du cerveau, que l'on utilise déjà pour traiter la dépression et le trouble obsessionnel-compulsif (TOC). Et les progrès en matière de technologies médicales permettront d'effectuer des interventions minimalement invasives dans le cerveau. J'expliquerai ce que tout cela signifie pour vous et je vous offrirai des idées pour mieux vous préparer à cet avenir. Plusieurs messages que renferme ce livre visent aussi à aider les générations plus jeunes à bien prendre soin de leur santé cérébrale, étant donné que les maladies liées au cerveau naissent souvent des décennies avant l'apparition des symptômes. Si j'avais su dans ma jeunesse ce que je sais aujourd'hui, j'aurais fait de nombreuses choses différemment pour mieux prendre soin de mon cerveau. Vous ne commettrez pas les mêmes erreurs que moi.

Un jour, j'ai entendu un adage à Okinawa qui me plaît beaucoup: « Je veux vivre ma vie comme une ampoule incandescente. Briller avec éclat toute ma vie, puis m'éteindre un jour soudainement. » Nous en désirons autant pour notre cerveau. Nous ne souhaitons pas vivre le vacillement de l'ampoule fluorescente qui signale qu'elle est sur le point de flancher. Quand on pense vieillissement, on pense lit d'hôpital et souvenirs oubliés. Or, ni l'un ni l'autre ne se produira forcément, et votre cerveau est le seul organe capable de se fortifier avec l'âge. Ce n'est pas sorcier – n'importe qui peut optimiser son cerveau à tout âge.

Dans un sens, écrire ce livre s'est révélé une expérience égoïste. J'ai eu le privilège de consulter des spécialistes de partout dans le monde pour recueillir leurs idées et leurs plans d'action dans le but de garder mon cerveau vif et d'en prévenir le déclin le mieux possible. En cours de route, j'ai noté des stratégies me permettant aussi d'améliorer ma productivité, de me sentir moins dépassé et de traverser la vie en général avec aisance et joie. J'ai transmis ces connaissances à tous les gens qui me sont proches et chers. Et je veux maintenant vous les communiquer.

Commençons par une auto-évaluation.

AUTO-ÉVALUATION

Êtes-vous prédisposé à un déclin cérébral ?

Ces dernières années, j'ai passé beaucoup de temps à condenser les résultats des meilleures recherches sur le cerveau fondées sur des preuves et témoignages pour en faire un guide à votre intention. Je m'inspire de conversations formelles et informelles que j'ai eues avec des collègues et des spécialistes des neurosciences comme de la performance humaine. Afin d'en maximiser l'utilité, j'ai créé une liste de questions très pertinentes quant à la santé et au potentiel du cerveau. Peu importe ce que vous tentez d'améliorer dans votre vie, il est primordial de bien vous connaître, et ce sera possible en répondant à ces questions.

La liste des vingt-quatre questions qui suit vous aidera à évaluer vos facteurs de risque de déclin cérébral. La plupart de ces facteurs sont modifiables ; ne paniquez donc pas si vous répondez oui à n'importe lequel d'entre eux. Cet exercice n'est pas destiné à vous faire peur. (Rappelez-vous : je ne crois pas que l'alarmisme fonctionne.) Certaines de ces questions ont trait à des symptômes de déclin cognitif tout à fait réversibles. Ainsi la privation chronique de sommeil peut mener à d'importantes pertes de mémoire interprétables comme un début de démence. Bien dormir constitue l'un des moyens les plus faciles et efficaces d'améliorer toutes les fonctions cérébrales, ainsi que sa capacité à acquérir et retenir de nouvelles connaissances (un bon sommeil améliore tout système du corps). J'ai trop longtemps sous-estimé la valeur du sommeil, étant trop fier de fonctionner malgré un manque de sommeil. Croyez-moi, j'avais tort. Heureusement, on peut y remédier en posant le bon diagnostic et simplement en allant se coucher plus tôt, tout en veillant à ranger ses appareils électroniques et sa liste de choses à faire. Certaines questions pourraient paraître disconnectées du sujet, comme le niveau de scolarité. Pour certaines raisons, que je détaille plus loin, de multiples études actuelles attestent les effets préventifs des études supérieures vis-à-vis du déclin cognitif, sans que ce facteur freine nécessairement le déclin, une fois la perte de mémoire entamée. Autrement dit, les gens plus lettrés ou ayant mené des études supérieures risquent moins de sombrer dans la démence, mais ceci a peu d'incidence si vous commencez déjà à souffrir de démence.

Je veux cependant plus que tout que vous voyiez le genre de comportement qui joue un rôle dans la santé actuelle et à venir de votre cerveau. Voilà l'important. En tant que neurochirurgien, je connais la satisfaction que procurent les solutions miracles. Cependant, vous verrez que certains changements de comportement sont non seulement efficaces, mais aussi radicaux en matière d'améliorations rapides. La connaissance et la compréhension de vos habitudes quotidiennes vous fourniront des pistes susceptibles de vous indiquer ce à quoi vous devriez ultimement consacrer plus d'efforts – afin de régénérer votre cerveau et de le garder en bon état. Les questions suggérées reposent sur des données qui reflètent les découvertes scientifiques réalisées à ce jour.

Si vous répondez oui à n'importe laquelle des questions des p. 34-35, cela ne signifie pas que vous recevrez un diagnostic catastrophique aujourd'hui ou dans le futur. De multiples facteurs, dont je n'ai pas inclus certains par souci de simplicité, jouent un rôle dans le domaine de la cognition. Comme certains fument toute leur vie sans contracter un cancer du poumon, des personnes dont les facteurs de risque de subir un déclin cérébral sont élevés n'en souffrent jamais. Certains de ces facteurs de risque sont également discutables, et je me montrerai transparent à leur sujet, comme pour les recommandations contestables. Il est néanmoins utile de voir tous les facteurs de risque reposant sur de bonnes preuves, de même que ceux examinés par les chercheurs qui, à leur sens, s'avéreront importants à l'avenir. Je tiens à vous indiquer tant les connaissances que le courant d'idées qui ont contribué à créer ce savoir.

1. Souffrez-vous actuellement d'un problème cérébral ou vous a-t-on diagnostiqué un trouble cognitif léger ?

2. Évitez-vous les exercices intenses ?

3. Restez-vous assis la majeure partie de la journée ?

4. Êtes-vous trop lourd ou même obèse ?

5. Êtes-vous une femme ?

6. Vous a-t-on diagnostiqué une maladie cardiovasculaire ?

7. Souffrez-vous d'un trouble métabolique comme l'hypertension, une résistance à l'insuline, le diabète ou un taux élevé de cholestérol ?

8. Vous a-t-on déjà diagnostiqué une infection susceptible de mener à une inflammation chronique et à des effets neurologiques (par ex.: maladie de Lyme, herpès, syphilis) ?

9. Prenez-vous des médicaments pouvant produire des effets connus sur le cerveau, comme des antidépresseurs, des anxiolytiques, des régulateurs de tension artérielle, des statines, des inhibiteurs de la pompe à protons ou des antihistaminiques ?

10. Avez-vous déjà subi un traumatisme cérébral ou crânien dû à un accident ou à la pratique d'un sport de contact ? Vous a-t-on déjà diagnostiqué une commotion cérébrale ?

11. Fumez-vous ou avez-vous déjà fumé ?

12. Avez-vous des antécédents de dépression ?

13. Socialisez-vous peu ?

14. Avez-vous terminé votre éducation au lycée ou plus tôt ?

15. Votre régime alimentaire est-il riche en aliments transformés, sucrés et gras, ainsi que faible en grains entiers, en poisson, en noix, en huile d'olive, de même qu'en fruits et légumes frais ?

16. Souffrez-vous de stress chronique ? (Personne n'échappe au stress. Je parle d'un stress qui semble incessant ou présent la plupart du temps, avec lequel vous avez du mal à composer.)

17. Avez-vous un historique d'abus d'alcool ?

18. Souffrez-vous d'un trouble du sommeil (insomnie, apnée du sommeil) ou dormez-vous souvent mal ?

19. Souffrez-vous d'une perte de l'ouïe ?

20. Manquez-vous de défis cognitifs quotidiens comme apprendre de nouvelles choses ou jouer à des jeux qui exigent beaucoup de réflexion ?

21. Votre emploi manque-t-il de tâches complexes, exécutées en compagnie d'autres personnes, qui requièrent persuasion, mentorat, consignes ou supervision ?

22. Avez-vous plus de soixante-cinq ans ?

23. La maladie d'Alzheimer est-elle présente dans votre famille ou vous a-t-on dit que vous étiez porteur du « variant génétique d'alzheimer », soit le gène apo E3 ou E4, ou les deux ?

24. Prenez-vous soin d'une personne souffrant d'un type de démence, y compris la maladie d'Alzheimer ?

Si vous avez répondu par l'affirmative à au moins cinq questions, vous risquez de souffrir déjà d'un déclin cérébral ou d'en souffrir bientôt, et vous bénéficieriez considérablement des informations contenues dans ce livre. Même si vous n'avez répondu par l'affirmative qu'à une ou deux de ces questions, vous pouvez optimiser la santé et le rendement de votre cerveau. Êtes-vous curieux de connaître le lien entre ces questions (et leurs réponses) et l'organe le plus mystérieux du corps ? Poursuivez votre lecture en vue d'apprendre tout ce que vous désirez – ou avez besoin – d'apprendre pour devenir plus intelligent, plus vif d'esprit, plus réfléchi. Un dernier rappel : ce livre ne vise pas uniquement à prévenir la maladie, mais également à rendre votre cerveau aussi efficace que possible à tout âge.

Je nourris l'espoir de vous voir devenir comme le couple qui m'a inspiré il y a plusieurs années en me montrant à quoi aspirer en matière de « vieillesse ». Nous prenons tous de l'âge et nous en viendrons tous à avoir un vieux cerveau, mais cela ne veut pas dire qu'il doive perdre de son acuité. Les apparences sont trompeuses.

Le mari avait quatre-vingt-treize ans et on l'avait amené aux urgences où j'étais en service. La première fois que mon résident en chef m'a parlé de ce patient, qui souffrait d'un grave déclin neurologique, son âge avancé m'a inquiété. Je pensais sincèrement qu'il serait trop vieux pour subir une opération, le cas échéant. Un peu plus tard, le tomodensitogramme a révélé une hémorragie au cerveau qui expliquait ses symptômes.

Je suis allé voir la famille dans la salle des pas perdus en m'attendant tout à fait à ce qu'elle me demande d'éviter une opération agressive et risquée. Une femme leste apparemment sexagénaire arpentait nerveusement la salle avec plusieurs membres de sa famille, assis sur le bout de leur chaise. Quelle a été ma surprise en apprenant que c'était sa femme et qu'ils venaient de célébrer leur soixante-dixième anniversaire de mariage ! Elle m'a dit : « En fait, je suis plus vieille que lui. Je l'ai pris au berceau. » Elle était une « jeune » de quatre-vingt-quatorze ans en parfaite santé ; elle ne prenait aucun médicament ; elle avait conduit ses arrière-petits-enfants à l'école le jour même. Elle m'a indiqué que mon patient était encore passionné de course à pied et qu'il travaillait comme comptable à temps partiel. Son fils de soixante-trois ans m'a confié que sa femme et lui le gardaient près d'eux parce que c'était « un génie des chiffres ». Son cerveau saignait parce qu'il était tombé du toit, où il soufflait les feuilles. Ce couple de nonagénaires était en meilleure santé que la plupart de mes patients, de tout âge.

Depuis mon entrée en faculté de médecine, j'ai toujours entretenu ce truisme : il faut davantage considérer l'âge « physiologique » que l'âge chronologique. À la demande de la famille, j'ai amené l'homme au bloc opératoire pour pratiquer une craniotomie afin de stopper le saignement. Avant de refermer la dure-mère, le feuillet externe du cerveau, j'ai pris quelques instants pour inspecter étroitement son cerveau, et ce que j'y ai vu m'a étonné. Le sachant actif, intact sur le plan cognitif et d'une grande acuité, je m'attendais à découvrir un gros cerveau pulsant avec robustesse et paraissant en bonne santé. Mais il avait l'air d'un cerveau de quatre-vingt-treize ans. Le fait qu'il était flétri et creux avec des rides prononcées trahissait son âge. Si cela vous déconcerte, ça ne devrait pas. En réalité, la réaction opposée est de mise.

Voici une autre lapalissade en médecine : il faut toujours traiter le patient, et non les résultats de ses tests. Oui, c'est certain que son cerveau avait pris de l'âge ; après tout, il avait quatre-vingt-treize ans. N'empêche que le cerveau – peut-être plus que tout autre organe du corps – a la capacité de se fortifier tout au long de la vie et de devenir plus robuste avec le temps. Je n'oublierai jamais cette expérience. Il semblait y avoir une déconnexion totale entre le cerveau que j'examinais et l'homme dont il habitait le crâne.

Il s'est vite rétabli. Lorsque je suis allé le voir plus tard, en convalescence à l'unité de soins intensifs (USI), je lui ai demandé en quoi tout cet événement l'avait affecté. En souriant, il m'a répondu : « La grande leçon à tirer de tout ça, c'est de ne plus essayer de souffler les feuilles du toit. »

Un dernier rappel : mon livre ne vise pas uniquement à vous éviter de tomber malade, mais également à rendre votre cerveau aussi efficace que possible à tout âge.

PREMIÈRE PARTIE

LE CERVEAU

DÉCOUVREZ VOTRE BOÎTE NOIRE INTERNE

Durant les secondes que vous mettrez à lire la présente phrase, votre cerveau aura envoyé à votre corps un nombre miraculeux de signaux électriques pour vous garder en vie – respirer, bouger, ressentir, cligner des yeux et penser. Certaines des informations filant dans vos milliards de neurones voyagent plus vite qu'une voiture de course. Le cerveau humain est un organe remarquable, une merveille évolutionnaire. Il héberge sans doute plus de connexions qu'il n'existe d'étoiles dans la galaxie connue[1]. Les scientifiques ont dit que le cerveau constitue la chose la plus complexe jamais découverte ; l'un des découvreurs de l'ADN est allé jusqu'à l'appeler « la dernière et la plus grande borne biologique ». À cela, il a ajouté : « Le cerveau défie l'entendement[2]. »

Notre cerveau sculpte notre identité et notre perception du monde qui nous entoure. Il crée nos expériences quotidiennes, de celles qui nous procurent de la joie, de l'émerveillement et une connexion avec nos semblables, à celles, complexes, qui nous obligent à compter sur notre cerveau pour prendre de bonnes décisions, bien planifier et nous préparer pour l'avenir. Il nous raconte même des histoires durant notre sommeil, sous forme de rêves. Et il sait s'adapter à notre environnement, nous donner l'heure et nous créer des souvenirs. Il s'agit fort probablement du réservoir de notre conscience, bien que nous n'en soyons pas entièrement certains. (Je reviendrai sur le sujet plus tard.) Les neuroscientifiques ont du pain sur la planche du fait que le cerveau continue de nous mystifier comme s'il s'agissait d'une planète située à des années-lumière. C'est sans doute le plus énigmatique kilogramme et demi de vie. Les chercheurs ont même découvert récemment une nouvelle sorte de neurone – le neurone cynorhodon – et ignorent encore à quoi il sert. Il semble n'exister que dans le cerveau humain, et pas chez les rongeurs, ce qui pourrait expliquer pourquoi tant d'études du cerveau des souris ne se transposent pas chez les humains. Notre cerveau peut s'avérer extraordinairement égoïste, ainsi qu'exigeant.

Même s'il ne compte que pour environ 2,5 pour cent de notre poids corporel, le cerveau utilise 20 pour cent de tout le sang et l'oxygène que produit notre corps. Sans cerveau, il ne peut y avoir de vie.

Le moment est venu pour vous de découvrir votre boîte noire interne.

CHAPITRE 1

Ce qui fait de vous qui *vous* êtes

Imaginez le cerveau, cette masse lustrée où siège l'être,
ce parlement de cellules grises souris, cette fabrique de rêves,
ce petit tyran dans une boule osseuse, ce caucus de neurones
qui décide de tout, ce dôme du plaisir volatil, cette penderie
froissée de soi comprimée dans un crâne comme
trop de vêtements dans un sac de sport.
— DIANE ACKERMAN
(Tiré de *L'alchimie de la pensée :*
merveilles et mystères du cerveau)

C'est en 1992 que j'ai vu pour la première fois un cerveau humain vivant, une expérience marquante qui a changé ma vie. J'ai eu du mal, et j'en ai encore, à croire qu'une si grande partie de notre être, de celui que nous deviendrons et de notre interprétation du monde réside dans ce ballot de cellules au tissage complexe. Lorsque je décris une procédure neurochirurgicale, la plupart des gens essaient de visualiser ce à quoi ressemble le cerveau humain, et en général ils se trompent légèrement. Pour commencer, son extérieur ne ressemble pas à une masse grise terne et sans originalité, même si on la désigne comme de la matière grise. Il est plutôt rosé aux taches d'un jaune pâle et parcouru de gros vaisseaux sanguins internes et externes. Il comporte de profondes crevasses, connues sous le nom de sillons ou sulci, et des pics montagneux, nommés gyrus. De profondes fissures séparent le cerveau en divers lobes de manière étonnamment uniforme. Au cours d'une opération, le cerveau pulse doucement et a l'air tout à fait vivant. Sa consistance n'est pas tant caoutchouteuse que spongieuse, plus comme de la gélatine. Je me suis toujours étonné de la fragilité du cerveau malgré ses incroyables fonctions et sa polyvalence. À la vue du cerveau, on désire vraiment le protéger et en prendre soin.

Pour moi, le cerveau a toujours été un peu mystique. Pesant à peine plus d'un kilo et demi, il renferme le système de circuits dont on a besoin pour faire à peu près tout. Réfléchissez-y un instant : plus léger que la plupart des ordinateurs portables, il peut néanmoins accomplir bien plus qu'aucun ordinateur ne le peut et ne le pourra jamais. En fait, la métaphore courante qui compare le cerveau à un ordinateur fait défaut à maints égards. Il se peut que l'on parle de la vitesse de traitement du cerveau, de sa capacité de stockage, de son système de circuits, ainsi que de ses encodages et cryptages. Il n'en reste pas moins que le cerveau ne possède pas de capacité mnémonique fixe qui attend d'être remplie, pas plus qu'il ne calcule à la manière d'un ordinateur. Même la façon dont chacun voit et conçoit le monde constitue une interprétation active et un résultat de ce à quoi l'on accorde son attention et que l'on anticipe – et non une réception passive de données. Il est vrai que nos yeux voient le monde à l'envers. Le cerveau prend ensuite les données saisies et les convertit en une image cohérente. De plus, le fond de l'œil, la rétine, fournit au cerveau des images en deux dimensions provenant de chaque œil, que le cerveau convertit ensuite en de belles images texturées en trois dimensions, qui nous donnent une perception de profondeur. Et nous avons tous des angles morts dans notre vision, que notre cerveau comble continuellement par des données que nous ignorons sans doute que nous recueillons constamment. Peu importe à quel point l'intelligence artificielle pourrait devenir sophistiquée, il y aura toujours des choses que le cerveau humain est capable de faire dont tout ordinateur est incapable.

Contrairement à d'autres mammifères, la taille de notre cerveau relativement au reste de notre corps est étonnamment grande. Considérez le cerveau d'un éléphant : il fait 1/550 du poids total de l'animal. Notre cerveau, quant à lui, fait environ 1/40 de notre poids corporel. Toutefois, la caractéristique qui nous distingue le plus de toutes les autres espèces est notre formidable capacité à penser d'une manière qui transcende de loin notre simple survie. On présume que les poissons, les amphibiens, les reptiles et les oiseaux, par exemple, ne «pensent» pas beaucoup, du moins pas de la manière dont on conçoit la pensée. Tous les animaux veillent néanmoins chaque jour à manger, à dormir, à se reproduire et à survivre – selon des automatismes instinctuels régis par ce que l'on appelle le «cerveau reptilien». Nous possédons notre propre cerveau reptilien primitif qui accomplit les mêmes fonctions pour nous, et qui régit en fait une grande partie de nos comportements (peut-être plus que nous n'aimerions l'admettre). Ce sont la complexité et la grande taille de notre cortex cérébral qui nous permettent d'accomplir des tâches plus sophistiquées que les chats et les chiens, entre autres. Nous sommes en mesure d'utiliser le langage, d'acquérir des compétences complexes, de créer des outils et de vivre en société grâce à cette couche du cerveau semblable à de l'écorce. *Cortex* signifie «écorce» en latin et, dans le cas qui nous intéresse, il s'agit de la couche externe du cerveau, pleine d'ondulations, de crêtes et de vallées. Étant donné que le cerveau se replie sur lui-même à maintes reprises, l'étendue de sa surface est beaucoup plus grande qu'on pourrait le supposer – en moyenne près de 1 m^2, bien que son calcul exact puisse varier (sa superficie pourrait se comparer à une ou deux pages d'un journal de taille standard[1]). Et le siège de la conscience est sans doute profondément enfoui dans ces crevasses. C'est grisant !

Le cerveau humain contient (plus ou moins) 100 milliards de cellules cérébrales, ou neurones, et des milliards de fibres nerveuses (bien que personne n'en connaisse avec certitude le nombre exact, car il nous est impossible pour l'heure de le calculer avec précision[2]). Ces neurones sont reliés par des billions de connexions appelées *synapses*. C'est par le truchement de ces connexions que nous pouvons faire tout ce qui suit : appréhender des concepts abstraits, ressentir la colère ou la faim, évoquer des souvenirs, rationaliser, prendre des décisions, user de créativité, nous exprimer, nous remémorer le passé, planifier l'avenir, entretenir des convictions morales, communiquer nos intentions, considérer des histoires complexes, porter des jugements, décoder des signaux sociaux nuancés, coordonner des pas de danse, distinguer le haut du bas, résoudre des problèmes complexes, dire un mensonge ou une blague, marcher sur la pointe des pieds, remarquer une odeur dans l'air, respirer, ressentir la peur ou le danger, adopter un comportement passif-agressif, apprendre à construire des astronefs, bien dormir la nuit et rêver, exprimer et éprouver de vives émotions comme l'amour, analyser des informations et des stimuli d'une manière exceptionnellement sophistiquée, et ainsi de suite. Par ailleurs, nous sommes capables d'accomplir bon nombre de ces choses en même temps. Il se peut que vous lisiez mon livre en buvant une boisson, en digérant un repas, en déterminant quand cette année vous désencombrerez votre garage et en réfléchissant à vos projets du week-end (aux questions qui vous trottent dans la tête), parmi tant d'autres choses.

Chaque région du cerveau sert un but particulier et bien déterminé, et ses parties se lient entre elles en vue d'un fonctionnement coordonné. Or, la deuxième moitié de la phrase ci-dessus est essentielle à notre nouvelle compréhension du cerveau. Quand j'étais au lycée, on croyait que le cerveau était segmenté à dessein: une partie réservée à la pensée abstraite, à colorier à l'intérieur des lignes, et une autre destinée à l'acquisition du langage. Si vous avez suivi un cours de biologie au lycée, il se peut que vous ayez entendu parler de Phineas Gage, l'un des survivants les plus célèbres d'une grave blessure au cerveau. Vous ignorez peut-être toutefois à quel point son fâcheux accident a éclairé pour les scientifiques les rouages du cerveau à une époque bien antérieure à la découverte de techniques avancées visant à mesurer, à tester et à examiner les fonctions cérébrales. En 1848, à vingt-cinq ans, Gage travaillait à la construction d'un chemin de fer à Cavendish, au Vermont. Un jour qu'il bourrait un trou de poudre explosive à l'aide d'une grosse barre de fer mesurant un mètre de long et trois centimètres de diamètre, et pesant six kilos, la poudre a explosé. La barre a alors été propulsée vers le haut, a transpercé la joue gauche de Gage, puis sa tête (le cerveau), avant de ressortir par le dessus du crâne. Il a perdu la vue de son œil gauche, mais il n'est pas mort et il se peut qu'il n'ait pas même perdu connaissance ni ressenti de grandes douleurs, car il a dit au médecin qui l'a examiné en premier: «Docteur, il y a du travail pour vous.» Vous trouverez à la page suivante une photo (en fait un daguerréotype, issu de l'ancienne technique de photographie) que l'on a prise de Gage après qu'il s'est remis de son accident, avec en main la barre de fer en question. On a découvert cette photo en 2009 et identifié Gage. À droite, on peut voir le dessin que le Dr John Harlow, son médecin soignant, a tracé dans ses notes et que la Massachusetts Medical Society a publié[3].

La personnalité de Gage n'est cependant pas sortie indemne de l'impact. Selon certains récits, de gentilhomme modèle, il est devenu méchant, violent et peu fiable. Le curieux cas de Phineas Gage a été le premier à démontrer le lien qui existe entre le trauma de certaines régions du cerveau et le changement de personnalité. On ne l'avait jamais constaté aussi clairement auparavant. N'oubliez pas que, dans les années 1800, les phrénologistes croyaient encore que les bosses sur le crâne d'une personne en révélaient la personnalité. À trente-six ans, douze ans après son accident, Phineas Gage est mort d'une série de crises d'épilepsie. On parle de lui dans la documentation médicale depuis lors, faisant de cet homme l'un des patients les plus célèbres des neurosciences. Phineas nous a appris autre chose qui s'avère particulièrement important pour mon livre. Certains récits de

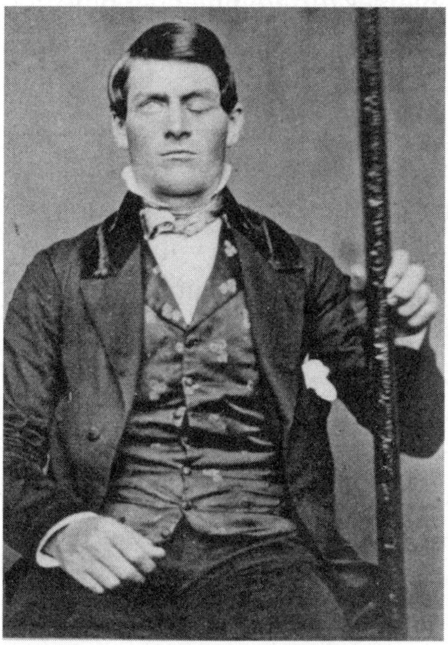

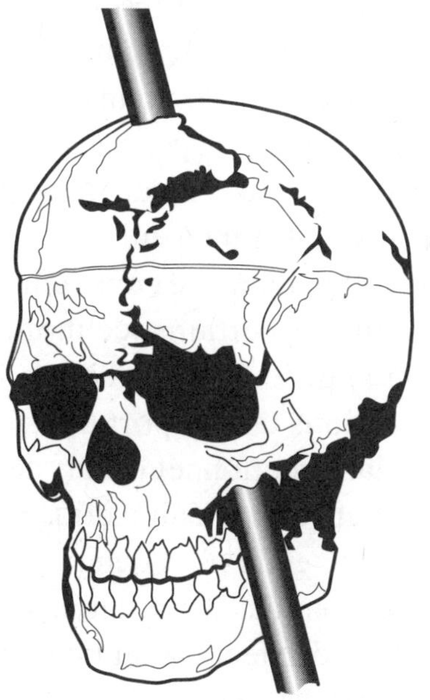

Photo de Phineas Gage et le dessin qu'a tracé le médecin, John M. Harlow, qui a participé au traitement.

sa vie rapportent un retour à une disposition plus affable vers la fin de son existence, ce qui indique que le cerveau a la capacité de guérir et de se réhabiliter, même après avoir subi un grave trauma. Ce processus de rétablissement de réseaux et de connexions dans des régions du cerveau endommagées constitue la *neuroplasticité*, un important concept que nous explorerons plus tard. Le cerveau est beaucoup moins statique que nous l'avons cru par le passé. Il vit, croît, apprend et change – et cela, tout au long de notre vie. Or, ce dynamisme apporte de l'espoir à quiconque cherche à garder ses facultés mentales intactes.

Bien que la documentation portant sur l'accident de Gage nous ait donné un aperçu de la complexité du cerveau et de son lien avec le comportement, il nous a fallu encore un siècle pour en venir à comprendre que le cerveau ne doit pas son pouvoir extraordinaire simplement à ses compartiments anatomiques individuels. Ce sont le système de circuits et la communication *entre ces sections* qui déterminent nos réactions et nos comportements complexes. Beaucoup de régions du cerveau se développent à différents rythmes et à différents stades de notre vie. Pour cette raison, un adulte résout des problèmes différemment et plus vite qu'un enfant, il se peut qu'une personne plus âgée ait une mauvaise motricité rendant difficiles sa marche et sa coordination dans l'obscurité, tout comme un adolescent pourrait être une vedette sportive à la vision parfaite.

En pensant au cerveau, nous pensons probablement pour la plupart à l'élément inhérent à qui *nous* sommes. Nous songeons à l'esprit – la partie qui inclut notre conscience et que reflète notre voix intérieure ou, au dire de certains, ce monologue intérieur que nous écoutons toute la journée. Il *vous* mène à la baguette toute la journée, soulève des questions tant importantes qu'absurdes, vous malmène parfois sur le plan émotionnel et fait de votre vie une suite de décisions. Et j'ai toujours trouvé énigmatique le fait que chaque instant de jalousie, d'insécurité et de peur que nous avons vécu réside dans les cavernes de notre cerveau. Par ailleurs, ce dernier a la capacité d'intégrer des données et de créer espoir, joie et plaisir.

L'esprit est ce qui m'a amené en premier lieu à étudier le cerveau. Il est d'ailleurs étrange que nous ne sachions toutefois pas encore précisément où la conscience réside dans le cerveau, ou si même elle y réside en entier. J'attache une importance capitale à ce point. Cette conscience de soi et de son environnement, sur laquelle tout le reste est fondé, demeure insaisissable. Bien entendu, je peux vous dire où se trouvent dans votre cerveau les réseaux régissant la vue, la solution d'équations mathématiques, l'acquisition d'une langue, la marche, le laçage de chaussures et la planification de vacances. Cependant, je ne saurais vous dire d'où provient votre conscience de soi ; elle résulte probablement de la confluence de facteurs à l'œuvre partout dans le cerveau – la résultante de la métacognition, d'activités impliquant de multiples régions du cerveau interreliées.

Pour atteindre le cerveau, il faut se prêter à un voyage hautement orchestré et méticuleusement planifié. On doit d'abord couper la peau. C'est d'ailleurs elle qui renferme les fibres nociceptives que l'on doit anesthésier afin d'opérer le cerveau. Le crâne et le cerveau en soi, cet organe qui innerve tout le corps, ne possèdent pas de récepteurs sensoriels. Ceci explique que l'on puisse opérer le cerveau d'un patient éveillé (et que Phineas Gage n'ait probablement pas beaucoup souffert). La *dure-mère* (« mère difficile ») – la couche qui recouvre le cerveau – possède également peu de récepteurs sensoriels, mais le cerveau en soi n'en possède aucun. C'est « tellement méta », comme disent les enfants.

Dès que j'entre (littéralement) dans la tête de quelqu'un, je prends généralement un instant pour réfléchir au fait qu'il est maintenant possible de manipuler le cerveau beaucoup trop facilement. Après avoir pénétré dans le château (le crâne), on a le champ libre. Le cerveau flotte dans un fluide clair et inodore. Il n'oppose presque aucune résistance quand on le dissèque, le tâte, le fouille et le coupe. Si l'on appuyait trop fortement sur une région, le patient risquerait de perdre l'usage de l'un de ses membres ; sur une autre région, il risquerait de souffrir d'étourdissements débilitants. Une simple petite incision pourrait priver le patient de son odorat, et une plus grande pourrait le rendre aveugle ou pire encore. Je me suis souvent demandé pourquoi le cerveau ne se défendait pas mieux.

Étant bien au fait de la vulnérabilité du cerveau exposé lors d'une chirurgie, je me sens comme le membre d'une équipe tactique d'intervention quand j'en opère un, ou peut-être suis-je plus comme un cambrioleur chevronné bien entraîné. Je cherche à entrer dans le cerveau, à en retirer ce qu'il me faut – disons une tumeur, un abcès ou un anévrisme – et à en ressortir au plus vite sans me faire détecter. Je tiens à déranger le cerveau le moins possible.

Peut-être parce qu'il est enchâssé dans une structure osseuse solide, on traite souvent le cerveau comme une boîte noire, que l'on ne considère que selon les données qui y entrent et qui en sortent sans pleinement en comprendre les rouages. Impénétrable et indéchiffrable. Cela explique sans doute que le corps médical n'ait pas trouvé de meilleur dicton à son sujet que *ce qui est bon pour le cœur l'est aussi pour le cerveau*. En réalité, cette maxime doit sa popularité au fait que le cœur et le cerveau sont munis de vaisseaux sanguins. Bien entendu, le cerveau est infiniment plus complexe. Qui plus est, le cœur est une pompe raffinée, assurément une merveille d'ingénierie, mais il n'en demeure pas moins une pompe que l'on peut aujourd'hui reproduire en laboratoire. Or, il n'existe aucune véritable métaphore pour décrire le cerveau. Si le vôtre meurt après avoir subi une horrible blessure à la tête, vous ne pourrez pas le remplacer. Il s'agit du centre de commandement non seulement de notre corps, mais aussi de notre existence. On a beau l'avoir bien représenté, examiné et médicamenté, on ne sait toujours pas avec certitude ni ce qui le fait fonctionner ni ce qui en ralentit le fonctionnement. Cela ajoute assurément à notre frustration lorsqu'il s'agit de comprendre et de traiter le déclin neurodégénératif et des processus pathogéniques complexes ainsi que des troubles affectant le cerveau, de l'autisme à la maladie d'Alzheimer.

Voici la doublure argentée, c'est-à-dire la bonne nouvelle : il se peut que nous ne connaissions jamais toutes les mystérieuses perplexités du cerveau humain et que nous n'en venions jamais à le contrôler comme mes parents pouvaient contrôler une automobile, et c'est bien ainsi. Il est possible que nous ne soyons pas censés savoir où réside la conscience ni comment naissent nos perceptions et nos perspectives personnelles sur le plan neurologique. Il est vrai que nous ne pouvons pas toucher notre cerveau comme nous pouvons nous toucher la peau ou le nez, mais nous le savons à sa place, comme l'air que nous respirons et le vent que nous sentons sur notre visage. Nous savons aussi qu'il abrite une autre merveille que nous ne pouvons voir, toucher ou sentir, mais que nous associons immédiatement au cerveau : la mémoire – le processus de remémoration –, mais il est loin de se résumer à cela, comme vous êtes sur le point de le découvrir. Voilà d'ailleurs ce qui nous rend humains de manière unique, et il s'agit du premier pilier d'un cerveau agile, vif et résilient.

Des faits relatifs au cerveau

- Le cerveau humain typique compte pour 2 à 2,5 pour cent du poids total du corps, mais utilise au total 20 pour cent de son énergie et de son oxygène.
- Votre cerveau se compose d'environ 73 pour cent d'eau (comme votre cœur), et cela explique qu'une simple déshydratation de l'ordre de 2 pour cent puisse affecter votre attention, votre mémoire et d'autres facultés cognitives ; si bien que plusieurs gorgées d'eau suffisent à y remédier.
- Votre cerveau pèse un kilo et demi ; 60 pour cent de son poids sec se compose de graisse, ce qui en fait l'organe le plus gras du corps.
- Les cellules du cerveau ne sont pas toutes semblables. Il existe plusieurs types de neurones, dont chacun exerce une fonction importante.
- Le cerveau est le dernier organe à arriver à maturité. Comme tout parent pourrait en témoigner, le cerveau de l'enfant et de l'adolescent n'est pas pleinement formé ; ceux-ci adoptent donc des comportements risqués et pourraient gérer plus lentement leurs émotions que les adultes. Le cerveau humain atteint sa pleine maturité vers vingt-cinq ans.

- Dans le cerveau, l'information peut voyager plus vite que certaines voitures de course, allant jusqu'à 400 km/h.
- Le cerveau génère assez d'électricité pour alimenter une diode électroluminescente (DEL) de faible consommation.
- On croit que le cerveau moyen génère des dizaines de milliers de pensées par jour.
- Chaque minute, de 750 ml à 1 l de sang circulent dans le cerveau. Ce qui suffirait à remplir à tout le moins une bouteille de vin. Toutes les minutes!
- Le cerveau peut traiter une image visuelle en moins de temps qu'il n'en faut pour cligner des yeux.
- Il est prouvé que l'hippocampe, la région du cerveau que l'on considère comme le centre de la mémoire, est considérablement plus gros chez les gens dont l'emploi sollicite beaucoup les facultés cognitives, comparé au commun des mortels. Les chauffeurs de taxi de Londres, par exemple, se soumettent à un entraînement mental en parcourant les 25000 rues de la ville. Par contre, il se peut que leur centre de la mémoire rapetisse actuellement en raison de leur usage du GPS.
- Le cerveau commence à ralentir à l'âge étonnamment jeune de vingt-quatre ans, tout juste avant d'atteindre sa maturité maximale, mais ses différentes facultés cognitives atteignent des sommets à des âges différents. Peu importe votre âge, il est fort possible que vous vous amélioriez encore dans certains domaines. Un cas extrême de cette vérité: l'enrichissement du vocabulaire, qui peut atteindre son apogée aussi tard qu'au début de nos soixante-dix ans[4]!

L'ESSENCE DE LA MÉMOIRE, DE LA PENSÉE ET DES FACULTÉS MENTALES

Comme l'a dit Eschyle, un dramaturge grec de l'Antiquité, la mémoire est la mère de toute sagesse. C'est toutefois aussi la mère de tout ce qui nous concerne. L'odeur des plats de votre grand-mère, le son de la voix de votre enfant, l'image du visage de votre défunt père, les plaisirs de vacances que vous avez prises il y a vingt ans. Voilà les souvenirs qui forment nos expériences continuelles de la vie et qui nous procurent un sentiment d'identité. Les souvenirs nous donnent le sentiment d'être vivants, compétents et importants. Ils nous aident également à nous sentir à l'aise avec certaines personnes et, dans certains contextes, à connecter le passé au présent et à établir notre perspective d'avenir. Même les mauvais souvenirs peuvent s'avérer utiles, en ce sens qu'ils nous aident à éviter certaines situations et à prendre des décisions plus éclairées.

La mémoire est la fonction cognitive la plus couramment reconnue, une fonction cérébrale supérieure. En plus de la mémoire, le processus cognitif inclut l'attention, l'écriture, la lecture, la pensée abstraite, la prise de décisions, la résolution de problèmes et l'accomplissement chaque jour de tâches comme trouver son chemin au volant d'un véhicule, calculer le pourboire au restaurant, évaluer les bienfaits ou les effets néfastes de la nourriture que l'on consomme et admirer les œuvres de différents artistes. La mémoire est la pierre angulaire de tout apprentissage ; c'est en elle que l'on emmagasine les connaissances acquises et qu'on les traite. Notre mémoire doit déterminer les informations qu'il vaut la peine de retenir et le rapport qu'elles entretiennent avec les connaissances que nous avons stockées. Ce que nous emmagasinons dans notre mémoire nous aide à gérer de nouvelles situations.

Bon nombre d'entre nous confondent cependant la mémoire avec la « mémorisation ». Ils la considèrent comme un entrepôt où nous gardons nos connaissances lorsque nous ne les utilisons pas, mais cette comparaison est fausse, puisque la mémoire n'est pas statique comme un bâtiment. Nos souvenirs changent constamment à mesure que nous accumulons de nouvelles informations que nous interprétons. De nouvelles informations et expériences peuvent modifier les souvenirs que vous gardez du passé. Considérez cette réalité d'un point de vue évolutionniste : la capacité de nous remémorer tous les détails d'un événement particulier n'améliore pas nécessairement nos chances de survie. Notre mémoire vise plus à nous aider à bâtir et à entretenir un récit cohérent de notre vie conforme à la personne que nous sommes, mais qui change au fil des nouvelles expériences. Ce dynamisme explique d'ailleurs en partie pourquoi nos souvenirs ne constituent pas un rappel exact et objectif du passé. Même les gens qui n'ont aucun problème de mémoire peuvent les déformer et les modifier facilement. Voilà bien des années, j'ai élaboré une histoire au sujet de Bugs Bunny et de Disney World. Elle reposait sur des recherches menées par la professeure de psychologie Elizabeth Loftus, dans lesquelles cette psychologue cognitiviste présentait des publicités mettant en scène des personnages à l'intention des visiteurs d'un parc thématique de Disney. Certaines de ces publicités montraient Bugs Bunny, et les gens qui les voyaient étaient souvent convaincus de l'y avoir réellement rencontré et même de lui avoir serré la main. Ils décrivaient parfois une carotte qu'il avait à la bouche, ses oreilles pendantes et des choses qu'il avait peut-être dites, comme : « Quoi de neuf, doc ? » L'ennui, c'est que Bugs Bunny est un personnage de la Warner Bros. et qu'on ne le verrait donc jamais dans un parc thématique de Walt Disney. Loftus a ainsi démontré combien il est facile d'implanter et de manipuler des souvenirs.

Considérons maintenant ce qui se produit lorsque vous lisez un article de magazine, de journal ou en ligne. Tandis que vous assimilez les nouvelles informations, vous utilisez celles que vous avez déjà stockées en mémoire. Ces nouvelles informations évoquent aussi certaines croyances, valeurs et idées bien ancrées qui vous sont propres et qui vous aident à interpréter les informations lues, à leur donner un sens, à les intégrer à votre conception du monde, puis à déterminer si vous les retiendrez (tout en manipulant les informations antérieurement stockées) ou les reléguerez aux oubliettes. Ainsi, pendant que vous lisez l'article, votre mémoire se transforme tant en y ajoutant de nouvelles informations qu'en leur trouvant une nouvelle place. Du coup, vous vous dotez d'une façon différente de lier les nouvelles informations aux anciennes, celles-ci se trouvant désormais légèrement modifiées. C'est compliqué, et ce n'est probablement pas du tout la conception que vous aviez de votre mémoire. Il est néanmoins important de savoir que la mémoire constitue fondamentalement un processus d'apprentissage – le résultat d'une interprétation et d'une analyse constantes de nouvelles informations. Et chaque fois que vous utilisez votre mémoire, vous la modifiez. Voilà un fait important. Quand on parle d'améliorer ou de conserver la mémoire, on doit d'abord comprendre ce qu'elle est et ce qu'elle représente pour chacun.

On tend à se soucier de sa capacité de se rappeler des noms ou l'endroit où l'on a mis ses clés, mais on devrait aussi se préoccuper de la mémoire qui sert à bien jouer son rôle en tant que professionnel, parent, frère ou sœur, ami, innovateur, mentor et tutti quanti. Que l'on parle du genre de mémoire nécessaire pour garder ses processus cognitifs intacts toute sa vie et pour éviter la démence, ou de celle dont on a besoin pour exceller dans l'atteinte de ses objectifs quotidiens et le respect de ses responsabilités, on parle de la même chose – de la même mémoire. Or, je décris la mémoire de manière aussi détaillée parce que mieux vous la comprendrez, plus vous serez motivé à l'améliorer.

Il n'y a pas si longtemps encore, les neuroscientifiques comparaient la mémoire à un classeur renfermant des dossiers mnémoniques individuels. Nous savons toutefois aujourd'hui que nous ne pouvons décrire la mémoire en des termes aussi concrets. Elle est beaucoup plus complexe et dynamique que cela. Nous savons aussi que la mémoire n'est pas vraiment générée ou confinée dans une région particulière du cerveau. Il s'agit d'une collaboration active à l'échelle cérébrale, qui implique presque toutes les parties de celui-ci lorsqu'il fonctionne à plein régime. Il est donc raisonnable que les nouvelles recherches permettent d'espérer qu'on puisse accorder nos souvenirs. Comme la mémoire fait appel à un vaste réseau de distribution et coordonne ses interactions selon des vibrations à fréquence lente appelées ondes thêta (pour une relaxation profonde), les neuroscientifiques découvrent des moyens de stimuler les régions clés du cerveau par des courants électriques non invasifs visant à synchroniser physiquement les circuits neuronaux, un peu comme un chef d'orchestre accorde la section des vents. Ce genre de recherches et la thérapie qui pourrait en résulter en sont à leurs débuts, mais on croit qu'un jour on pourra régler une mémoire septuagénaire de telle sorte qu'elle fonctionne comme celle d'une personne plus jeune de quelques décennies.

Si je vous demandais ce que vous avez mangé au repas d'hier soir, il se pourrait qu'une image vous vienne à l'esprit. Peut-être était-ce un poulet au marsala ou un bol de chili. Ce souvenir ne s'est pas logé dans une venelle neurale à attendre que vous le récupériez. L'image mentale de votre repas résulte d'une chorégraphie de processus incroyablement complexes à l'échelle de tout le cerveau qui implique de multiples réseaux neuronaux. La construction d'un souvenir consiste à rassembler différents « clichés » ou impressions mnémoniques à partir d'un maillage de cellules se trouvant partout dans le cerveau. Autrement dit, votre mémoire ne forme pas un seul système – elle se compose d'un réseau de systèmes, dont chacun joue un rôle unique dans l'encodage, le stockage et la récupération. Si votre cerveau traite l'information normalement, tous ces systèmes fonctionnent ensemble de manière synchronisée dans le but de produire une pensée cohérente. Ainsi, chaque souvenir résulte d'une construction complexe. Pensez à votre animal de compagnie préféré. Disons que c'est un chien nommé Bosco. Lorsque votre cerveau l'imagine, il ne se contente pas d'évoquer un souvenir de Bosco sous un seul angle. Il évoque son nom, son apparence, son comportement et le son de ses aboiements. Vos sentiments à son égard sont aussi inclus. Chaque partie du souvenir de Bosco provient d'une région différente du cerveau, si bien que nombre de ces régions reconstruisent activement l'image globale que vous vous faites de votre chien. Les scientifiques qui étudient le cerveau commencent à peine à comprendre l'ordonnancement de ces régions en un tout cohérent. Vous pouvez voir les choses ainsi : lorsque vous vous rappelez un souvenir, vous assemblez plus ou moins un immense puzzle en commençant par quelques petits morceaux. À mesure que les morceaux s'imbriquent et déterminent une image, ils commencent à raconter une histoire, à véhiculer un tableau ou à partager des connaissances. Le puzzle prend de l'ampleur et dévoile de plus en plus sa signification. En mettant le dernier morceau en place, vous aurez recueilli toute l'information nécessaire pour compléter un « souvenir ».

Cette analogie démontre que votre mémoire fonctionne correctement à condition que les bons morceaux soient présents et assemblés de manière appropriée, ce qui revient à intégrer des renseignements provenant des diverses régions du cerveau dans un tout qui a du sens. S'il manque des morceaux ou si les morceaux ne sont pas tous réunis de manière appropriée, le souvenir ne se formera pas à la perfection. Il s'y trouvera des vides et des trous, et un résultat flou en découlera.

La musique constitue un bon exemple. Pour chanter une chanson, vous devez d'abord récupérer les paroles et être capable de les prononcer. Cela fait appel généralement à l'hémisphère gauche du cerveau, plus précisément le lobe temporal. Chanter ces paroles exige plus que leur énonciation : vous devez recourir aux lobes pariétal et temporal droits, qui régissent la mémoire non verbale comme votre tonalité. Pour synchroniser et intégrer des données, toutes ces informations doivent voyager entre les hémisphères droit et gauche du cerveau. Si vous souhaitez ajouter du rythme à la musique, celui-ci proviendra généralement de l'arrière du cerveau, à savoir le *cervelet*. Vous comprenez l'idée. Observer le cerveau d'une personne en train de chanter au moyen d'une imagerie par résonance magnétique fonctionnelle (IRMf), c'est comme observer un spectacle de lumière par une nuit claire. Et pourtant, on connaît des gens à un stade avancé de la démence qui parviennent encore sans problème à chanter des chansons de leur enfance. Collectivement, des régions disparates de leur cerveau ont encore la capacité de se coordonner et de travailler ensemble, même si certaines régions distinctes du système mnémonique commencent à flancher.

Le même processus élaboré s'engage lorsque vous faites ce qui, autrement, semblerait une seule et même action, comme conduire une voiture. Votre souvenir de la façon de conduire un véhicule provient d'un ensemble de cellules cérébrales ; votre souvenir de la façon de parcourir les rues jusqu'à destination fait intervenir un autre ensemble de neurones ; votre souvenir du code de la route et des panneaux routiers est issu d'une autre famille de cellules cérébrales. De même les pensées et sentiments que vous inspire votre expérience de conduite, y compris les accidents évités de justesse, découlent d'un autre groupe de cellules. Vous n'êtes pas conscient de tous ces jeux mentaux individuels ni de ces décharges neuronales cognitives, mais il n'en reste pas moins que les neurones travaillent ensemble avec une magnifique harmonie à synthétiser l'ensemble de votre expérience. En fait, nous ne connaissons même pas la véritable différence entre notre mode de remémoration et notre mode de pensée. Néanmoins, nous les savons étroitement liés. C'est d'ailleurs pourquoi, afin d'améliorer véritablement sa mémoire, les techniques et astuces mnémoniques ne suffisent pas, en dépit de leur utilité pour affermir certaines composantes de celle-ci. Au fond, pour accroître et préserver sa mémoire sur le plan cognitif, on doit exercer toutes les fonctions de son cerveau.

Les scientifiques n'ont toujours pas décodé la physiologie précise qui sous-tend la manière dont le cerveau pense, organise les souvenirs et retient l'information, mais ils ont offert assez de connaissances pratiques pour énoncer quelques faits fiables au sujet de ce grand exploit.

Il est utile de considérer la construction d'un souvenir selon trois phases : l'encodage, le stockage et la récupération.

La création d'un souvenir (encodage)

La création d'un souvenir s'amorce par l'encodage, qui commence par votre perception d'une expérience par l'entremise de vos sens. Pensez au souvenir que vous gardez de votre rencontre initiale avec l'être dont vous êtes tombé/e amoureux ou amoureuse, que vous avez peut-être même épousé. À cette première rencontre, vos yeux, vos oreilles et votre nez ont remarqué les traits physiques, la voix et la senteur particulière de cette personne. Peut-être l'avez-vous touchée. Toutes ces sensations séparées se sont transmises à l'hippocampe, la région du cerveau qui intègre des perceptions ou impressions en une seule expérience – dans ce cas-ci, l'expérience de l'individu.

Bien que des régions de tout le cerveau contribuent à la mémoire, l'hippocampe en constitue le siège. (Des études attestent qu'à mesure que l'hippocampe rétrécit, la mémoire diminue ; des études démontrent aussi qu'un plus haut rapport tour de taille/tour de hanches – hum, l'embonpoint – correspond à un hippocampe plus petit. Je reviendrai sur le sujet plus tard.) Avec l'aide du cortex frontal, l'hippocampe prend la relève pour analyser ces diverses données sensorielles et évaluer si elles valent la peine qu'on s'en souvienne. Il importe de vous rappeler comment la mémoire et l'apprentissage s'opèrent sur le plan biochimique, ce qui vous aidera à appréhender pourquoi les stratégies que je vous propose fonctionneront pour vous. Toute l'analyse et la filtration de vos perceptions utilisent le langage des messagers électriques et chimiques de votre cerveau. Comme vous le savez déjà, les cellules nerveuses se connectent à d'autres cellules au moyen d'une jonction appelée synapse. Ici, des impulsions électriques transmettant des messages franchissent de minuscules espaces ou fentes synaptiques entre les cellules, ce qui déclenche la libération de messagers chimiques portant bien leur nom de neurotransmetteurs. En voici des exemples : la dopamine, la noradrénaline et l'adrénaline. Lorsque ces impulsions électriques traversent ces fentes entre les cellules, elles s'attachent à des cellules avoisinantes. Le cerveau renferme en général des billions de synapses. Les segments des cellules cérébrales qui reçoivent ces impulsions électriques portent le nom de *dendrites*, ce qui signifie littéralement « semblable à un arbre » parce que ces arborisations sont de courtes extensions branchues d'une cellule nerveuse qui tendent vers les cellules cérébrales à proximité.

Les attaches entre les cellules cérébrales sont d'une nature incroyablement dynamique. Autrement dit, elles ne sont pas fixes comme un câble attaché. Elles changent et croissent (ou rétrécissent) continuellement. En travaillant ensemble au sein d'un réseau, les cellules cérébrales s'organisent en groupes spécialisés visant à servir à divers genres de traitement de l'information. Lorsqu'une cellule cérébrale envoie des signaux à une autre, la synapse entre les deux se fortifie. Plus souvent un signal particulier se transmet de l'une à l'autre, plus la connexion se renforce. Voilà pourquoi « c'est en forgeant qu'on devient forgeron ». Chaque fois que vous faites une nouvelle expérience, votre cerveau se réorganise légèrement afin de l'accommoder. Les nouvelles expériences et les nouveaux apprentissages amènent de nouvelles dendrites à se former, alors que les comportements et les apprentissages répétés amènent les arborisations existantes à s'enraciner davantage. Bien entendu, les deux ont leur importance. La création de nouvelles dendrites, même faibles, s'appelle la *plasticité*. Or, cette plasticité pourra aider votre cerveau à se réorganiser s'il est endommagé. Elle constitue également l'élément fondamental de la résilience, essentielle à la construction d'un meilleur cerveau (*voir le chapitre 3*). Ainsi, tandis que vous découvrez le monde et que vous apprenez de nouvelles choses, vos synapses et vos dendrites se modifient – elles génèrent plus de connexions, alors que d'autres s'affaiblissent. Votre cerveau s'organise et se réorganise sans cesse en réponse à vos expériences, à votre éducation, aux difficultés que vous affrontez et aux souvenirs que vous vous créez.

Ces changements neuronaux se renforcent avec l'usage. À mesure que vous acquérez de nouvelles informations et que vous mettez en pratique de nouvelles compétences, votre cerveau bâtit des circuits complexes de connaissance et de mémoire (aussi dit-on en neurosciences que « les neurones qui se câblent ensemble font feu ensemble »). Si, par exemple, vous jouez encore et toujours la sonate *Au clair de lune*, de Beethoven, la mise à feu répétée de certaines cellules cérébrales dans un certain ordre facilitera la reproduction de cette mise à feu par la suite. Vous deviendrez ainsi plus à même de jouer ce morceau sans effort. Répétez-le souvent et longtemps, et vous en viendrez à le jouer à la perfection « de mémoire ». Toutefois, si vous cessez de le jouer pendant plusieurs semaines, et que vous essayez de rejouer ce morceau, vous ne serez peut-être plus capable de le jouer aussi bien qu'avant. Votre cerveau aura déjà commencé à « oublier » ce que vous avez déjà su si bien faire. Les dendrites qui étaient tellement bien déterminées commencent très rapidement à dépérir un peu. Heureusement, il ne vous sera pas difficile de lire la partition et de rebâtir ces connexions neurales même des années plus tard.

Toute cette création de mémoire renferme cependant une mise en garde. Vous devez prêter attention pour encoder un souvenir. Devez-vous relire ce que je viens d'affirmer ? En termes simples, vous devez être conscient de ce que vous expérimentez. Puisqu'il vous est impossible de prêter attention à tout ce qui se présente à vous, vous triez automatiquement les stimuli potentiels. En réalité, seuls les meilleurs stimuli se rendent à votre conscience. Si votre cerveau se rappelait chaque chose qu'il remarque, son système mnémonique serait surchargé au point d'entraver un fonctionnement minimal. Les scientifiques ne savent toutefois pas avec certitude si les stimuli sont sélectionnés après que le cerveau en évalue l'importance ou au stade des entrées sensorielles. Il est possible que l'attention que vous prêtez aux données entrantes constitue le facteur déterminant dans la quantité de données dont vous vous souviendrez.

Je dois vous faire remarquer que l'oubli comporte une grande valeur. Comme je l'ai mentionné, si vous vous souveniez de tout ce qui entre dans votre cerveau, ce dernier ne fonctionnerait pas correctement et votre pensée créatrice et votre imagination s'en trouveraient diminuées. Votre quotidien deviendrait pénible. Bien entendu, vous pourriez vous rappeler de longues listes et citer des poèmes d'amour élégiaques, mais il vous serait difficile de saisir des concepts abstraits et même de reconnaître des visages. Il existe un groupe de neurones chargés d'aider le cerveau à oublier. Ils sont les plus actifs la nuit, durant le sommeil, lorsque le cerveau se réorganise et se prépare à recevoir les informations entrantes du lendemain. Les scientifiques ont découvert ces neurones « de l'oubli » en 2019, une découverte qui nous aide à mieux comprendre l'importance du sommeil – et les mérites de l'oubli. D'où ce merveilleux paradoxe : pour se souvenir, il faut oublier dans une certaine mesure.

La mémoire à court terme par rapport au long terme (stockage)

On sait que la mémoire fonctionne à deux niveaux différents : la mémoire à court terme et celle à long terme. Toutefois, avant même qu'une expérience puisse faire partie de votre mémoire à court terme, qui inclut ce sur quoi vous vous concentrez à l'instant même – ce qui retient votre attention –, elle doit franchir un stade sensoriel qui dure une fraction de seconde. Au cours de l'étape initiale, votre perception d'une expérience se loge dans votre cerveau tandis que vous enregistrez une information entrante – ce que vous voyez, ressentez et entendez. La mémoire sensorielle permet à cette perception de rester après que la stimulation a pris fin, bien que momentanément. Puis la sensation passe à la mémoire à court terme.

La plupart d'entre nous ne peuvent retenir à tout moment qu'environ sept informations dans leur mémoire à court terme, comme la liste de sept produits d'épicerie ou un numéro de téléphone à sept ou huit chiffres. Il se peut que vous parveniez à accroître légèrement cette capacité au moyen de diverses astuces ou techniques mnémoniques. Par exemple, un nombre à dix chiffres tel 6224751288 est sans doute trop long pour le mémoriser au premier essai. Mais si vous le divisez en segments ordonnés, comme dans un numéro de téléphone comportant des traits d'union, 62-24-75-12-88, vous aurez plus de facilité à le stocker dans votre mémoire à court terme et à vous le rappeler. (Votre numéro de sécurité [d'assurance] sociale est lié par des traits, donc plus facile à mémoriser.) Répéter pour vous-même le numéro vous y aidera également. Pour assimiler des informations de manière à les retenir et vous en souvenir, vous devez les transmettre de votre mémoire à court terme à celle à long terme. Votre mémoire à court terme est étroitement liée à votre hippocampe, et l'autre aux fonctions de la couche externe de votre cerveau, à savoir le cortex (*voir l'image ci-dessous*).

Mémoire à court terme : l'hippocampe

Mémoire à long terme : le cortex

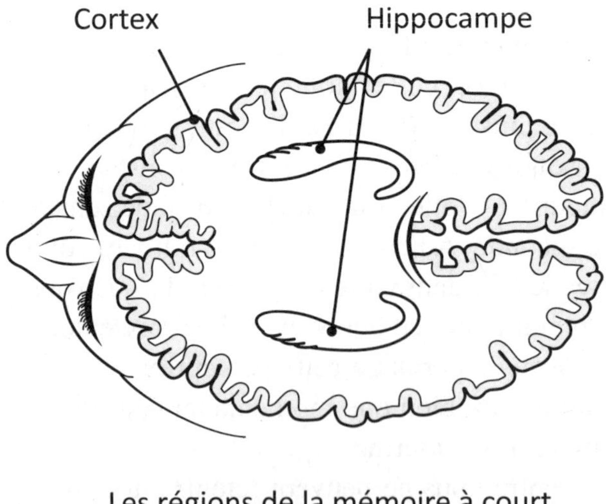

Les régions de la mémoire à court et à long terme du cerveau

La mémoire à long terme renferme toutes les informations que vous connaissez bien et dont vous vous souvenez. De plusieurs façons, elle fait partie intégrante de votre personne. Elle vous permet de vous rappeler les événements survenus la semaine dernière, l'an passé ou durant l'enfance. Une fois l'information intégrée dans votre mémoire à long terme, vous y avez longtemps accès. Contrairement aux mémoires sensorielle et à court terme, d'une durée limitée, qui s'estompent rapidement, celle à long terme nous permet de nous rappeler les fonctions nécessaires au stockage d'une quantité illimitée d'informations pendant une durée indéfinie. Certains facteurs peuvent toutefois interrompre le processus de transfert d'un souvenir de la mémoire à court terme à celle à long terme. L'alcool, par exemple, met du sable dans l'engrenage. Chez la personne ivre, l'encodage dans la mémoire à long terme se fait rarement très bien, sinon pas du tout. Voilà d'ailleurs pourquoi, des jours plus tard, elle risque d'avoir du mal à se rappeler quelque chose qui était très précis plus tôt, lorsque le souvenir se trouvait encore dans sa mémoire à court terme. Dans ces cas-là, elle ne pourra pas récupérer le souvenir dans sa mémoire à long terme du fait qu'il ne s'y est jamais trouvé en premier lieu. La privation de sommeil peut aussi perturber le transfert des souvenirs de la mémoire à court terme à celle à long terme. Durant votre sommeil, votre corps les consolide et les y déplace, vous assurant ainsi de pouvoir garder vos souvenirs presque toute votre vie.

La récupération

Bien entendu, rien de tout cela ne peut fonctionner sans récupération. Lorsque vous vous remémorez un souvenir, vous allez d'abord chercher l'information dans votre inconscient pour ensuite la déposer dans votre conscient. La plupart des gens disent avoir soit une « bonne », soit une « mauvaise » mémoire. Mais en vérité, chacun parvient à bien se souvenir de certains genres de choses et assez mal d'autres. Si vous n'arrivez pas à vous souvenir de certaines choses, comme le nom des gens, et que vous ne souffrez pas d'une maladie physique ou de démence, cela n'indique généralement pas un mauvais fonctionnement de tout votre système mnémonique. Il pourrait s'agir d'un manque d'attention au moment où l'on vous a présenté une personne et où vous avez entendu son nom pour la première fois. Ce pourrait être attribuable aussi à un mauvais système de récupération. Dans ces cas-là, il arrive souvent que les gens aient l'impression d'avoir le nom « au bout de la langue ». Or il est parfois facile de se corriger en affûtant ses aptitudes mnémoniques par rapport à cette faiblesse, à cet encodage ou à cette récupération en particulier. Un grand nombre de gens à la mémoire phénoménale ont cru avoir une mauvaise mémoire jusqu'à ce qu'ils prennent le temps d'appliquer des techniques axées sur des composantes très spécifiques de la mémoire.

Chez certaines personnes, par contre, les problèmes de mémoire tendent à s'aggraver avec l'âge. La promptitude et l'exactitude de notre mémoire commencent naturellement à décliner dans la vingtaine, surtout notre mémoire de travail, qui retient temporairement les informations dans notre esprit de manière à nous permettre de traverser la journée et de prendre de bonnes décisions. Comme je le répète tout au long de ce livre, les problèmes de mémoire ne sont cependant pas inévitables en vieillissant. Nous pouvons faire certaines choses pour conserver, améliorer et aiguiser notre capacité à nous rappeler, à retenir et à récupérer ces informations jusqu'à la fin de nos jours. Passons maintenant à une partie de la terminologie qui vous sera nécessaire pour la suite. Comment se définit le déclin cognitif ? Est-il réversible ? Que considère-t-on comme normal ou anormal ?

CHAPITRE 2

Le déclin cognitif redéfini

Tu ferais mieux de mélanger du dentifrice à ton shampoing.
Tu as une carie qui se forme dans le cerveau.
— Archie Bunker
(Dans *All in the Family*, 1971)

Lorsque mon amie Sarah m'a décrit le déclin cognitif que sa mère a connu sur plusieurs décennies et qui s'est accéléré après qu'elle a pris sa retraite à soixante-deux ans, j'ai repensé à mon grand-père. Je me suis tout de suite rappelé combien il peut être pénible de regarder quelqu'un dépérir mentalement – et émotionnellement. Chez beaucoup de gens, cette descente est lente et progressive (par ex.: une maladie qui s'éternise), alors que chez d'autres elle est vertigineuse et rapide (par ex.: un accident traumatisant).

Voici les premières questions qui viennent souvent à l'esprit d'un proche quand la cognition d'un être cher semble se détériorer: *Quand est-ce que ça a commencé? Qu'est-ce qui en est la cause? Qu'est-ce que je peux faire pour me rendre utile?* C'est d'ailleurs ce que Sarah s'est demandé lorsqu'elle a remarqué que quelque chose clochait dans le cerveau de sa mère. La meilleure façon dont Sarah pouvait décrire la mémoire à court terme de sa mère, c'était de dire qu'elle semblait présenter un «grave dysfonctionnement». Il est intéressant de constater que l'on décrit la plupart des problèmes médicaux par des mots comme *douleur*, *blocage*, *tumeur* ou *enflure*, mais qu'on a souvent recours à des explications instinctives comme celle de Sarah dans le cas de la démence. L'un des premiers signes ayant trahi l'état de la mère de Sarah s'est présenté ainsi: elle commettait souvent un lapsus en appelant son petit-fils Conner au lieu de Colin. Au fil du temps, elle a cessé de socialiser et de mener des activités quotidiennes normales comme la cuisine, le ménage et ses soins d'hygiène personnelle. Malgré des antécédents de dépression légère, son anxiété et ses sautes d'humeur ont atteint un sommet sans précédent, au point où elle a perdu toutes ses inhibitions : elle passait des commentaires blessants, impolis et inappropriés, et il lui arrivait parfois de se montrer soudain vulgaire. Après s'être retirée, elle restait confinée à la maison, prenant ses distances de ses amis. Elle choisissait de plus en plus souvent de regarder la télé plutôt que de lire des livres, d'entreprendre de longues promenades à pied ou d'aller à la plage comme elle s'était plu toute sa vie à le faire. Le père de Sarah, qui travaillait encore à temps plein, devait se charger de toutes les tâches ménagères et payer les factures. Quand j'ai raconté l'histoire de Sarah et de sa mère aux spécialistes que j'interrogeais, ils m'ont tous dit qu'il s'agissait d'une liste de symptômes courants. La progression est souvent très similaire, commençant par de petits lapsus et passant à un repli sur soi de plus en plus prononcé.

Lorsque la mère de Sarah s'est mise à se perdre au volant de sa voiture ou à la laisser fréquemment dans un parking parce qu'elle n'arrivait plus à la retrouver après avoir fait des emplettes (ou qu'elle croyait y être allée à pied), on lui a enlevé ses clés. Son humeur a également changé. Sa mère avait toujours été un peu dépressive, ce qui a amené Sarah à se demander à quel point une dépression non traitée durant toute une vie avait contribué à la détérioration de la santé mentale de sa mère. Ou celle-ci dépendait-elle de son habitude de boire du chardonnay tous les jours ? D'un manque d'exercice physique ? De carences alimentaires attribuables à un trouble de l'alimentation remontant à sa jeunesse et ne s'étant jamais vraiment résorbé – malgré ses traitements ? Dans quelle mesure le manque d'activités sociales, de loisirs et de travail exigeant avait-il contribué à l'accélération de la maladie ? Voilà les questions que se posent des millions de familles, auxquelles il n'existe d'ailleurs que peu de réponses satisfaisantes.

L'histoire de Sarah met en lumière le fait que nous ignorons souvent ce qui déclenche le déclin cognitif en premier lieu et ce qui l'accélère au fil du temps. De multiples forces entrent probablement en jeu, étant donné qu'il n'y a pas un seul coupable. Les théories affluent, mais nous ne possédons toujours pas de réponse définitive. Il devient toutefois très clair que le déclin cognitif débute des années, voire des décennies, avant l'apparition de tout symptôme. Voici un concept crucial à connaître: une personne dans la trentaine peut être susceptible de développer la maladie d'Alzheimer sans le savoir. Souvent, les gens ne pensent à la démence et ne s'en préoccupent qu'une fois arrivés dans la cinquantaine, ce qui explique pourquoi il importe que les jeunes générations tendent l'oreille et se mettent à réfléchir aux habitudes susceptibles de leur éviter un déclin cognitif.

Malgré les immenses progrès de la médecine, les chercheurs ne sont toujours pas parvenus à en déterminer la ou les causes précises, plus d'un siècle après que le psychiatre et neuropathologiste allemand Alois Alzheimer eut décrit le premier la maladie qui sera toujours associée à son nom. Cela nous rappelle que nous, les êtres humains, constituons des organismes d'une extrême complexité. Cela signifie également que ce qui cause un grave déclin cognitif chez la personne A ne le produira pas chez la personne B, C ou D, et ainsi de suite. La mère de Sarah et mon grand-père ont tous les deux reçu un diagnostic de la maladie d'Alzheimer, mais probablement pour des raisons très différentes. C'est comme le cancer: la cause du cancer du sein ou du côlon chez une personne ne sera pas forcément la même chez une autre. Une myriade de sentiers mènent à tout type de cancer, de même qu'à la démence. Malgré tout, en examinant de plus près les données recueillies, nous sommes conscients qu'il existe encore d'excellents conseils et stratégies pour réduire les risques de souffrir de démence.

Afin de mieux comprendre ces stratégies, il vaut la peine d'examiner encore une fois les théories courantes au sujet de ce qui se produit dans le cerveau d'une personne atteinte d'alzheimer. Comme beaucoup d'entre vous l'ont probablement lu déjà, l'hypothèse de l'amyloïde a été prédominante au cours des dernières décennies. L'amyloïde, ou plus précisément la bêta-amyloïde, constitue des plaques de protéines gluantes qui s'accumulent dans le cerveau et qui détruisent les synapses essentielles à l'intercommunication des cellules cérébrales. Le problème découle de l'échec des traitements fondés sur cette hypothèse, y compris les médicaments servant à éliminer ces plaques, dans la plupart des essais cliniques. Lorsqu'en 2017 le laboratoire pharmaceutique américain Merck a terminé son étude portant sur un médicament alors prometteur pour enrayer la maladie d'Alzheimer, le neurologue David Knopman, de la Mayo Clinic, a dit ceci au journal *Bloomberg Business*: «Traiter l'amyloïde chez les gens atteints de démence revient à fermer les portes de l'étable après que les vaches en sont sorties[1].»

En définitive, cette maladie est attribuable à plus d'un facteur. Les chercheurs ont aussi essayé de voir si le déclin cognitif se résume à une accélération du vieillissement ou à une maladie dégénérative de voies cérébrales précises. À cette fin, on a récemment axé des recherches sur de possibles déclencheurs : les infections, une blessure, une carence nutritive, une dysfonction métabolique prolongée, l'exposition à des produits chimiques nocifs – qui peuvent tous stimuler une réponse immunitaire ou une réaction inflammatoire qui endommagera le cerveau. Cela nous mène à l'inflammation, un mot-clé que vous lirez à maintes reprises dans ces pages. Comme vous l'apprendrez bientôt, l'inflammation constitue un fil conducteur dans toutes les théories relatives au déclin cognitif, sans compter la plupart des autres types de maladies. Dès que vous aurez saisi ce concept, plusieurs des stratégies visant à réduire vos risques le concernant auront plus de sens pour vous.

Je vais prendre un moment pour faire un tour rapide de la plupart des causes courantes et plausibles du déclin cognitif au-delà d'un vieillissement normal, voire accéléré. Tandis que vous passerez cette liste en revue, vous verrez à quel point la génétique, le mode de vie et les facteurs environnementaux contribuent au problème.

HUIT FAÇONS (POTENTIELLES) DONT LE CERVEAU COMMENCE À FLANCHER

Bon nombre des facteurs décrits dans la présente section peuvent faire partie du problème, dont certains ont plus de poids que d'autres selon les facteurs de risque de chacun.

L'hypothèse de la cascade amyloïde (HCA)

Lorsque le Dr Alois (né Aloysius) Alzheimer a décrit « une étrange maladie » chez une femme de cinquante et un ans qui souffrait d'une grave perte de mémoire, de comportements bizarres et de changements psychologiques inexplicables, il est passé à l'histoire. Il devenait le premier à documenter la maladie obsédante qui porte maintenant son nom de famille. Durant l'autopsie du cerveau de cette femme, il a remarqué une grande diminution de son volume et des dépôts anormaux entre les cellules nerveuses et autour de celles-ci, qu'il a nommés « plaques séniles » dans son rapport de 1907 ; cellules dans lesquelles on en est venu à reconnaître des protéines bêta-amyloïdes. Plus d'un siècle après cette découverte, ces plaques amyloïdes (plaques), ainsi que les enchevêtrements neurofibrillaires (enchevêtrements), demeurent les caractéristiques distinctives de la maladie d'Alzheimer. Ainsi, dans cette maladie, les plaques amyloïdes s'accumulent entre les cellules nerveuses et les enchevêtrements, de même que la protéine tau, composée de fibres insolubles et tordues, *à l'intérieur* des cellules cérébrales. (On a découvert l'existence de la bêta-amyloïde en 1984, et celle de la tau deux ans plus tard. Cette protéine est une composante microscopique des cellules cérébrales essentielle à leur stabilité et à leur survie ; je reviendrai sur la tau sous peu.)

L'ennui, c'est que le cerveau a besoin tant de la bêta-amyloïde que de la tau. Les versions saines de ces protéines s'inscrivent dans la biologie d'un cerveau sain : elles contribuent à nourrir les cellules cérébrales et à veiller à ce que des substances chimiques importantes voyagent librement entre ces cellules. Or lorsque la bêta-amyloïde et la tau sont endommagées, et forment des amas gluants, des problèmes surviennent. Les fibrilles amyloïdes se dénaturent et se transforment en structures semblables à des cordes étanches renfermant des protéines qui s'imbriquent comme les dents d'un *zipper* (ou d'une glissière). Ces mécanismes moléculaires étanches deviennent scellés et difficiles à séparer, car ils s'agglutinent pour former des plaques dangereuses. Selon l'hypothèse de la cascade amyloïde, l'accumulation de ces plaques autour des cellules cérébrales cause la maladie d'Alzheimer, même si les scientifiques ne savent avec certitude ni comment ni pourquoi cela se produit. Les médicaments servant à réduire la bêta-amyloïde dans le cerveau humain n'ont pas donné les résultats espérés. Une suite d'essais cliniques reposant sur cette hypothèse a mis à mal l'idée que la bêta-amyloïde est entièrement responsable de la maladie d'Alzheimer. Certaines personnes dont le cerveau abonde en plaques ne montrent aucun signe de déclin cognitif. On ne constate souvent cette abondance de plaques que lors de leur autopsie, qui révèle qu'elles sont mortes avec une cognition intacte malgré tout. Bien que cela puisse être attribuable à la réserve cognitive, un sujet que j'aborderai en long et en large, on ne sait pas vraiment si les plaques sont l'effet ou la cause de l'alzheimer.

Dans le monde de l'alzheimer, on qualifie de «licorne» le cerveau d'une personne souffrant de démence dont l'autopsie révèle des dommages causés uniquement par des plaques et des enchevêtrements. En fait, le cerveau malade présente rarement une seule forme de dommages : beaucoup de changements dans un cerveau vieillissant peuvent mener à un diagnostic de maladie d'Alzheimer. La complexité de cette maladie a forcé les scientifiques à repenser toute leur approche et toute leur recherche d'un remède. On n'y trouvera probablement pas de solution universelle. Les gens souffrent sans doute d'un ensemble de démences différentes qu'il faudrait traiter de plus d'une manière.

La génétique peut aussi constituer un facteur à considérer. Certaines anomalies génétiques, comme des mutations de gènes codificateurs de la protéine bêta-amyloïde – notamment le gène responsable du précurseur de la protéine amyloïde (APP), ainsi que les gènes qui codent les présénilines 1 et 2 – peuvent accroître la production de bêta-amyloïdes et expliquer l'apparition précoce de la maladie d'Alzheimer qui affecte beaucoup de membres d'une famille porteuse de ces mutations. On a constaté une grappe de cas au sein d'une famille sud-américaine. Par exemple, de nombreux membres manifestaient un problème cognitif vers l'âge de quarante-sept ans, qui dégénérait en démence vers cinquante et un ans et dont ils mouraient à environ soixante ans. Les scientifiques étudient les mutations familiales partout dans le monde où la maladie sévit abondamment dans des familles. Et parfois, au sein de ces familles, des personnes dont le profil génétique est propice au développement précoce de ladite maladie en sont prémunies grâce à d'autres rares mutations. Le cerveau de ces veinards comporte des caractéristiques neurologiques de la maladie, mais sans l'apparition de signes externes d'un déclin cognitif.

Les scientifiques espèrent qu'en parvenant à comprendre l'histoire naturelle de la maladie aux fortes racines génétiques, ils en viendront à créer de nouveaux médicaments ou de nouvelles thérapies génétiques, y compris pour les non-porteurs des mutations responsables de l'alzheimer qui développent la démence malgré tout. Ces gènes liés à l'amyloïde et leurs produits sont hautement complexes, car ils accomplissent de nombreuses fonctions non réservées aux neurones du cerveau. Ils peuvent s'avérer difficiles à étudier, mais plus on en apprendra sur leur mode d'opération et de création de la maladie (ou pas), plus vite on trouvera des solutions aux problèmes qu'ils causent. Vous avez probablement déjà entendu parler des gènes de l'apoE, une protéine liée à la maladie d'Alzheimer; ils composent l'un des nombreux ensembles de gènes pouvant être responsables d'un risque accru (ou réduit) de développement tardif de cette maladie (après l'âge de soixante-cinq ans). J'aborderai ces gènes en détail dans un chapitre à venir.

Bien que la génétique soit plus susceptible d'influencer l'apparition précoce de la maladie d'Alzheimer, il se peut que les gènes jouent aussi un rôle, plus tard. Ce qui rend le corps particulièrement vulnérable avec l'âge, c'est le fait que le système de réparation des mutations de l'ADN perd de son efficacité. Par exemple, le «*zipper*» de l'amyloïde moléculaire sèche que je décris peut commencer par un simple coude dans la chaîne des acides aminés. Avec le vieillissement, ces coudes s'accumulent parce que les enzymes de réparation ne satisfont plus à la tâche. La même chose se produit dans le cancer: le système de réparation de l'ADN s'affaiblit avec l'âge, ce qui nous rend plus susceptibles de développer un cancer lorsque les mutations génétiques s'accumulent et déclenchent la croissance de tumeurs cancéreuses. Les scientifiques s'efforcent de comprendre ces *zippers* afin de déverrouiller la cascade qui conduit à la maladie d'Alzheimer. Une équipe internationale, dirigée par le professeur de l'UCLA David Eisenberg, espère que ces types d'avancées finiront par conduire à de nouvelles thérapies.

Une cellule cérébrale saine comportant une tau saine à l'intérieur et une bêta-amyloïde saine à l'extérieur

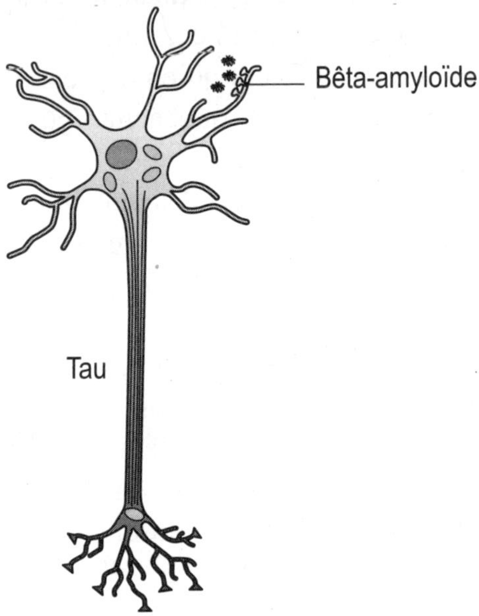

Une cellule cérébrale malade comportant une tau enchevêtrée à l'intérieur et des plaques amyloïdes à l'extérieur

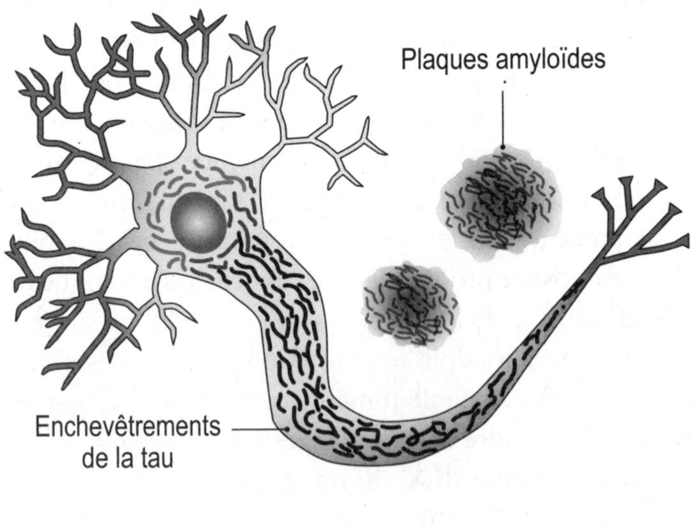

La tau et les enchevêtrements

Les enchevêtrements neurofibrillaires reflètent un problème relatif à la protéine tau. On compare parfois les protéines tau aux voies de chemin de fer à l'intérieur des cellules cérébrales (par contraste avec les plaques amyloïdes qui s'accumulent à l'extérieur de ces cellules – *revoir l'image du bas de la page précédente*). Elles servent à stabiliser les cellules nerveuses et à aider diverses régions du cerveau à bien communiquer entre elles. Par contre, lorsque les protéines tau subissent des changements chimiques, elles ne contribuent plus à garder les cellules nerveuses ensemble. Elles s'endommagent et se nouent, ce qui les rend désavantageuses plutôt que bénéfiques. L'agrégation et la propagation des molécules de la protéine tau chimiquement altérées se conforment à des schémas différents de ceux incluant les problèmes relatifs aux plaques amyloïdes. Certains chercheurs continuent donc de s'efforcer de trouver une théorie qui engloberait les problèmes relatifs à la protéine tau, plutôt que seulement l'amyloïde. Dans de récents articles, on a même évoqué la théorie de « la gâchette et [de] la balle » – l'amyloïde étant le point déclencheur (ou point gâchette) de douleur et la tau, la balle[2].

Les protéines tau sont également impliquées dans l'encéphalopathie traumatique chronique (ETC), une maladie dégénérative du cerveau résultant de coups répétés à la tête et s'accompagnant de problèmes comportementaux, de dépression, de perte de mémoire et de démence. L'ETC atteint notamment les athlètes professionnels qui pratiquent un sport de contact, comme la boxe, la lutte, le foot et le football. En 2019, Brandi Chastain et Michelle Akers, anciennes vedettes américaines de foot et championnes de la Coupe du monde féminine 1999, ont demandé une étude auprès d'anciennes vedettes de foot féminin. Elles veulent savoir si leurs trous de mémoire sont un signe précurseur de ce qui les attend. Les deux ont souvent frappé le ballon de la tête durant les matchs et se sont souvent cogné la tête contre une autre ou au sol. Cette étude, dirigée par le professeur en neurologie Robert Stern, de l'École de médecine de l'université de Boston, examinera les perturbations cognitives potentielles de tous ces coups à la tête et de toutes ces collisions[3]. L'une des premières percées marquantes dans la recherche sur la protéine tau est survenue en novembre 2013, lorsqu'une équipe médicale affiliée à l'UCLA a diagnostiqué l'ETC chez Tony Dorsett, l'ancien porteur de ballon étoile de cinquante-neuf ans des Cowboys de Dallas intronisé au Temple de la renommée du football professionnel. Des imageries médicales de son cerveau ont révélé des concentrations de protéines tau anormalement fortes. C'était l'une des premières fois qu'on diagnostiquait une ETC dégénérative chez un être vivant.

Les prions (anagramme anglo-saxon abrégé de « particules protéiques infectieuses ») s'inscrivent de plus en plus dans le récit entourant les plaques et les enchevêtrements. Ils constituent un autre type de protéine présente dans le cerveau susceptible d'amener d'autres protéines (comme la bêta-amyloïde et la tau) à se replier de manière anormale. Quelques maladies sont attribuables aux prions, qu'on associe à des infections et qui se révèlent à tout coup fatales. La forme la plus courante de maladie imputable aux prions s'en prenant aux humains est la maladie de Creutzfeldt-Jakob (encéphalopatie spongiforme bovine, dite maladie de la vache folle), provoquée par la consommation de produits de viande contaminés. Certains chercheurs s'efforcent de découvrir si la bêta-amyloïde et la tau se propagent comme des prions dans le cerveau et forcent les protéines saines à mal se replier et à se nouer, ouvrant de ce fait la voie à la maladie d'Alzheimer.

Le flux sanguin

Les plaques, et parfois les enchevêtrements, surviennent de manière plus fréquente et plus grave chez les gens rendus à un stade avancé d'affection vasculaire, soit une classe de maladies affectant les vaisseaux sanguins (les artères et les veines). Cela laisse supposer que les anomalies d'apport sanguin au cerveau pourraient contribuer fortement au développement de la maladie d'Alzheimer. On voit depuis longtemps dans un débit réduit de sang au cerveau, l'hypoperfusion, un signe précurseur de la formation de plaques et d'enchevêtrements. Probablement que les modifications de circulation sanguine au cerveau créent une crise parmi les neurones et leurs cellules de soutien portant le nom de glies, qui conduit à la dégénérescence de ces cellules gliales et aux dommages cognitifs qui s'ensuivent. N'oubliez pas que le cerveau est un organe très irrigué ; il exige beaucoup du système circulatoire afin de recevoir les nutriments et l'oxygène nécessaires. Tout facteur – du tabagisme à des taux de cholestérol élevés – qui affecte le système circulatoire dans le cerveau a un impact significatif sur son fonctionnement et ses risques de déclin.

De plus, l'hypothèse vasculaire relative à la maladie d'Alzheimer pourrait expliquer que les gens souffrant d'hypertension ou ayant déjà subi un AVC soient plus susceptibles de développer la maladie. L'hypertension risque de causer des dommages microscopiques aux artères menant au cerveau, ce qui pourrait réduire davantage son flux sanguin et son oxygénation. Les cellules cérébrales ont besoin d'énergie sous la forme de glucose et d'oxygène. Lorsqu'un flux sanguin insuffisant compromet l'alimentation en énergie du cerveau actif, les ennuis se profilent à l'horizon. De récentes recherches ont aussi démontré que la circulation cérébrale diminue lorsque la barrière hémato-encéphalique est endommagée, une barrière semiperméable dans les capillaires cérébraux[4]. Le cerveau est si précieux, qu'il est protégé non seulement par le crâne et un bain de fluide cérébrospinal, mais encore la barrière hémato-encéphalique le protège de l'apport sanguin du corps. Lorsqu'elle fonctionne normalement, cette barrière laisse passer l'oxygène, le glucose et d'autres substances nécessaires tout en empêchant des molécules plus grosses, et parfois toxiques, d'entrer dans le cerveau. Des perforations peuvent toutefois se former dans cette barrière, laissant ainsi des molécules néfastes y pénétrer et s'y accumuler. Il en résulte un enflement graduel du cerveau, ce qui accroît la pression et inhibe le flux sanguin à l'intérieur du crâne. Et, une fois encore, si le sang se rendant au cerveau est moins oxygéné, la crise dans les neurones et la glie se déclenche. En retour, cette crise y cause encore plus d'enflure, de lésions et de formations de plaques amyloïdes et d'enchevêtrements de tau. De récentes recherches ont démontré que l'hippocampe est particulièrement vulnérable à ce problème de « barrière hémato-encéphalique qui fuit ». Et à mesure que cette barrière protectrice s'effrite, des substances toxiques provenant des vaisseaux sanguins risquent de pénétrer dans les neurones et d'aggraver la perte de mémoire et le déclin cognitif[5].

Les troubles métaboliques

La vaste catégorie des troubles métaboliques constitue un autre grand facteur de risque de démence. On estime que près de 35 pour cent des Américains adultes et 50 pour cent des Américains âgés d'au moins soixante ans sont aux prises avec le syndrome métabolique. Il s'agit d'une combinaison de problèmes de santé peu enviables, comme l'obésité, l'hypertension, une résistance à l'insuline, le diabète de type 2 ou un mauvais bilan lipidique (trop de mauvais cholestérol et pas assez de bon cholestérol[6]). Depuis 2005, des chercheurs découvrent des corrélations entre le diabète et le risque de souffrir de la maladie d'Alzheimer, surtout si l'on n'arrive pas à contrôler le diabète et si la personne souffre d'hyperglycémie chronique[7]. Certains sont allés jusqu'à décrire la maladie d'Alzheimer comme un « diabète de type 3 », du fait qu'elle implique souvent une relation interrompue avec l'insuline, l'hormone métabolique associée aux diabètes de types 1 et 2. Celle-ci est nécessaire à la libération dans les cellules du sucre (glucose) leur étant nécessaire. Sans insuline, les cellules ne peuvent absorber le glucose dont elles ont besoin pour produire de l'énergie et être saines. La personne atteinte du diabète de type 1, une maladie auto-immune, ne peut pas fabriquer de l'insuline parce que son corps a tué les cellules pancréatiques spécialisées essentielles à sa fabrication. Pour cette raison, les gens qui souffrent du diabète de type 1 doivent s'injecter de l'insuline afin de contrer leur incapacité à en produire par eux-mêmes. Le diabète de type 2 se caractérise par une hyperglycémie chronique causant des montées d'insuline si élevées que les cellules en viennent à se désensibiliser à cette hormone. C'est comme si vous étiez dans une pièce où le volume de la musique est tellement élevé que vous ressentez le besoin de vous couvrir les oreilles. C'est d'ailleurs essentiellement ce que font les cellules en présence d'une trop grande quantité d'insuline : elles ferment les récepteurs liés à l'insuline et la transportent à l'intérieur. Ainsi, bien que la personne souffrant du diabète de type 2 soit capable de produire de l'insuline, ses cellules ne l'utilisent pas aussi bien qu'elles le devraient (on en parle comme de la résistance à l'insuline) et le glucose reste dans le sang, où il n'est pas à sa place. Contrairement au diabète de type 1, que déclenche un système immunitaire défectueux, le diabète de type 2 résulte surtout d'un mauvais régime alimentaire – un excès de sucre et de glucides simples qui force le pancréas à pomper plus d'insuline dans le sang. Et la science nous révèle maintenant qu'il se pourrait que la maladie d'Alzheimer soit un autre effet secondaire d'un régime alimentaire occidental riche en aliments sucrés.

Les personnes atteintes du diabète de type 2 sont au moins deux fois plus susceptibles de développer la maladie d'Alzheimer, et celles qui sont prédiabétiques ou qui ont des troubles métaboliques sont peut-être plus susceptibles de développer une prédémence ou de souffrir d'un trouble cognitif léger (TLC[8]). Certaines études ne confirment pas ces liens, mais les preuves s'accumulent, obligeant les scientifiques à réfléchir différemment à cette question et à discerner les relations plus larges en matière de risques de maladie cérébrale. Autrement dit, les études démontrent maintenant que les personnes souffrant d'hyperglycémie ont un plus haut taux de déclin cognitif que celles avec une glycémie normale. Cela s'est avéré dans une étude longitudinale particulièrement alarmante menée sur une période de dix ans auprès de plus de cinq mille personnes[9]. La gravité de leur déclin cognitif, qu'elles aient été diabétiques ou non, dépendait de leur taux de glycémie. Plus ce taux était élevé, plus le déclin était rapide.

À la racine du diabète de type 3 se trouve le phénomène selon lequel les neurones deviennent incapables de répondre à l'insuline, ce qui signifie qu'ils ne peuvent plus absorber le glucose, finissant par affamer et faire mourir les cellules du fait que la signalisation de l'insuline est interrompue. Certains chercheurs croient qu'une carence en insuline ou que la résistance à l'insuline réside au cœur du déclin cognitif propre à la maladie d'Alzheimer et pourrait être impliquée dans la formation des plaques infâmes.

Une étude menée en 2017 par le Dr Guojun Bu, un neuroscientifique et professeur de médecine de la Mayo Clinic, a découvert plus de preuves relativement au diabète de type 3 lorsqu'il a démontré que le variant du gène d'Alzheimer connu sous le nom d'apo E4 est responsable de l'interruption du processus de traitement de l'insuline par le cerveau[10]. On trouve l'apo E4 dans environ 20 pour cent de la population et dans plus de la moitié des cas d'Alzheimer. Dans l'étude du Dr Bu, les souris porteuses du gène apo E4 présentaient une insuffisance insulinique, surtout en vieillissant.

Toutes ces informations semblent renforcer la crédibilité du lien entre la génétique, une mauvaise alimentation et le risque de déclin cognitif. Il est intéressant de remarquer que nous avons observé non seulement une montée parallèle du nombre de personnes atteintes du diabète de type 2 et du nombre d'individus obèses, mais nous avons également commencé à documenter le même schéma parmi les personnes atteintes de démence : comme le taux de diabète de type 2 augmente, il en va de même du taux d'alzheimer. Souvenez-vous-en, car cela expliquera certaines stratégies du programme SHARP que je décris aux chapitres 7 et 9.

Je devrais ajouter un mot au sujet du poids, car nous savons tous qu'il existe souvent un lien entre le poids et le risque de développer le diabète. Si le risque de souffrir de la maladie d'Alzheimer augmente avec les troubles métaboliques, il serait logique qu'il augmente aussi avec une prise de poids malsaine ayant des conséquences métaboliques. La science en fait maintenant la preuve. On a démontré qu'un surplus de poids autour de la taille est particulièrement dommageable pour le cerveau. Une étude conduite entre 1964 et 1973 a beaucoup retenu l'attention des médias. Elle a permis d'examiner le tour de taille de plus de six mille personnes âgées de quarante à quarante-cinq ans[11]. Quelques décennies plus tard, on les a évaluées pour voir qui avait développé la démence et examiner le rapport avec leur tour de taille enregistré au départ. La corrélation entre le risque de démence et un ventre plus gros vingt-sept ans plus tard était remarquable : les personnes ayant un plus haut taux de gras abdominal avaient un risque de démence près de trois fois supérieur à celui des participants chez qui ce taux était le plus faible. Plusieurs preuves démontrent qu'une bonne gestion de poids maintenant vous aidera considérablement à prévenir un éventuel déclin cognitif.

Les substances toxiques

Il faudra mener d'autres recherches pour comprendre quels produits chimiques risquent d'engendrer des anomalies au cerveau. Je ne parle pas de neurotoxines bien connues qui affectent les fonctions cérébrales comme le plomb, la toxine tétanique (provenant d'une bactérie) et le mercure. Je parle plutôt des produits chimiques auxquels nous sommes involontairement exposés et qui sont susceptibles de nous causer insidieusement du tort avec le temps – dont certains pesticides, insecticides, substances en plastique, additifs alimentaires et produits que nous retrouvons à la maison en général. On a craint pendant longtemps que l'aluminium ait été en partie responsable de la maladie d'Alzheimer, ce qui a poussé beaucoup de gens à jeter aux ordures leurs casseroles et leurs poêlons d'aluminium. Bien que la neurotoxicité de l'aluminium soit incontestable, il est plus difficile d'établir un lien direct entre l'aluminium et cette maladie. Aujourd'hui, on n'entretient presque plus cette théorie de corrélation entre aluminium et alzheimer, mais beaucoup d'autres neurotoxines inquiètent, auxquelles de futures recherches nous apporteront probablement des réponses.

À l'été 2019, je suis allé à Jackson Hole, au Wyoming, pour passer du temps avec Paul Alan Cox, un ethnobotaniste qui étudie la manière dont les peuples autochtones interagissent avec leur environnement, surtout les plantes. Son travail l'a conduit à l'île de Guam, où il a étudié les Chamorros, qui courraient cent fois plus de risques de développer un ensemble de maladies neurodégénératives, y compris l'alzheimer, que le reste du monde. Interloqué, il a commencé à mettre ses compétences à l'œuvre en créant un consortium de scientifiques issus de nombreuses disciplines pour se pencher sur la question. Or, il se peut que leurs découvertes servent un jour à tout le monde. En raison de leur régime alimentaire, qui inclut la roussette (chauve-souris rousse) dont ils sont friands, les Chamorros s'empoisonnent sans le savoir par la BMAA, une neurotoxine produite par les algues bleu-vert (les cyanobactéries). Bien que les Chamorros en ingèrent en grande quantité, du fait de son abondance dans la roussette, il se trouve que nous sommes tous exposés à la BMAA, qui pourrait constituer un grand facteur de risque associé à la maladie d'Alzheimer. La neurotoxine BMAA amène les protéines, comme les amyloïdes et les tau, à mal se replier et à s'agglutiner en plaques et en enchevêtrements. Pour cette raison, Cox croit, comme de plus en plus d'autres scientifiques, que l'amyloïde et la tau ne causent pas la maladie d'Alzheimer, mais en résultent. Certes une idée d'envergure, mais les recherches continues auxquelles s'adonne l'équipe de Cox pour découvrir un traitement de cette maladie de façon remarquablement simple le sont encore davantage.

En remplaçant l'un des éléments constitutifs de ces protéines par un acide aminé connu sous le nom de L-sérine, l'équipe a démontré que le mauvais repli de l'amyloïde et de la tau cesse de se produire, mettant effectivement fin à la progression de la maladie d'Alzheimer. À ce jour, l'équipe de Cox ne l'a démontré que chez les singes vervets, mais le Dartmouth College, au New Hampshire, a amorcé des essais cliniques sur les humains. Or la L-sérine est très facile à obtenir (sous forme de supplément, généralement en capsule), semble n'avoir presque aucun effet secondaire et son coût est très abordable. Cox serait le premier à vous dire qu'il ne s'agit pas d'un remède, ce qui signifie qu'elle n'inversera pas le déclin cognitif déjà entamé. Rappelez-vous toutefois que la maladie d'Alzheimer s'installe en général dans le cerveau bien longtemps avant qu'une personne en présente les symptômes. Si l'on pouvait donner un simple traitement durant ce stade initial, il pourrait éviter à une personne de développer les symptômes pour commencer. Ce travail passionnant dégonfle encore plus l'hypothèse de la bêta-amyloïde, en accumulant les preuves à l'effet que les plaques amyloïdes pourraient constituer un symptôme de la maladie, et non une source.

Les infections

Se pourrait-il que des infections contractées tôt dans la vie pavent la voie à la maladie d'Alzheimer se développant plus tard ? Nous savons depuis un certain temps que les infections résultant de divers agents pathogènes peuvent avoir des effets neurologiques, allant de la maladie de Lyme causée par le taxon Borrelia burgdorferi au virus de l'herpès simplex (VHS), en passant par la fièvre Zika, la syphilis, la rage et même la maladie des gencives[12]. Une hypothèse émerge actuellement parmi les scientifiques, suivant laquelle de graves formes de déclin neurodégénératif pourraient résulter de la réaction du corps à ces infections[13]. On débat encore chaudement de ce sujet, car on ignore si la présence de germes infectieux cause ou accélère la maladie, ou si elle n'en est qu'une conséquence. Il reste que cette théorie est assez plausible pour retenir l'attention des plus éminents scientifiques.

Une étude choc menée par des chercheurs d'Harvard et dirigée par feu le Dr Robert D. Moir en 2016 a suggéré que les infections, y compris les infections banales qui n'engendrent presque aucun symptôme, stimulent le système immunitaire du cerveau et y laissent un sillon de débris propre à la maladie d'Alzheimer[14]. La théorie : un virus, une bactérie ou un champignon se faufile à travers la barrière hémato-encéphalique (qui devient fuyante avec le vieillissement) et déclenche le système d'autodéfense du cerveau. Pour se prémunir contre l'intrus, le cerveau produit la bêta-amyloïde agissant comme une toile gluante servant à le capturer. La bêta-amyloïde est en fait un peptide antimicrobien – en gros, une protéine que le système immunitaire produit dans le but de piéger physiquement un microbe. Ainsi, ce qui reste, c'est la plaque formant une toile que l'on voit dans le cerveau atteint de la maladie d'Alzheimer.

On a besoin d'autres recherches dans ce domaine, car ceux qui ont contracté une infection du cerveau ne développent pas tous cette maladie, et ceux qui développent la démence ne peuvent pas tous l'attribuer uniquement à une infection. Il se peut que le cerveau de certaines personnes soit mieux outillé génétiquement pour éliminer ces boules de bêta-amyloïde après qu'elles ont tué les microbes, alors que celui d'autres personnes y serait plus vulnérable. Le Dr Rudolph Tanzi, qui dirige la Genetics and Aging Research Unit du Mass General Institute for Neurodegenerative Disease (MIND), mène actuellement le Brain Microbiome Project (projet sur le microbiome intestinal humain) afin de découvrir quelles bactéries le cerveau peut héberger et comment différencier les colonies favorables des colonies potentiellement néfastes. Quand j'ai discuté avec le Dr Tanzi, à qui l'on reconnaît aussi la découverte des gènes de l'alzheimer dans les années 1980 et 1990, il a clarifié le lien entre certaines infections et la maladie d'Alzheimer. Voir ci-après la « boîte de Pétri dc l'alzheimer » du Dr Rudolph Tanzi.

LA « BOÎTE DE PÉTRI DE L'ALZHEIMER » DU DR RUDOLPH TANZI

Depuis 2014, les scientifiques font de grandes avancées dans la compréhension de la pathologie de l'alzheimer grâce à « la boîte de Pétri de l'alzheimer » du Dr Rudolph Tanzi, le tout premier modèle de boîte de Pétri de cette maladie au monde. Son équipe et lui ont étudié des organoïdes cérébraux humains – des amas de cellules cérébrales servant à développer des « minicerveaux » –, les ont cultivés dans une boîte de Pétri, y ont ajouté des gènes de l'alzheimer, puis ont observé les résultats. Voilà comment le Dr Tanzi a constaté l'interaction entre les plaques et les enchevêtrements, puis son aboutissement : la neuro-inflammation, et ensuite la mort d'un grand nombre de cellules nerveuses. Sa métaphore est terrifiante, mais fait valoir son argument : « Les plaques amyloïdes sont l'allumette, les enchevêtrements sont le feu de brousse et la neuro-inflammation est l'incendie de forêt », m'a-t-il dit. Le Dr Tanzi croit que le système immunitaire du cerveau tente d'étouffer les feux de brousse en créant des cellules inflammatoires en grand nombre. Cette neuro-inflammation tue par la suite jusqu'à cent fois plus de cellules nerveuses que d'ordinaire, ce qui pave la voie à une future démence.

Selon le Dr Tanzi, cette séquence d'événements contribue à expliquer l'échec des essais cliniques : son équipe tente d'attaquer la bèta-amyloïde beaucoup trop tard. Le meilleur moyen de prévenir un incendie de forêt consiste à éteindre l'allumette au départ. Le secret est d'abord d'empêcher l'amyloïde de se développer, puis de cibler les gens avant le développement des symptômes.

Ainsi, qu'est-ce qui craque l'allumette ? Le laboratoire du Dr Tanzi a découvert que l'amyloïde se forme presque instantanément autour des virus comme celui de l'herpès, des bactéries et des champignons comme les levures. « En moins de vingt-quatre heures, une plaque se forme et emprisonne le virus. Il s'agit de pièges extracellulaires faisant partie de notre système immunitaire inné. Les anticorps mettent du temps à se déclencher lorsque nous contractons une infection, mais auparavant, notre système immunitaire primitif tente de nous venir en aide. » Bien que le système immunitaire contribue à notre protection au moment de l'infection, il se peut qu'il pave aussi la voie à l'apparition de la maladie d'Alzheimer plus tard dans la vie.

Cela ne signifie pas pour autant qu'un microorganisme pathogène doive être présent pour former une plaque. D'autres « éléments » peuvent également amener des plaques à se former, et la génétique joue certainement un rôle dans le fait que certaines personnes risquent davantage de former des plaques. Cela ne signifie pas non plus que certains microbes causent assurément la maladie d'Alzheimer. Il est cependant intéressant de remarquer qu'en vieillissant, nos charges virales et bactériennes deviennent beaucoup plus imposantes qu'à la période de l'enfance en raison de l'exposition de toute une vie. Certains germes infectieux, comme le virus de l'herpès simplex, qui cause les boutons de fièvre (l'herpès labial), ont la capacité de se réactiver plus tard dans la vie. Dans ce cas, l'amyloïde est produite instantanément par un moyen ressemblant à l'ensemencement des nuages. Une grande masse se forme autour du virus et l'emprisonne afin de protéger les cellules nerveuses du cerveau. Selon la perspective du Dr Tanzi, nous avons tous besoin d'un peu de protéines bêta-amyloïdes pour protéger notre cerveau, mais il se peut que cette protection en vienne à poser problème. Pourquoi certaines personnes vivent-elles avec beaucoup de plaques au cerveau sans jamais développer la démence ? Le Dr Tanzi les appelle les « cerveaux résilients », et nous en aborderons les secrets plus loin dans mon livre. La clé du succès consiste à veiller à ce que le système immunitaire du cerveau ne réagisse pas de façon excessive par une neuro-inflammation. Je vous enseignerai des stratégies qui vous y aideront également.

Les traumatismes crâniens et blessures à la tête

Les coups répétés à la tête risquent de causer des dommages durables. C'est le Dr Gary Small – directeur fondateur de l'UCLA Memory Clinic, professeur de psychiatrie et directeur de l'UCLA Center on Aging, ainsi qu'un expert auprès du Global Council on Brain Health – qui a diagnostiqué l'ETC de Tony Dorsett. Avec cette découverte, l'équipe du Dr Small a été parmi les premières à établir le lien entre de multiples commotions et l'accumulation de tau dommageable. Après de nombreuses années de dépression et de pertes de mémoire, Dorsett était allé chercher des réponses à l'UCLA. Il voulait savoir s'il y avait un lien à établir entre toutes les commotions qu'ils avaient subies en jouant au football, durant les années 1970 et 1980, et les symptômes débilitants dont il avait souffert plus tard. Depuis la tombée du diagnostic de Dorsett, on a diagnostiqué l'ETC chez plusieurs anciens footballeurs ; et l'on a intenté des procès contre la Ligue nationale de football. Le Dr Small est un fer de lance de la médecine du cerveau depuis des décennies, et j'ai eu l'occasion de le consulter quant à ses recherches et découvertes. Vous en lirez davantage dans la deuxième partie de mon livre sur ses stratégies de pointe visant à conserver l'acuité d'esprit.

Les défis du système immunitaire et l'inflammation chronique

J'ai déjà couvert le rôle potentiel du système immunitaire dans les maladies neurodégénératives et les conséquences néfastes de l'inflammation. Il vaut la peine de mettre en lumière quelques autres détails précis, car l'inflammation chronique associée au vieillissement réside au cœur de presque toutes les affections neurodégénératives, allant de celles qui augmentent les risques de souffrir de démence, comme le diabète et les affections vasculaires, à celles en lien direct avec le cerveau, comme la dépression et la maladie d'Alzheimer. Les scientifiques ont débattu pendant des décennies du rôle que joue l'inflammation dans un cerveau malade, mais beaucoup de nouvelles recherches laissent entendre que l'inflammation non seulement ajoute aux processus qui causent le déclin cognitif, mais encore qu'elle déclenche ces processus en premier lieu. Une nouvelle étude que l'université Johns Hopkins a publiée en 2019 a démontré que l'inflammation chronique autour de la quarantaine est liée ultérieurement à un déclin cognitif et à la maladie d'Alzheimer[15].

Bien sûr, l'inflammation constitue le système de défense du corps qui permet de gérer les attaques et les blessures potentielles, mais lorsque ce système libère constamment des substances chimiques et met le système immunitaire à l'épreuve, il devient problématique. Des études antérieures ont démontré que les gens qui ont pris des anti-inflammatoires bien connus comme Advil (ibuprofène) et Aleve (naproxène) pendant au moins deux ans pourraient courir moins de risques de souffrir de la maladie d'Alzheimer ou de la maladie de Parkinson. En revanche, des essais cliniques subséquents n'ont pas démontré que ces anti-inflammatoires permettaient de réduire considérablement ou de prévenir totalement la maladie d'Alzheimer. De plus, ils ont leurs propres effets secondaires et présentent d'autres risques[16]. En même temps, d'autres études ont démontré un taux élevé de cytokines dans le cerveau des personnes atteintes de ces maladies ou d'autres troubles cérébraux dégénératifs. Les cytokines sont des substances sécrétées par les cellules dans le corps et elles agissent comme des panneaux routiers pour le processus inflammatoire, entre autres choses. Cela signifie que l'inflammation chronique joue probablement un rôle important dans le déclin cognitif. Aujourd'hui, de nouvelles technologies d'imagerie ont fini par nous permettre de voir que des cellules participent activement à la production de cytokines inflammatoires dans le cerveau des personnes atteintes de la maladie d'Alzheimer.

Il se peut aussi que l'inflammation au cerveau soit directement reliée aux plaques amyloïdes et aux enchevêtrements de tau, ce qui démontre encore une fois combien certaines de ces causes de l'alzheimer peuvent être étroitement associées. Les cellules spécialisées dans le « ménage » du cerveau ou comme « personnel de soutien », appelées *microglies*, ou simplement cellules gliales ou glies telles que je les ai désignées à la page 75, reconnaissent parfois ces protéines comme des débris inconnus. Et elles libèrent des molécules inflammatoires pour s'en débarrasser. Les cellules gliales, cellules immunitaires propres au cerveau, sont liées à différents types de globules blancs appelés « macrophages ». L'inflammation qui résulte de l'action des cellules gliales nuit encore davantage au fonctionnement des neurones, aggravant ainsi la progression de la maladie. N'oublions cependant pas, encore une fois, que le mécanisme exact de cause à effet demeure un mystère. Nous ne pouvons affirmer avec certitude que l'inflammation cause directement la maladie d'Alzheimer, bien qu'elle y joue probablement un rôle important.

TYPES DE DÉFICITS COGNITIFS

Comme on peut souffrir de divers types de déficit cognitif, il n'existe pas de voie bien définie vers une maladie d'Alzheimer avérée à partir d'un cerveau au vieillissement normal. Examinons les termes que l'on utilise souvent pour distinguer certains problèmes de santé. La maladie d'Alzheimer est un type de démence, et l'expérience que l'on en fait peut varier considérablement d'une personne à l'autre. D'après la Société Alzheimer, jusqu'à 40 pour cent des démences résultent de problèmes distincts de l'alzheimer[17].

Un vieillissement normal

Comme pour le reste du corps, le cerveau change avec l'âge. Bien qu'il soit normal qu'en vieillissant une perte de tissu et une dégénérescence des synapses se produisent, voici une nouvelle découverte dont nous devrions tous nous réjouir. En 2018, des chercheurs de la Columbia University ont démontré pour la première fois que les personnes âgées en bonne santé peuvent générer tout autant de nouvelles cellules cérébrales que les gens plus jeunes[18]. Les chercheurs ont découvert que la capacité de fabriquer de nouveaux neurones à partir de précurseurs dans l'hippocampe, le centre mnémonique du cerveau, ne dépend pas uniquement de l'âge. Bien que les personnes âgées aient une vascularisation moindre (des vaisseaux sanguins en moins grande quantité et moins robustes) et que leurs nouveaux neurones soient peut-être moins capables de créer des connexions, elles ne perdent pas nécessairement leur capacité à développer de nouvelles cellules cérébrales. Ici, le terme clé est « en bonne santé » – comme dans *individus en bonne santé*. Il faut bien comprendre que pour favoriser la neurogenèse, la vascularisation et de nouvelles connexions neurales, on doit rester en bonne santé. Il s'agit d'ailleurs d'une autre raison expliquant la connexion si étroite entre l'esprit et le corps.

N'oublions pas que le cerveau commence à vieillir vers la mi-vingtaine et peut entamer sa détérioration structurelle dès la trentaine. Après quarante ans, l'hippocampe rétrécit d'environ 0,5 pour cent par année. Ce rétrécissement varie cependant beaucoup d'un individu à l'autre et dépend énormément des habitudes de vie, des facteurs environnementaux, de la prédisposition génétique et des problèmes de santé. Ces facteurs influencent l'hippocampe plus que toute autre région du cerveau. Des dizaines d'études de recherche neuroscientifique ont démontré que l'hippocampe est fragile et rapetisse plus que toute autre région du cerveau – à chaque assaut que subit ce dernier. Par exemple, un traumatisme cérébral, le diabète ou une carence en vitamine B12 conduit à une plus grande atrophie de l'hippocampe que de toute autre région du cerveau.

Nous vivons tous une défaillance du processus d'assemblage de la mémoire tel que décrit antérieurement, et cette défaillance peut s'amorcer de façon subtile dès notre jeunesse et s'aggraver lorsque nous arrivons à la cinquantaine. J'ai pu constater les changements physiques s'étant opérés dans un vieux cerveau lors d'une autopsie. Le cerveau rétrécit, les replis sont plus saillants et les vaisseaux sanguins perdent de leur souplesse et de leur robustesse. Au microscope, on peut également voir des preuves de la mort de cellules neuronales et même de changements s'opérant dans les synapses. Il reste que rien de tout cela n'a forcément rapport aux signes extérieurs d'un déclin cognitif du vivant de la personne. L'idée, c'est que l'on considère de moins en moins le vieillissement comme une maladie en soi, même si celui-ci constitue un facteur de risque de certaines maladies. Autrement dit, le vieillissement n'est pas garant d'un déclin cognitif inévitable. Tout déclin cognitif, « normal » ou anormal, ne se résume pas à l'âge et à la dégénérescence du cerveau.

Le trouble léger de cognition (TLC)

Le TLC marque souvent le stade initial de la démence, mais ceux qui en sont atteints ne développeront pas tous une forme plus grave de la maladie d'Alzheimer. Ils y sont simplement plus exposés. Le TLC cause un léger déclin, souvent indétectable, des fonctions mnémoniques. En voici un exemple : une personne de soixante-quinze ans qui répète la même question cinq ou six fois au cours de la même heure, mais qui demeure apte à conduire et à poursuivre sa routine quotidienne. Contrairement à d'autres types de trouble cognitif affectant l'élocution et la motricité, dans le cas du TLC, seule la mémoire est affectée. Il importe de traiter les signes et les symptômes dès que possible. On estime que de 10 à 20 pour cent des gens âgés de soixante-cinq ans et plus souffrent du TLC[19].

La démence

Le terme *démence* est générique ; il sert à décrire divers symptômes et degrés de déclin cognitif ; ce dernier commence par le trouble cognitif léger et progresse vers une démence grave. Autrement dit, la démence ne constitue pas une seule maladie ; elle englobe plusieurs maladies et troubles cérébraux sous-jacents qui affectent la mémoire, la communication et la pensée. Il existe plusieurs types de démence.

La démence vasculaire. Ce type de démence est attribuable à une mauvaise irrigation sanguine, et peut résulter d'une obstruction des vaisseaux sanguins ou d'un dommage menant à des AVC ou à un saignement au cerveau. Il arrive parfois qu'une personne présente des symptômes tant de démence vasculaire que de la maladie d'Alzheimer. L'emplacement et l'étendue des dommages cérébraux détermineront s'ils conduiront à la démence et en quoi la pensée et le fonctionnement corporel de la personne en seront affectés. On se servait antérieurement de la preuve d'une démence vasculaire pour exclure le diagnostic de la maladie d'Alzheimer (et vice versa). On n'a plus recours à cette pratique puisque les changements attribuables à la maladie d'Alzheimer et ceux dus à la démence vasculaire coexistent fréquemment. Seulement 10 pour cent des cerveaux atteints de démence sont atteints uniquement de démence vasculaire, et environ la moitié des gens souffrant d'alzheimer présentent des signes d'AVC silencieux[20].

La démence à corps de Lewy. Ce problème de santé affecte environ un patient sur cinq atteint de démence. Des protéines alpha-cynucléines ou corps de Lewy s'accumulent dans certaines régions du cerveau responsables de la cognition, de la motricité et du comportement général. Résultat: les patients ont des problèmes de mémoire et des symptômes similaires à la maladie de Parkinson. Des hallucinations visuelles peuvent survenir tôt et constituer un indice important du diagnostic.

Les dégénérescences lobaires frontotemporales (DLFT). Aussi connues sous les noms de maladie de Pick ou de démence frontotemporale (DFTc), les DLFT constituent un groupe de troubles découlant d'une perte graduelle de cellules nerveuses dans les lobes frontal et temporal du cerveau. Cela provoque des anomalies dans le comportement (telles que des réactions inappropriées en société, la perte d'empathie, le manque d'inhibition, un mauvais jugement), des difficultés d'élocution et des problèmes de mémoire – bien que la mémoire soit d'habitude épargnée durant les premiers stades de la maladie. Les transformations de la personnalité et du comportement en sont souvent les premiers signes. Environ 60 pour cent des gens atteints de DLFT ont de quarante-cinq à soixante ans, mais cette forme de démence ne compte que pour 10 pour cent des cas[21].

La maladie d'Alzheimer. Il s'agit de la forme de démence la plus courante. C'est une maladie progressive dont les symptômes se développent en général de manière graduelle avant de s'intensifier et de devenir graves. Dans les derniers stades de cette maladie, une personne peut avoir du mal à s'acquitter de ses tâches quotidiennes, à penser clairement, à contrôler ses mouvements et à vivre de manière autonome. La maladie d'Alzheimer compte pour 60 à 80 pour cent des cas de démence, affecte un Américain sur neuf âgé de soixante-cinq ans ou plus et constitue la sixième cause de décès aux États-Unis. Près de six millions de personnes vivent avec cette maladie. Lorsqu'une personne présente des signes d'alzheimer et d'autres types de démence, on parle de démence mixte[22].

Perte de mémoire, TLC et démence (maladie d'Alzheimer)

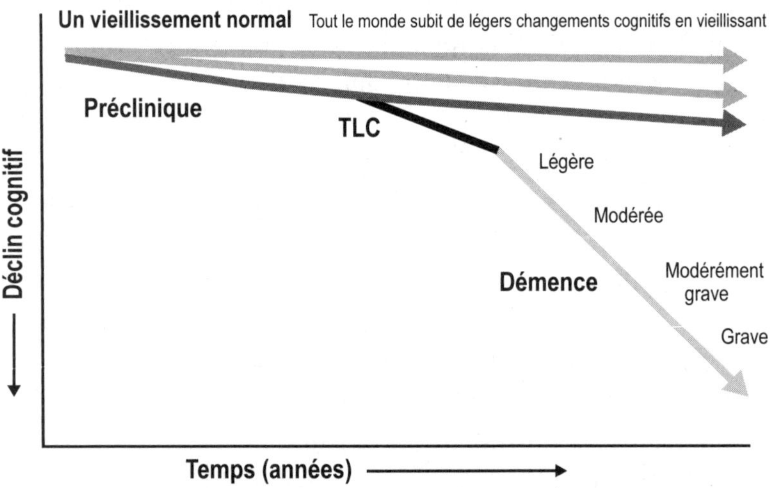

L'évolution d'une démence grave

NORMAL PAR RAPPORT À ANORMAL

Vous avez oublié quel jour nous étions à votre réveil ce matin. Est-ce normal ou le signe d'un ennui sérieux ? Vous ne vous souvenez plus de votre numéro de téléphone d'il y a vingt ans ou du nom de votre entraîneur d'athlétisme au lycée. Est-ce typique ? Voici l'une des premières questions que les gens se posent lorsqu'ils oublient un détail apparemment basique ou ne se rappellent plus, lors de retrouvailles, le nom d'un camarade de classe perdu de vue depuis longtemps : est-ce normal ou s'agit-il des premiers stades d'un déclin cognitif ? En qualité de porte-parole de l'AARP, Mary A. Fischer explique six types de trous de mémoire normaux qui n'ont rien d'inquiétant. Ouf[23] !

La distraction. Où avez-vous mis vos clés ? Ou pourquoi êtes-vous entré dans la salle à manger ? Cela nous arrive à tous à l'occasion, et nous pouvons attribuer cela à un simple manque d'attention ou de concentration. Il est normal d'oublier le chemin pour se rendre là où l'on n'est pas allé depuis un certain temps. Par contre, si vous finissez de faire vos emplettes à votre épicerie habituelle et que vous ne vous rappelez plus comment rentrer à la maison, cela pourrait révéler un problème plus grave que la distraction. Dans leur ouvrage majeur, *The Memory Book*, Harry Lorayne et Jerry Lucas décrivent avec éloquence l'important processus qu'ils appellent « la prise de conscience originelle[24] ». Ils emploient l'expression simplement pour désigner « la première fois » – comme la première fois que vous voyez ou faites quelque chose que vous désirez vous rappeler. Lorsque vous déposez vos clés sur une table, vous devez en avoir une conscience originelle pour vous souvenir de les y avoir mises. Vous devez observer activement ce que vous êtes en train de faire. En réalité, l'observation est essentielle à la conscience originelle, et ce n'est pas la même chose que le simple fait de « voir ». Il existe une différence entre ce que nos yeux « voient » et ce que notre esprit « observe ». Si vous êtes distrait lorsque vous réalisez une action, il ne peut y avoir d'observation ; surtout, il ne peut y avoir de conscience de l'action (apprentissage) ni de création subséquente du souvenir.

Le blocage. Il s'agit du fait classique, mais frustrant, de ne pas parvenir à se rappeler quelque chose que l'on sait avoir en mémoire. Vous savez ce que vous essayez de dire, mais cela ne vous vient pas. Le blocage résulte en général de la perturbation que causent plusieurs souvenirs similaires. De multiples études ont démontré que les participants plus âgés activent souvent plus de régions du cerveau afin d'effectuer une tâche de mémoire que ne le font les participants plus jeunes[25]. C'est comme si votre bouton de remémoration se coinçait de temps à autre.

L'embrouillage. Il vous est déjà arrivé de confondre des détails, mais en vous rappelant la majeure partie d'un événement ou d'autres éléments d'information, sauf que ces petits détails s'embrouillent dans votre esprit. Par exemple : une bonne amie vous dit qu'elle suit un cours d'écriture pour achever son roman. Plus tard, vous vous rappelez correctement cette information, mais vous croyez que votre amie vous l'a communiquée en personne alors qu'elle l'a fait au téléphone. C'est probablement attribuable à un pépin survenu dans l'hippocampe. Celui-ci a mal enregistré l'heure et l'endroit de ces faits.

L'effacement. Le cerveau ne cesse d'éliminer de plus vieux souvenirs pour faire de la place à de nouveaux. Les souvenirs qui ne sont pas souvent évoqués commencent à s'effacer du fait qu'on ne les ravive pas. C'est ce qui explique qu'il est relativement plus facile de se rappeler en détail ce que l'on a fait récemment que ce que l'on a fait il y a de nombreuses années. Cette caractéristique fondamentale des souvenirs (se les remémorer sous peine de les oublier) porte le nom de caractère éphémère et est normale à tout âge.

Une remémoration difficile. Ce problème est semblable à la distraction. Vous rencontrez une personne pour la première fois, et quelques secondes plus tard, vous n'arrivez pas à vous rappeler son nom. Ou vous avez vu un superbe film, mais lorsque vous en parlez à un ami le lendemain, vous en avez complètement oublié le titre ou le nom de l'acteur principal. Le vieillissement modifie la force des connexions entre les neurones, et les nouvelles informations risquent d'en supprimer d'autres de la mémoire à court terme, à moins de se les répéter souvent. Voilà pourquoi le fait de veiller à retenir le nom d'une personne dès vos présentations et à l'associer à quelque chose de particulier ou qui vous est bien connu vous aidera à éviter ce pépin mnémonique.

Le multitâche confus. À un moment donné, le nombre de choses que vous pourrez bien effectuer en même temps diminuera. Il se pourrait que vous ne puissiez plus écrire un courriel tout en regardant la télé. Des études ont démontré que plus on vieillit, plus le cerveau doit forcer pour rester concentré, et il lui faut plus de temps pour revenir à une tâche après une interruption. Nous verrons au chapitre 6 en quoi le renoncement au multitâche peut s'avérer bénéfique pour le cerveau.

REPENSER LE DÉCLIN COGNITIF

Diagnostique-t-on la maladie d'Alzheimer à outrance ? Cette question incite à réfléchir et peut mener à une idée étonnamment encourageante. Étant donné qu'il n'existe pas de moyen déterminé de diagnostiquer la maladie d'Alzheimer, contrairement au diabète et à une maladie cardiaque, il est possible de coller cette étiquette à des gens trop rapidement. Chez certaines personnes, il est possible d'inverser le déclin cognitif du fait qu'elles n'ont jamais souffert d'alzheimer pour commencer. C'est d'ailleurs un point que le Dr Majid Fotuhi a soulevé lors d'une discussion animée que j'ai eue avec lui, et sa perspective vaut la peine qu'on la considère.

Le Dr Fotuhi est un neurologue et neuroscientifique ayant à son actif plus de vingt-cinq années d'expérience en recherche et en essais cliniques aux écoles de médecine de la Johns Hopkins University et d'Harvard dans le domaine de la mémoire, du vieillissement et de la rééducation cérébrale. Aujourd'hui, il traite des patients atteints d'un vaste éventail de problèmes neurologiques complexes, allant des troubles cognitifs au syndrome post-commotionnel, aux vertiges, aux migraines chroniques et aux troubles déficitaires de l'attention. Il rapporte avoir obtenu des résultats remarquables en soumettant des patients à ses protocoles multidisciplinaires personnalisés. D'après lui, un programme de mise en forme cérébrale exhaustif doit être axé sur des stratégies de mode de vie permettant de modifier des facteurs de risque comme les troubles vasculaires, les carences vitaminiques, l'obésité, le diabète, la dépression, l'anxiété, l'apnée du sommeil et la sédentarité. Dans ses propres recherches, il a documenté d'énormes améliorations chez des patients que l'avenir de leur cerveau désespérait. Il leur a toutefois prouvé qu'ils avaient tort, en laissant leurs résultats parler d'eux-mêmes. Il a même documenté une croissance substantielle du volume de l'hippocampe, ce centre de la mémoire des plus importants, quelques semaines à peine après le début d'un programme d'intervention.

Les exercices que je vous suggère d'effectuer à la maison ne manqueront certainement pas de correspondre à certains des protocoles qu'il offre aux cadres supérieurs dans tout le pays qui ont accès à ses soins exclusifs. À ce sujet, voici ce que dit le Dr Fotuhi : « Je veux modifier le discours. » En se concentrant sur la croissance et la réparation du cerveau plutôt que sur un problème médical dont le diagnostic est sans appel, il espère que plus de gens se sentiront inspirés par la possibilité de se bâtir un meilleur cerveau dès maintenant. Il va même jusqu'à suggérer que nous nous débarrassions du terme apocalyptique de *maladie d'Alzheimer* au profit d'une nouvelle terminologie qui emploierait simplement des mots comme *trouble cognitif léger*, *modéré* ou *grave*. À l'instar de bon nombre d'autres chercheurs avec qui je me suis entretenu au cours de l'écriture de mon livre, le Dr Fotuhi critique l'hypothèse de la cascade amyloïde comme fondement de tout diagnostic de la maladie d'Alzheimer. Dans son article de 2009 paru dans *Nature Review*, il a proposé une théorie alternative, l'hypothèse du polygone dynamique[26].

Voici comment il l'explique : « Les facteurs de risque multiples – et les facteurs de protection – interagissent soit pour nous aider à conserver notre acuité d'esprit en vieillissant, soit pour contribuer à un déclin rapide de nos capacités. Je continue de croire qu'il est naïf de considérer l'amyloïde comme l'unique responsable d'un déclin – à rapidité variable et accompagné de nombreuses manifestations cliniques différentes – qui se produit chez la majorité des gens rendus à un âge avancé. L'amyloïde est la seule coupable seulement chez les patients au début de la maladie d'Alzheimer – ce qui diffère considérablement de la maladie d'Alzheimer en fin de vie.» N'oubliez pas ceci: beaucoup de patients chez qui l'on a diagnostiqué un déclin cognitif pourraient en réalité ne souffrir ni de cascade amyloïde ni d'alzheimer.

CONCENTREZ-VOUS SUR VOTRE CERVEAU ET TOUT LE RESTE SUIVRA

Lorsque j'ai interviewé d'éminents spécialistes de la santé cérébrale parmi un vaste éventail de professionnels et de pionniers du domaine, une affirmation s'est distinguée de toutes les autres. Elle émanait du Dr Dan Johnston, un ancien lieutenant-colonel de l'armée américaine qui a travaillé comme médecin et chercheur du Pentagone à l'Iraq et qui a récemment cofondé BrainSpan, une entreprise-laboratoire qui développe des produits et des programmes visant à aider les gens à mesurer, à suivre et à améliorer leurs fonctions cérébrales. Son entreprise fournit ses produits surtout par l'intermédiaire de médecins.

Le moins qu'on puisse dire, c'est que le Dr Johnston cherche à optimiser la santé et le rendement du cerveau. Il s'est donné pour but de modifier notre perception de la santé en «commençant par le haut», comme il l'affirme. En ce qui concerne la santé, bon nombre d'entre nous pensent immédiatement en fonction du poids, du taux de cholestérol, des risques de cancer, du taux de glycémie et de la santé cardiaque, en oubliant le cerveau. Il semblerait que ces autres choses soient plus faciles à saisir, car le cerveau est encastré dans une structure osseuse et possède un aspect mystique. Le monde médical ne se penche généralement sur le cerveau que lorsqu'il est malade ou endommagé. Mais voici le point important à retenir: si l'on fait passer le cerveau en premier, le reste en matière de santé tombe en place. Tout commence par le cerveau. N'oubliez pas qu'il fait de vous qui vous êtes. Il est vrai que votre cœur bat, mais c'est votre cerveau en définitive qui vous fait vibrer et qui détermine votre qualité de vie. Sans cerveau sain, vous ne pouvez même pas prendre de saines décisions. Et le cerveau sain s'accompagne non seulement d'un corps sain, d'un poids santé, d'un cœur robuste et ainsi de suite, mais aussi d'une plus grande assurance, d'un avenir financier plus enviable grâce à des décisions plus éclairées, de meilleures relations, plus d'amour dans la vie et un plus grand sentiment de bonheur en général.

Les chapitres à venir mettront le cerveau à l'avant-plan. Si vous vous inquiétez d'autre chose – peut-être de vos dix kilos excédentaires, de vos maux et de vos douleurs ici et là, de votre insomnie et de vos maux de tête chroniques –, mettez-vous au défi d'accorder la priorité à votre santé cérébrale et voyez ce qui arrivera.

CHAPITRE 3

Douze mythes destructeurs et les cinq piliers de la santé cérébrale

Dans l'ensemble, le cerveau humain est l'objet le plus complexe connu dans l'univers – connu, c'est-à-dire par lui-même.
—Edward O. Wilson

En tant que neurochirurgien, je connais très bien le sens de ma vie. Les patients arrivent à l'hôpital dans une situation précaire, et ils mettent toute leur foi en moi. Voilà une responsabilité de taille ! Même si j'exerce ma profession depuis près de vingt ans, je suis encore ravi de m'entretenir avec une famille après une opération réussie – qu'il se soit agi de retirer une tumeur, de stopper un épanchement sanguin survenu à la suite d'un traumatisme ou de réparer une colonne vertébrale fracturée. Je gagne toutefois aussi ma vie en mettant mon expertise au service du journalisme pour couvrir des événements dignes d'intérêt, depuis le centre de l'action. Et lorsque le monde de la médecine et celui des médias convergent, le résultat peut s'avérer spectaculaire.

Au printemps 2003, j'ai passé plusieurs semaines en Iraq auprès d'un groupe de médecins connu comme les Devil Docs, des médecins militaires qui contribuaient à soutenir les marines. Nous avons passé ensemble d'innombrables journées à parcourir le désert, à prendre soin de patients en piteux état. Nous avons appris à bien nous connaître les uns les autres dans des circonstances particulières et terribles. Un jour, des Devil Docs ont couru vers moi pour me demander de leur servir de chirurgien plutôt que de journaliste. Un jeune lieutenant s'était fait atteindre d'une balle derrière la tête et on le croyait mortellement blessé, mais lorsqu'on avait ramené son corps au camp des Devil Docs, on avait senti un pouls. Il était vivant, mais on devait rapidement l'opérer. Le temps était compté et j'étais le seul neurochirurgien de la région, si bien qu'ils voulaient que je leur vienne en aide. J'ai donc fait transporter le lieutenant de toute urgence dans le bloc opératoire de fortune, où j'ai constaté qu'il fallait pratiquer une craniectomie – retirer une partie de son crâne pour soulager la pression qui s'exerçait sur son cerveau et drainer le sang qui s'y était accumulé. N'ayant pas les instruments appropriés dans cette tente poussiéreuse, j'ai pris la mèche d'une perceuse Black & Decker et je l'ai stérilisée. J'ai mis un gant stérile sur la perceuse, et je m'en suis servi pour ouvrir le crâne du lieutenant et dégager de l'espace pour son cerveau enflé. Puis j'ai coupé les couches extérieures du cerveau, j'ai trouvé le caillot et la balle, que j'ai ensuite soigneusement retirés. Il me restait encore à couvrir son cerveau d'une matière stérile, sans quoi le lieutenant aurait risqué de développer une méningite, peut-être même une encéphalite, à laquelle il aurait eu peu de chances de survivre. J'ai alors ouvert un sac pour perfusion intraveineuse, et je me suis servi de l'intérieur pour recréer la couche externe de son cerveau, car c'était la seule chose véritablement stérile dans cette tente poussiéreuse.

Par la suite, je lui ai bandé la tête et on l'a évacué vers le Koweït en hélicoptère Black Hawk. Je n'étais certain ni de le revoir un jour ni même qu'il survivrait. Quelques mois plus tard, un médecin m'a téléphoné de San Diego pour me donner des nouvelles du jeune lieutenant, Jesus Vidana. Ce dernier était vivant et allait bien, m'a-t-il informé. Je lui ai rendu visite peu après, et je l'ai prié d'être mon invité lors du discours que je prononcerais au moment de la remise des diplômes de la Keck School of Medicine de l'University of Southern California. Il a alors reçu une longue ovation, et j'ai encore des frissons au souvenir de son visage radieux, de l'avoir vu tout beau et en bonne santé. Le fait de lui avoir permis de survivre en pareilles conditions, compte tenu de la gravité de ses blessures, a constitué l'une des expériences les plus électrisantes de ma vie. Je me plais à dire à la blague que je n'oublierai jamais d'avoir opéré Jésus au beau milieu du désert !

Je vous raconte cette histoire parce qu'elle met en lumière ce qui peut se produire quand un cerveau – contre toute attente – survit à un traumatisme. Il est plus résilient et capable de se rétablir qu'on le pense. On peut donc agir de manière à inverser le cours d'un problème cérébral inévitable même en situation défavorable. Mon exemple est extrême, mais ne l'oubliez pas en poursuivant votre lecture et en découvrant les moyens dont vous disposez pour transformer votre situation en vue de diminuer les risques de souffrir d'un problème cérébral ou, pire encore, d'en mourir.

LA VILAINE DOUZAINE

Vous avez déjà acquis beaucoup de sages connaissances au sujet du cerveau au fil des chapitres précédents. Je parie cependant que vous pourriez encore vous méprendre sur quelques faits lorsqu'il s'agit de répondre à des questions portant sur ce dont il est capable et la manière dont il change tout au long de la vie. Rappelez-vous que je tiens à ce que vous sachiez le pourquoi et le comment en matière de santé cérébrale. Ajoutons à vos connaissances pratiques en déboulonnant les douze mythes les plus répandus au sujet d'un cerveau vieillissant. Cela vous aidera en définitive à comprendre ce que vous pouvez faire pour amener votre cerveau à rajeunir et à prolonger sa santé. J'appelle ces mythes la Vilaine Douzaine.

Mythe n° 1 : Le cerveau demeure un mystère impénétrable.

J'entretiens une relation amour-haine avec ce mythe. Je le déteste parce qu'il est erroné, mais je l'aime parce qu'il me permet de corriger les idées fausses des gens et de leur donner de l'espoir. Bien que l'on en ait encore beaucoup à apprendre, des chercheurs nous ont récemment fait franchir de grands pas dans notre compréhension du cerveau. Nous en savons plus au sujet des liens existants entre différentes régions du cerveau et leur correspondance avec notre façon de penser, de bouger et de ressentir les choses. Nous sommes mieux en mesure d'identifier sur le plan anatomique les régions du cerveau qui sont responsables de la dépression, du trouble obsessionnel-compulsif et des dépendances. Par ailleurs, nous pouvons mieux réadapter le cerveau ayant subi une lésion ou un AVC. Le domaine des neurosciences abonde presque continuellement en nouvelles percées exaltantes, parmi lesquelles j'en souligne un grand nombre dans la deuxième partie de ce livre.

Mythe n° 2 : Les personnes âgées sont condamnées à devenir oublieuses.

Ce mythe comporte un brin de vérité ; certaines facultés cognitives déclinent effectivement à mesure que l'on vieillit, surtout si l'on n'emploie pas de stratégies pour améliorer son attention et s'aider à se remémorer les choses. S'il est vrai que vous aviez plus de facilité à apprendre une nouvelle langue ou à mémoriser une liste de mots pris au hasard lorsque vous étiez jeune, vous avez par contre de meilleures chances d'avoir un vocabulaire plus riche et de mieux juger du caractère des gens une fois devenu plus vieux. Vous réussiriez mieux des tests de communication sociale et de diplomatie portant sur la résolution d'un différend ou d'un conflit. L'autre bonne nouvelle en ce qui a trait au vieillissement, c'est la tendance développée avec le temps à mieux maîtriser ses émotions et gérer son stress, et à trouver un sens à sa vie.

Mythe n° 3 : La démence est une conséquence inévitable de la vieillesse.

Vous devriez maintenant être capable de déboulonner ce mythe par vous-même. La démence n'est pas une composante normale du vieillissement. Les changements généralement attribuables au vieillissement qui s'opèrent dans le cerveau ne sont pas les mêmes que ceux causés par la maladie. Il est possible de ralentir la progression des premiers et d'éviter les derniers.

Mythe n° 4 : Les personnes âgées ne peuvent pas apprendre de nouvelles choses.

On peut en apprendre à tout âge, surtout si l'on se prête à des activités stimulantes sur le plan cognitif comme le fait de rencontrer de nouvelles personnes et d'essayer de nouveaux passe-temps. Comme la mémoire est dynamique et le cerveau fabrique de nouveaux neurones (la neurogenèse), on peut continuer à changer les informations stockées dans son cerveau, développer ses aptitudes et connaître ses propres forces. Bien qu'il faille peut-être plus de temps à une personne âgée pour acquérir de nouvelles compétences, comme l'apprentissage d'une deuxième ou d'une troisième langue, cela ne veut pas dire qu'elle en est incapable. Il ne faut jamais dire jamais. Même les personnes chez qui l'on a diagnostiqué un déclin cognitif, y compris la maladie d'Alzheimer, peuvent encore apprendre de nouvelles choses.

Mythe n° 5 : Il faut maîtriser une langue avant d'en apprendre une autre.

Les jeunes enfants qui apprennent le français et une langue seconde en même temps ne confondront pas les deux, et même s'il se peut qu'ils mettent plus de temps à maîtriser les deux, ce n'est pas forcément une mauvaise chose. Comme les différentes régions du cerveau ne se battent pas entre elles, il ne s'y produit aucune interférence. Bien au contraire, les enfants bilingues connaissent mieux la structure générale du langage. L'une des raisons pour lesquelles les enfants semblent apprendre une nouvelle langue plus facilement que les adultes, c'est qu'ils sont moins intimidés.

Mythe n° 6 : La personne ayant reçu une formation mnémonique n'oublie jamais.

Dans la deuxième partie de mon livre, je présente un éventail d'idées formatrices pour acquérir ces compétences. Voici l'une d'elles : « On perd ce dont on ne se sert pas. » Elle s'applique à la formation mnémonique de la même manière qu'à l'entretien de la force d'un muscle ou de sa santé physique en général. Il s'agit d'une pratique continue à laquelle vous devrez vous soumettre, comme c'est le cas d'autres stratégies à long terme.

Mythe nº 7 : On n'utilise que 10 pour cent de son cerveau.

Qui n'a jamais entendu ce mythe ? Il court depuis des lustres et il laisse entendre que nous avons d'énormes réserves de pouvoirs mentaux inexploités. Mais gaspillons-nous véritablement 90 pour cent de notre cerveau ? Absolument pas. Ce serait ridicule d'un point de vue évolutionnaire. Le cerveau est un organe gourmand ; il exige beaucoup d'énergie pour son développement et pour son maintien à l'âge adulte. Il serait insensé d'être muni d'un tissu cérébral excédentaire (et soyons logique : si l'idée des 10 pour cent était vraie, les dommages au cerveau seraient certainement beaucoup moins inquiétants). Les expériences utilisant la tépographie ou l'imagerie par résonance magnétique fonctionnelle (IRMf) démontrent qu'une grande partie du cerveau s'active même durant l'accomplissement de tâches simples, et toute lésion aux petites régions du cerveau appelées « zones éloquentes » risque d'entraîner de graves conséquences dans le domaine du langage, de la motricité, des émotions ou des perceptions sensorielles.

Rappelez-vous que des autopsies du cerveau ont démontré que beaucoup de gens présentaient des signes de la maladie d'Alzheimer (comme des plaques amyloïdes parmi les neurones) même s'ils n'en présentaient aucun symptôme. Il se peut donc que l'on perde du tissu cérébral et que l'on fonctionne parfaitement malgré tout. Insistons toutefois sur la nécessité d'exercer son esprit au maximum. Or, les gens très motivés obtiennent des résultats plus élevés à leurs tests de QI, ce qui n'a rien de surprenant. Je considère le cerveau comme une petite ville. Les structures importantes comme les maisons et les commerces sont presque tout le temps utilisées, et elles représentent probablement de 10 à 20 pour cent de notre cerveau. Le reste, cependant, constitue les routes qui relient tous ces commerces et ces maisons. Sans ces routes, l'information ne pourrait pas se rendre là où elle doit aller. Ainsi, bien que ces routes ne soient pas continuellement empruntées, elles sont nécessaires.

Mythe n° 8: Les capacités d'apprentissage et l'intelligence des hommes et des femmes sont fonction des différences qui existent entre leurs cerveaux respectifs.

Selon une légende urbaine, le cerveau des hommes serait mieux adapté sur le plan biologique à l'apprentissage des maths et des sciences, tandis que celui des femmes serait plus empathique et intuitif. Certaines des recherches les plus mal conçues, les moins reproductibles et les plus biaisées de l'histoire des sciences prétendent fournir des explications biologiques relativement aux différences entre les sexes. Il va de soi que des différences entre le cerveau des hommes et celui des femmes donnent lieu à des variations dans les fonctions cérébrales, mais pas au point de prétendre que l'un soit mieux « équipé » que l'autre. Les scientifiques continuent d'étudier le cerveau pour mieux comprendre les différences importantes entre le cerveau des hommes et celui des femmes – des recherches émergent encore dans le domaine des neurosciences. Voici une autre façon d'y réfléchir de manière plus large: il se peut que chacun de nous soit câblé de façon unique, mais si son cerveau est en bonne santé, chacun a la capacité d'apprendre, de se rappeler les choses et de donner un sens au monde complexe qui l'entoure.

Il est toutefois à noter que la maladie d'Alzheimer frappe un nombre disproportionné de femmes comparativement aux hommes[1]. Les deux tiers des Américains souffrant d'alzheimer sont des femmes, et nous ne comprenons pas encore pourquoi ni les motifs des risques plus élevés. Ce n'est pas dû simplement à leur probabilité de vivre plus longtemps. Quelque élément de leur physiologie pourrait l'expliquer en partie. À l'heure actuelle, parmi les théories plausibles à l'étude, le nombre de grossesses qu'une femme a vécues serait un facteur[2]. La grossesse entraîne de nombreux changements biologiques allant des bouleversements hormonaux aux modifications des fonctions immunitaires; or, celles-ci auraient pu offrir une protection éventuelle contre la démence sans ces bouleversements. On n'a pas encore les réponses à ces questions, mais l'on continue à discuter de la thérapie hormonale comme d'un outil potentiel. On a démontré qu'elle pouvait nuire à la cognition dans certaines circonstances, mais potentiellement aider dans d'autres, selon l'âge auquel la femme commence à la suivre (au début de la cinquantaine ou entre soixante-cinq et soixante-dix-neuf ans, respectivement). Ce qui devient clair, c'est qu'il faut envisager une approche personnalisée. Différentes femmes réagissent différemment à la thérapie hormonale en fonction de leurs facteurs de risque individuels, comme le fait qu'elles soient diabétiques ou portent le gène associé à la maladie d'Alzheimer.

Les femmes ont l'avantage sur les hommes sur le plan verbal, ce qui pourrait constituer un facteur déterminant dans l'identification de tout problème cognitif. Des études démontrent que les femmes affichent de meilleurs résultats aux tests standards employés pour diagnostiquer les stades initiaux de la démence, même lorsque la tomodensitométrie (la scanographie) laisse entendre qu'elles sont au même stade de la maladie que les hommes[3]. En bref, les femmes peuvent dissimuler leurs symptômes d'alzheimer grâce à leurs aptitudes verbales supérieures, et donc ne sont pas diagnostiquées assez tôt. À des stades ultérieurs d'un problème cognitif, cet avantage disparaît. Il se pourrait que cette différence fondée sur le sexe explique que les femmes semblent décliner plus rapidement après la tombée de leur diagnostic – elles sont plus avancées dans la maladie que le test antérieur l'avait indiqué. Dans les cercles de chercheurs et les milieux cliniques, on demande maintenant que les seuils pour ces tests soient fixés selon le sexe. (J'aborderai ce sujet plus en détail avec Maria Shriver au chapitre 11.)

Mythe nº 9 : Un jeu de mots croisés chaque matin chasse le médecin.

Voici une autre légende urbaine : faire des mots croisés gardera votre cerveau en bonne santé. Malheureusement, les mots croisés n'activent qu'une région du cerveau, surtout sa capacité à trouver ses mots (aussi appelée fluence ou fluidité verbale). Ainsi, bien qu'ils puissent vous aider à exceller dans ce domaine, ils ne vous permettront pas forcément de conserver l'esprit alerte au sens général. Cela dit, il y a des avantages à opter pour des jeux de mots ou de chiffres, comme les sudokus. En 2019, une étude de suivi menée par l'école de médecine de l'University d'Exeter et le King's College de Londres a confirmé des résultats antérieurs : plus les participants s'adonnaient à ces jeux souvent, mieux ils accomplissaient des tâches sollicitant l'attention, le raisonnement et la mémoire[4]. Les chercheurs ont obtenu leurs résultats en analysant les données recueillies auprès de plus de dix-neuf mille personnes en bonne santé âgées d'au moins cinquante ans inscrites à la grande PROTECT Study. Cette dernière s'étale sur vingt-cinq ans et effectue chaque année un suivi des participants afin de voir comment leur cerveau vieillit et ce qui pourrait influencer leur risque de développer la démence plus tard dans la vie. Les chercheurs n'ont pas tardé à faire remarquer que les résultats recueillis n'indiquent pas de manière directe ni déterminante que le violon d'Ingres des mots croisés améliore les fonctions cérébrales ou aiguise l'acuité d'esprit. Ce que nous savons, c'est qu'un esprit actif entretenu peut contribuer à freiner le déclin des capacités de raisonnement et, dans le cas de certaines personnes, que je jeu de mots croisés pourrait aider. Chez d'autres personnes, ce ne sera peut-être pas le cas.

Mythe nº 10 : On pense surtout en fonction de l'hémisphère droit ou de l'hémisphère gauche de son cerveau.

Contrairement à ce que l'on a pu vous enseigner par le passé, les « deux hémisphères » de votre cerveau – le droit et le gauche – sont étroitement interdépendants. Il se peut que vous ayez déjà entendu dire que l'hémisphère droit ou gauche de votre cerveau est dominant – et que ceux qui favorisent le côté droit sont plus créatifs ou artistiques, et que ceux qui favorisent le côté gauche sont plus pratiques et logiques. La notion d'hémisphère droit et d'hémisphère gauche repose sur la découverte selon laquelle on reçoit et exprime le langage dans l'hémisphère gauche tandis que les capacités spatiales et l'expression d'émotions émanent de l'hémisphère droit. Les psychologues ont utilisé cette idée pour distinguer différents types de personnalité. La technique du scanner cérébral (tomodensitométrie) a cependant révélé que les deux hémisphères travaillent le plus souvent ensemble de manière étroite. Par exemple, on enseignait auparavant que le traitement du langage était le domaine seulement de l'hémisphère gauche, mais on comprend maintenant qu'il s'opère dans les deux hémisphères. Le gauche gère la grammaire et la prononciation, alors que le droit gère l'intonation, et le cerveau sollicite les deux côtés tant pour la lecture que pour les maths.

Mythe nº 11 : On n'a que cinq sens.

Vous pouvez probablement nommer les cinq sens : la vue, l'odorat, le goût, le toucher et l'ouïe. Il en existe toutefois d'autres portant le suffixe « -ception », qui signifie « prendre » ou « recevoir » en latin. Les six autres sens sont également traités dans le cerveau et nous fournissent plus de données relatives au monde extérieur :

- La proprioception : nous permet de percevoir où sont nos membres et ce qu'ils font.
- L'équilibrioception : nous permet de garder l'équilibre, et est autrement connue comme notre GPS interne. Elle nous indique si nous sommes assis, debout ou couchés. Elle se situe dans l'oreille interne (ce qui explique qu'un problème d'oreille interne puisse causer des vertiges).
- La nociception : nous permet de ressentir la douleur.
- La thermoception : nous permet de ressentir la température.
- La chronoception : nous permet d'évaluer le passage du temps.
- L'intéroception : nous permet d'avoir connaissance de nos besoins, comme la faim, la soif, la nécessité d'aller aux toilettes.

Mythe nº 12 : On naît avec toutes les cellules cérébrales que l'on puisse avoir, le cerveau est programmé pour toujours et les lésions cérébrales sont forcément permanentes.

Si vous trouvez que la tête d'un nouveau-né a l'air proportionnellement plus grosse par rapport au reste de son corps que ne l'est la tête d'un adulte, vous avez raison. Cela est dû au déséquilibre entre le développement du cerveau et celui du reste du corps au cours de la grossesse. Le cerveau du fœtus est proportionnellement beaucoup plus large que celui d'un adulte par rapport au reste de son corps. Le cerveau du nouveau-né triple sa taille au cours de sa première année de vie ; par la suite, son taux de croissance physique ralentit à mesure qu'il en apprend et qu'il en intègre plus dans son cerveau pesant environ 1,5 kg. Ce qui continue de se développer, permettant à cet organe formidable de traiter de plus en plus d'informations, c'est la complexité des réseaux neuronaux à mesure qu'ils passent par un processus d'élagage de certaines synapses non utilisées afin de faire de la place à de nouvelles. Cela aide à expliquer pourquoi la taille du cerveau ne correspond pas nécessairement à l'intelligence. Comme le cerveau atteint la moitié de sa taille adulte à l'âge de neuf mois et près des trois quarts à l'âge de deux ans, la tête d'un bébé doit être grosse et croître rapidement pour accommoder le reste de la croissance du corps. En moyenne, le cerveau atteint sa taille maximale chez les filles vers onze ans et demi et chez les garçons vers quatorze ans et demi, mais rappelons-nous que le cerveau n'atteindra sa pleine maturité du point de vue de son développement interne et de ses fonctions d'exécution que vers vingt-cinq ans.

Vous savez déjà qu'en tant qu'adulte, le fait d'intégrer plus d'informations dans votre cerveau n'en accroît pas la taille (imaginez à quoi les gens ressembleraient si la taille de leur cerveau augmentait avec l'assimilation de nouvelles informations !). Par contre, ce qui croît, c'est le nombre de neurones – les cellules nerveuses – et la complexité de leur réseau au fil d'un élagage et d'une « croissance » continus et actifs. Bien que les gènes jouent sans doute un rôle dans le déclin des synapses, l'une des recherches récentes parmi les plus étonnantes a mis en lumière la valeur de l'expérience – la façon dont l'environnement peut considérablement influencer le processus d'élagage. Il s'agit du phénomène inné-acquis en action. Les synapses que l'expérience « exerce » se fortifient, alors que les autres s'affaiblissent et finissent par se faire éliminer.

Comme je l'ai déjà mentionné, on croyait auparavant que l'on naissait avec un nombre limité de neurones pour la vie. Si l'on en endommageait un, on ne pouvait le remplacer. De même, beaucoup de scientifiques croyaient que le cerveau était irréparable une fois endommagé. Nous pensons maintenant différemment. Le cerveau reste plastique toute la vie et peut se reprogrammer en fonction des expériences de vie. En de bonnes circonstances, il peut aussi générer de nouvelles cellules cérébrales. Prenons l'exemple des aveugles, dont les régions du cerveau qui traitent normalement la vue peuvent plutôt se consacrer à leur obtention d'une ouïe exceptionnelle. La personne qui met en pratique une nouvelle compétence, comme apprendre à jouer du violon, « reprogramme » des parties de son cerveau responsables de la motricité fine. Les gens qui ont subi une lésion cérébrale peuvent solliciter d'autres régions de leur cerveau pour compenser le tissu cérébral perdu ou endommagé. L'intelligence n'est pas fixe non plus.

La neurogenèse a été prouvée depuis longtemps chez divers animaux, mais ce n'est que dans les années 1990 que les chercheurs ont commencé à se concentrer exclusivement sur la démonstration de la naissance de nouvelles cellules cérébrales chez les humains. Pour terminer, en 1998, le neurologue suédois Peter Eriksson a été parmi les premiers à publier un rapport maintenant très souvent cité documentant le fait que, dans notre cerveau – dans l'hippocampe –, se trouve un réservoir de cellules souches neurales qui se reconstituent sans cesse et qui peuvent se transformer en neurones[5]. Nous nous développons tous, du moins certaines régions de notre cerveau, et cela, tout au long de notre vie. Nous sommes également dotés de la technologie interne nous permettant de reprogrammer et de refaçonner notre cerveau. Cela a d'ailleurs conduit à l'essor du nouveau domaine d'études appelé la neuroplasticité, à savoir la capacité du cerveau de former et de réorganiser de nouvelles connexions synaptiques. La plasticité du cerveau a été documentée pour la première fois il y a plus d'un siècle dans le livre de William James publié en 1890 intitulé *The Principles of Psychology* [une brique de mille pages dont une version abrégée voyait le jour en 1892, *Précis de psychologie*]. Ce psychologue d'Harvard y a écrit : « La matière organique, surtout le tissu nerveux, semble avoir un degré de plasticité des plus extraordinaires. » Mais ce n'est que de mon vivant que l'on a commencé à mesurer et à visualiser ce phénomène à l'aide de la technologie. Et grâce à des outils comme l'IRMf, on peut voir le cerveau changer en réaction à certains stimuli. On peut aussi voir des parties non utilisées du cerveau se faire élaguer. Le cerveau se façonne et se refaçonne de manière constante et dynamique en réponse à des expériences, à un apprentissage et même à une lésion. Qui plus est, ce sur quoi vous choisissez de centrer votre attention reprogramme votre cerveau selon une perspective structurelle et fonctionnelle.

Une révolution en neurosciences et dans notre perception du cerveau a eu lieu du fait que la neurogenèse se produit tout au long de la vie et que, de plus, nous pouvons modifier les circuits de notre cerveau grâce à la neuroplasticité. Ce nouveau savoir a donné de l'espoir à ceux qui cherchent des indices menant au ralentissement, à l'inversion ou même au freinage et à la guérison d'une maladie cérébrale progressive. Si nous sommes capables de régénérer les cellules cérébrales et de refaçonner les connexions, imaginez ce que cela apporte à l'étude des troubles neurodégénératifs. J'en déduis que des traitements novateurs sont en cours de développement. Certains ont déjà transformé la vie de gens ayant subi une grave lésion cérébrale ou étant atteints d'une maladie cérébrale invalidante. Pour connaître des histoires vraies qui prouvent à quel point le cerveau humain est malléable, il suffit de lire le livre de Sharon Begley intitulé *Entraîner votre esprit, transformer votre cerveau*[6]. Le Dr Norman Doidge rapporte des histoires similaires dans ses livres qui expliquent que le cerveau se transforme de lui-même. Si les victimes d'un AVC dévastateur peuvent réapprendre à parler et les types nés avec un cerveau partiel ou ayant perdu une grande partie de leur tissu cérébral à cause d'une maladie ou d'une ablation peuvent stimuler la reprogrammation de leur cerveau de sorte qu'il fonctionne, pensez aux possibilités qui s'offrent à ceux d'entre nous qui espèrent seulement préserver leurs facultés mentales en vieillissant. Même les gens chez qui l'on a retiré tout un hémisphère durant leur enfance afin de traiter un problème neurologique comme une épilepsie rebelle ou le cancer du cerveau peuvent bien fonctionner durant leur vie d'adulte. Leur cerveau se réorganise et divers réseaux neuronaux prennent la relève.

Si vous vous demandez comment le cerveau fait «croître» de nouveaux neurones, sachez que c'est surtout grâce au facteur neurotrophique dérivé du cerveau (BDNF), une protéine codée dans un gène situé sur le chromosome 11. Le Dr John Ratey, un neuropsychiatre d'Harvard qui a beaucoup écrit au sujet du lien entre la bonne condition physique et la santé cérébrale, qualifie le BDNF d'«engrais miracle pour le cerveau[7]». En plus de stimuler la neurogenèse, le BDNF contribue à protéger les neurones existants et à favoriser la formation de synapses – la connexion entre neurones. Un fait intéressant: des études ont démontré une diminution des taux de BDNF chez les patients atteints de la maladie d'Alzheimer. Il n'y a donc rien d'étonnant à ce que des scientifiques cherchent actuellement des moyens d'élever le taux de BDNF dans le cerveau par la pratique d'habitudes de vie fondamentales. Parmi leur liste de stratégies qu'ils vont produire se trouvent l'exercice, un sommeil réparateur, la réduction du stress et une exposition saine au soleil.

Il importe de noter que la plasticité du cerveau va dans les deux sens. Autrement dit, il est presque aussi facile de faire des changements qui nuisent à la mémoire ainsi qu'aux capacités physiques et mentales que de les améliorer. J'aime la façon dont le Dr Michael Merzenich, un pionnier visionnaire dans la recherche sur la plasticité du cerveau et professeur émérite de l'université de Californie à San Francisco (UCSF), présente les choses: «Les gens âgés sont passés maîtres dans l'art de modifier, en pire, la plasticité de leur cerveau[8].» Par vos comportements, vous pouvez améliorer ou entraver le fonctionnement de votre cerveau et votre mode de pensée. Les mauvaises habitudes créent des chemins neuraux qui les renforcent. La *plasticité négative*, par exemple, produit des changements dans les connexions neurales susceptibles d'être néfastes. Les pensées négatives et les inquiétudes constantes risquent de favoriser des changements cérébraux associés à la dépression et à l'anxiété. Les états psychologiques constants, ce sur quoi on concentre son attention, ce que l'on vit et la façon dont on répond aux situations, deviennent concrètement des traits neurologiques. On reprend souvent la citation suivante du Dr Merzenich: «Les modèles d'attention peuvent altérer l'activité neuronale dans les régions sensorielles. L'expérience jumelée à l'attention mène à des changements physiques dans la structure et le fonctionnement du système nerveux. Cela nous laisse avec un fait physiologique clair [...] nous choisissons et sculptons moment par moment la façon dont fonctionnera notre esprit en constante évolution. Dans un sens très réel, nous choisissons qui nous serons dans le prochain instant, et nos choix prennent une forme physique dans notre être matériel[9]. »

Les secrets de ceux qui vieillissent merveilleusement bien

Même si ce serait formidable d'avoir le cerveau d'une personne qui vieillit merveilleusement bien, à savoir qui a la capacité inouïe de garder son cerveau jeune malgré un âge avancé, la plupart d'entre nous n'ont pas remporté le gros lot génétique. Une petite élite devient au moins octogénaire en ayant la mémoire aussi bonne que des individus de vingt à trente ans plus jeunes. Cette élite ne présente aucune atrophie attribuable au vieillissement des réseaux cérébraux reliés aux facultés mnémoniques[10]. Et leur cortex externe – le siège de la mémoire, de l'attention et d'autres aptitudes à la réflexion – est remarquablement semblable à celui des quinquagénaires. Les scientifiques tentent de découvrir leurs secrets pour faire de nous tous des gens qui vieillissent merveilleusement bien, et ils sont en train d'apprendre que ces gens ne le doivent pas forcément en entier à leur génétique. La science atteste de plus en plus que nous pouvons exercer une énorme incidence sur le sort de notre cerveau par de simples choix de vie. Les gens qui vieillissent bien n'agissent tout simplement pas en personnes âgées. Ces personnes gardent le cœur jeune, même si leur corps n'a plus vingt ans.

COMMENT GARDER L'ESPRIT ALERTE

La deuxième partie du présent livre couvre les cinq piliers de la santé cérébrale. Ils vous révéleront comment guider votre esprit dans la bonne direction. Vous acquerrez une excellente compréhension de la science qui sous-tend ces piliers. Et je montrerai aux gens prêts à relever le défi comment faire un peu plus pour optimiser réellement leur cerveau. Les stratégies que je suggère ne conviendront pas forcément à tout le monde, mais je crois avoir quelque chose à offrir à tous. Je procurerai même un programme à ceux qui ont besoin d'obtenir des directives précises. (J'en entends déjà me demander: *Je vous en prie, dites-moi exactement ce que je dois et ne dois pas faire*.) Pour terminer, je transmettrai des astuces additionnelles à ceux qui cherchent à améliorer leur productivité, à faire le meilleur emploi possible de leur temps (comme gagner toute une heure *supplémentaire* par jour) et à perdre de mauvaises habitudes tout en s'en créant de bonnes. Voici le cœur de cette leçon: façonner une vie meilleure au moyen d'un esprit plus alerte.

Pour amorcer le débat, voici les cinq piliers de la santé cérébrale: Mouvement, Découverte, Relaxation, Alimentation, Connexion. L'AARP a été la première à décrire ces cinq piliers en se basant sur les preuves scientifiques qui ont démontré que ces actions sont essentielles à la promotion de bonnes fonctions cognitives durant toute sa vie. Je vous les recommande pour que vous gardiez l'esprit alerte sans égard à votre âge. Sans ordre d'importance, je les explicite:

Le mouvement. Cela ne devrait surprendre personne. L'exercice, tant aérobique que non aérobique (musculation), n'est pas bon uniquement pour le corps; il est encore meilleur pour le cerveau. Chaque jour, avant de m'asseoir pour travailler sur mon livre, je prends soin de faire une activité physique: une balade à vélo, des pompes, de la nage ou de la course à pied. Si je commence à traîner la patte dans mon écriture ou si je me sens à court d'idées, je bouge mon corps afin de stimuler mon esprit. En fait, l'effort physique est jusqu'ici la seule chose que nous avons documentée scientifiquement qui permette d'améliorer la santé du cerveau et les fonctions cérébrales. Bien que l'on puisse établir un lien entre une saine alimentation et un cerveau en meilleure santé, le lien entre la bonne forme physique et la bonne forme cérébrale est clair, direct et considérable. Le fait de bouger peut tonifier le cerveau en contribuant à augmenter, à réparer et à entretenir les cellules cérébrales, ce qui rend plus productif et plus alerte tout au long de la journée. Il existe un résultat que l'on peut presque mesurer immédiatement, tellement la corrélation est forte. J'ai toujours suivi le conseil de mon ami Matthew McConaughey, acteur et amateur de condition physique : « Bouge assez pour transpirer tous les jours. »

La découverte. Une étude menée en 2014 à l'université du Texas à Dallas nous dit que le fait d'adopter un nouveau passe-temps, comme la peinture ou la photographie numérique, ou même l'apprentissage d'un nouveau logiciel ou d'une nouvelle langue, peut vivifier le cerveau[11]. Il peut même s'agir d'une nouvelle activité comme regarder un film en 3D, vous joindre à un nouveau club ou utiliser votre main non dominante pour vous brosser les dents. Dans le cadre de cet élément, je couvrirai les bienfaits et les pièges des exercices d'entraînement cérébral, ainsi que la façon de découvrir la pleine capacité de votre cerveau au moyen de stratégies permettant d'améliorer l'attention et la concentration. Je vous demanderai alors : « Connaissez-vous bien le sens de votre vie ? » Cela fera partie de l'équation.

La relaxation. La relaxation ne profite pas uniquement au corps ; votre cerveau a besoin lui aussi de se détendre. Beaucoup d'études bien conçues, dont nous en explorerons certaines au chapitre 6, démontrent encore et toujours qu'un mauvais sommeil peut altérer la mémoire et qu'un stress chronique peut nuire à notre capacité d'apprentissage et d'adaptation à de nouvelles situations. Selon un groupe de chercheurs du MIT, un facteur aussi courant (et stressant) que le multitâche peut ralentir notre réflexion[12]. Le stress est particulièrement nocif. Je vais vous aider à trouver des moyens de vous détendre, sans vous imposer de méditer (bien que vous ne perdiez rien en vous y essayant ; *voir le chapitre 6*). Cela implique de vous livrer à des activités permettant de réduire votre stress et de veiller à vous accorder un sommeil réparateur toutes les nuits.

L'alimentation. Le lien entre l'alimentation et la santé cérébrale a longtemps été anecdotique. Nous avons toutefois maintenant la preuve que la consommation de certains aliments (tels les poissons d'eau froide, les grains entiers, l'huile d'olive extra vierge, les noix et les graines, les fruits et les légumes à haute teneur en fibres) et la restriction d'autres aliments (riches en sucre, en graisses saturées et en acides gras trans) peuvent freiner le déclin mnémonique et cognitif, protéger le cerveau contre les maladies et maximiser son rendement. Il est plus important que jamais de bien nous alimenter, maintenant que nous savons que notre régime alimentaire peut affecter notre santé cérébrale (et notre santé en général). Ces commentaires s'étendent également à la santé de nos partenaires microbiens. Le microbiote intestinal humain – les billions de bactéries qui s'établissent dans nos intestins – joue un grand rôle dans la santé et le fonctionnement de notre cerveau. Par ailleurs, ce que nous mangeons contribue tant à la physiologie du microbiote de nos intestins qu'à la santé de notre cerveau.

La connexion. Si les mots croisés méritent un B- pour leur capacité à améliorer les fonctions cérébrales, qu'est-ce qui vaut un A ? La socialisation. En personne et en face à face. Une étude menée en 2015, parmi tant d'autres, nous indique que le fait d'avoir un réseau social diversifié peut améliorer la plasticité de notre cerveau et contribuer à préserver nos capacités cognitives[13]. L'interaction non seulement réduit notre stress et renforce notre système immunitaire, mais réduit nos risques de déclin cognitif.

Apprêtez-vous à réinventer votre mode de vie. Je vous rendrai les choses faisables et pratiques. Votre cerveau – non, tout votre corps – y prendra goût.

DEUXIÈME PARTIE

PLEINS FEUX SUR LE CERVEAU !

COMMENT NE PAS PERDRE LA TÊTE

La prévention constitue l'antidote le plus puissant contre la maladie, et c'est vrai surtout des maladies dégénératives comme celles du cerveau et du système nerveux. Chose terrible, la moitié des adultes ignorent pourtant quels sont les facteurs de risque de démence, ce qui la rend encore plus mal comprise et effrayante. On ne peut prévenir ce que l'on ne comprend pas et que l'on ne peut pas « voir ».

L'âge avancé est le plus grand facteur de risque connu en ce qui a trait à la démence et à la maladie d'Alzheimer, et personne ne peut nous enseigner à ralentir le vieillissement – du moins pas encore. Ce que nous savons, c'est que l'incidence de la maladie d'Alzheimer ou de la démence vasculaire s'accroît de manière exponentielle après soixante-cinq ans, et qu'elle double presque tous les cinq ans[1]. À l'âge de quatre-vingt-cinq ans ou plus, environ un tiers des gens sont atteints de démence[2]. Cela ne signifie pas pour autant que cette maladie prend racine durant ces décennies. Parmi les gens de quatre-vingt-cinq ans ou plus, des signes de déclin cérébral sont apparus silencieusement entre cinquante-cinq et soixante-cinq ans. De même, la santé cérébrale des 10 pour cent de gens qui ont soixante-cinq ans et qui font face à la démence a commencé à dégénérer tranquillement lorsqu'ils avaient trente-cinq à quarante-cinq ans. Pour reprendre les mots d'un éminent neurologue : « Ce serait plus exact de dire de la maladie d'Alzheimer qu'elle afflige les gens dès leur jeunesse et leur quarantaine. »

Dans la fleur de l'âge, on ne pense habituellement pas à la démence, mais on le devrait, car cette tranche d'âge procure l'opportunité remarquable d'agir au présent. Les données résultant d'études observationnelles longitudinales et accumulées au cours des dernières décennies ont démontré qu'à part l'âge, il est possible d'agir sur la plupart des autres facteurs de risque de développer une maladie cérébrale. Cela signifie que vous avez un grand rôle à jouer dans la réduction de vos risques de déclin. Comme vous pouvez l'imaginer, certains des facteurs les plus influents et modifiables relatifs à ce déclin sont liés au mode de vie : l'inactivité physique, une mauvaise alimentation, la cigarette, l'isolement social, un mauvais sommeil, le manque d'activités mentales stimulantes et l'alcoolisme. Seulement aux États-Unis, une combinaison de ces mauvaises habitudes pourrait causer ou empirer le cas de la moitié des gens atteints de la maladie d'Alzheimer. L'hypertension, l'obésité, le diabète et un haut taux de cholestérol, surtout au milieu de la quarantaine et de la cinquantaine, accroissent de beaucoup les risques de développer ultérieurement la démence – parfois des décennies plus tard. La prévention devrait donc s'amorcer dès un jeune âge, mais pour qu'elle donne de bons résultats, il faut se doter d'une stratégie. Il doit s'agir d'un élément facile à intégrer à sa vie. Dans cette deuxième partie, je vous fournis une liste d'outils à adopter dès maintenant, qui augmenteront considérablement vos chances de garder l'esprit alerte jusqu'à la fin de vos jours. Ces outils reflètent les cinq piliers de la santé cérébrale et aboutissent à un programme personnalisé de douze semaines.

Je vous expliquerai aussi l'influence de ces divers facteurs sur votre cerveau, de sorte que vous puissiez optimiser votre compréhension des bienfaits que vous acquerrez en mettant mes idées en pratique afin de rester alerte d'esprit. Voyez-y votre propre groupe d'experts. Le plus beau de l'affaire, c'est que mes suggestions sont tout à fait à votre portée.

CHAPITRE 4

Le miracle du mouvement

La forme physique est non seulement l'une des principales conditions d'un corps sain, mais c'est aussi le fondement d'une activité intellectuelle créative et dynamique.
—JOHN F. KENNEDY

Lorsque les gens me demandent quelle est la chose la plus importante qu'ils puissent faire pour améliorer leurs fonctions cérébrales et la résistance de leur cerveau à la maladie, je leur réponds par un seul mot : *exercice* – au sens de bouger davantage et de se livrer à de fréquentes activités physiques. Vous vous attendiez sans doute à ce que je vous parle d'alimentation, de mots croisés ou d'études supérieures, mais tout est question de mouvement. À vrai dire, même si vous n'avez jamais fait de conditionnement physique par le passé, vous pouvez vous y mettre dès aujourd'hui, et influer rapidement et considérablement sur votre santé cérébrale (et corporelle, évidemment). Il se pourrait bien que la bonne condition physique soit l'ingrédient le plus important de la longévité, malgré tous les autres facteurs de risque qui vous sont propres – y compris l'âge et la génétique. Et même si cela semble difficile à croire, l'exercice constitue le seul comportement qui, selon des preuves scientifiques, déclenche des effets biologiques susceptibles d'aider votre cerveau. Nous ne pouvons pas encore affirmer que l'exercice renversera le déclin cognitif et la démence, mais nous accumulons de plus en plus de preuves qui devraient inciter chacun à suivre ce conseil : bougez. N'oubliez pas que le corps en mouvement tend à rester en mouvement. Et si vous n'aviez pas l'habitude de faire de l'exercice, vous y mettre aujourd'hui pourrait avoir un effet protecteur considérable sur votre cerveau pour la suite des choses. Il n'est jamais trop tard !

Connaissez-vous des octogénaires capables de faire un développé-couché avec une charge de 52 kilos ? Moi si ; elle habite Baltimore et donne un cours de conditionnement physique au gym. Sachez toutefois qu'Ernestine Shepherd n'a commencé à s'entraîner qu'à l'âge de cinquante-six ans, quand elle a décidé de se remettre en forme avec sa sœur. Que diriez-vous d'une ballerine de soixante-dix-sept ans (Mme Suzelle Poole) et d'un joueur de foot professionnel dans la cinquantaine (Kazuyoshi Miura) ? En 2018, John Starbrook, à quatre-vingt-sept ans, est devenu le plus âgé à courir le marathon de Londres. Linda Ashmore a traversé la Manche à la nage à soixante et onze ans. Ces personnes prouvent que l'on peut faire de l'exercice toute sa vie et qu'il n'est jamais trop tard pour s'y mettre. Les scientifiques en sont enfin venus à étudier « les athlètes vétérans », ces gens qui se mettent au sport à l'âge d'au moins trente-cinq ans. Ils nous donnent un merveilleux aperçu de ce qu'il est physiquement possible d'accomplir en vieillissant et des bénéfices tangibles de l'exercice non seulement sur

Le ralentissement des hommes et des femmes en vieillissant
Les temps records au sprint de 100 m pour chaque catégorie d'âge

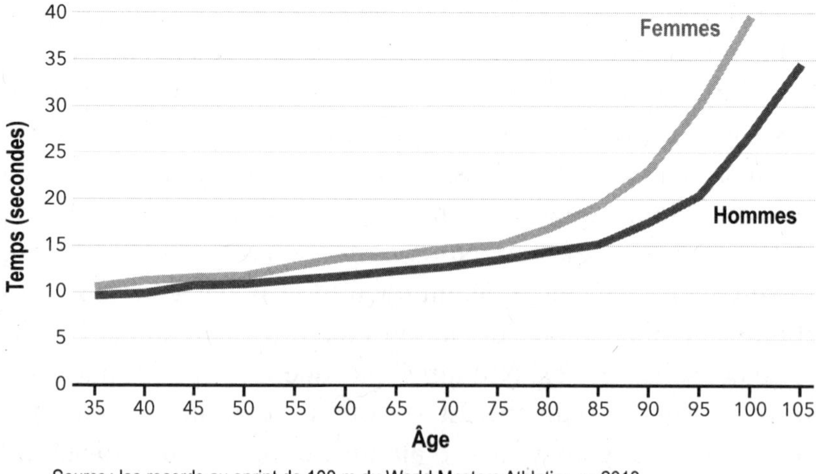

Source : les records au sprint de 100 m du World Masters Athletics en 2019

le plan physique, mais mental. Pour commencer, ces études détruisent de nombreux mythes relatifs au processus de vieillissement. À l'opposé de ce que vous pourriez penser, avant d'avoir soixante-dix ans, on ne ralentit pas de manière notable. Et l'on gagne beaucoup plus qu'on le comprenait auparavant à se livrer à des activités de plus faible intensité comme la marche, le jardinage et la danse de salon. Quand j'ai vu le graphique de la page 122, voici ce qui m'est passé par la tête : *Je n'ai plus d'excuse !* Ce graphique a tout de suite mis les choses en perspective pour moi.

LE RYTHME DU VIEILLISSEMENT

Les changements que l'exercice produit sur les fonctions cérébrales sont si spectaculaires qu'au début de 2018, l'American Academy of Neurology a publié de nouvelles directives à l'intention des médecins comme moi qui devaient leur servir à choisir le meilleur traitement possible pour leurs patients, surtout ceux aux prises avec un trouble cognitif léger (TLC), souvent précurseur de la démence[1]. Le sous-comité affecté à l'actualisation des recommandations a soigneusement revu huit médicaments susceptibles de ralentir la progression du TLC jusqu'à la maladie d'Alzheimer avérée. À ce point-ci de votre lecture, cela ne vous surprendra probablement pas d'apprendre que le panel en est venu à la conclusion que pas un seul médicament ne s'est montré efficace. Bien que des médicaments homologués par la Food and Drug Administration (FDA) permettent de traiter les symptômes de la démence d'alzheimer, « aucun de ces médicaments ne permet de traiter le TLC. De plus, aucune étude de grande qualité et à long terme n'a été menée afin de déterminer quels agents pharmacologiques ou diététiques amélioreraient la cognition ou retarderaient la progression du TLC chez les patients ». Par contre, les scientifiques ont déclaré qu'il faudrait recommander de faire de l'exercice : « Des études échelonnées sur six mois suggèrent que de l'exercice deux fois par semaine aiderait à la cognition de ceux souffrant du TLC. L'exercice comporte également des avantages sur le plan de la santé générale et habituellement peu de risques. » Si vous ne trouvez pas cela assez motivant, vous devriez à tout le moins reconnaître que l'*in*activité physique constitue le facteur de risque le plus important du déclin cognitif et de la démence[2].

Considérez que même si l'on ne recommande universellement aucun médicament, on conseille toujours l'exercice, ne serait-ce que pour prévenir l'inactivité. Voilà un exemple de façon dont le corps et le cerveau veulent guérir, avec le mouvement pour y contribuer. Le Dr Ron Petersen, de la Mayo Clinic – un membre fondateur du Global Council on Brain Health –, comptait parmi les auteurs des nouvelles directives. Ce neurologue a consacré sa vie à l'étude de la cognition dans le cadre d'un vieillissement normal, ainsi que d'un éventail de désordres comme la maladie d'Alzheimer, la démence à corps de Lewy et la dégénérescence lobaire frontotemporale (la perte progressive de cellules nerveuses dans les lobes frontal et temporal du cerveau, causant une détérioration du comportement, du langage ou de la motricité : la forme de démence la plus courante sous soixante ans). Sommité mondiale dans les recherches sur la maladie d'Alzheimer, il dirige l'Alzheimer's Disease Research Center (ADRC) de la Mayo Clinic et son étude sur le vieillissement. Lorsque je me suis entretenu avec lui pour qu'il m'expose ses idées sur les moyens de préserver nos fonctions cérébrales dans l'ensemble, il a placé l'exercice en tête de liste. Il m'a alors dit : « La littérature défend le rôle que joue l'exercice, surtout l'exercice aérobique. La marche rapide peut faire l'affaire. » *La marche !* Il semble que les principes de base s'appliquent, même quand on parle avec d'éminents scientifiques qui ont consacré leur vie à l'étude du cerveau.

Le Dr Petersen a vu la technologie d'imagerie révolutionner son champ d'expertise au fil de sa carrière. À ses débuts, les médecins comme lui ne pouvaient diagnostiquer la maladie d'Alzheimer que lors d'une autopsie. Aujourd'hui, des tépographies (TEP) nous permettent d'examiner un cerveau vivant et de voir ce qui s'y passe sans user d'un scalpel. Toutes sortes de technologies d'imagerie nous aident à mesurer les changements qui s'opèrent dans le cerveau en certaines circonstances. L'activité physique fournit à ce jour la preuve la plus probante de changements cérébraux positifs. Et rappelons-nous encore une fois qu'il faut beaucoup moins d'exercice qu'on ne le suppose : si une marche rapide fait l'affaire, allez-y. Vous devez cependant vous prêter fréquemment à de l'exercice physique, au moins 150 minutes par semaine, et y intégrer des entraînements fractionnés et de la musculation. L'entraînement fractionné signifie que l'on varie la vitesse, l'intensité et l'effort de l'exercice. Voyez-y le fait de surprendre votre corps afin qu'il ne s'enlise pas dans de profondes ornières qui ne vous stimulent pas et vous mènent à la stagnation. La musculation désigne l'usage de poids et haltères ou simplement de votre poids pour créer une résistance. Elle vous aidera à accroître votre masse musculaire et à tonifier votre corps, ainsi qu'à améliorer votre équilibre et votre coordination.

Selon les Centres pour le contrôle et la prévention des maladies [voir la note 4 pour le nom officiel], au moins 80 pour cent des Américains ne font pas assez d'exercice. Seulement 23 pour cent des hommes et 18 pour cent des femmes satisfont aux exigences recommandées. Les gens les plus susceptibles de faire de l'exercice ont de dix-huit à vingt-quatre ans (soit environ 31 pour cent de ces personnes). Une analyse des Américains âgés de cinquante à soixante et onze ans a indiqué que ceux qui avaient fait de l'exercice de deux à huit heures par semaine depuis l'adolescence jusqu'à la soixantaine couraient de 29 à 36 pour cent moins de risques de mourir de n'importe quelle cause au cours de l'étude s'étendant sur vingt ans[3].

Souvent les gens prétendent qu'ils « n'ont pas le temps » de s'entraîner, mais vous devez prendre le temps. Il se peut que, dans votre emploi du temps chargé, ce soit la première activité que vous annuliez, mais l'heure est venue de changer cela. Rappelez-vous que ce n'est pas une question de vanité ou d'apparence : votre qualité de vie et votre bien-être sont en cause. Il se pourrait que l'exercice physique vous offre le meilleur rendement des investissements, et il constitue un antidote contre bien des facteurs qui augmentent vos risques de déclin. En voici un exemple tout simple : Vous savez déjà qu'une tension artérielle élevée et que le diabète augmentent vos risques de souffrir de démence plus tard, mais sachez également que l'exercice compte parmi les outils les plus efficaces pour prendre l'ascendant sur ces problèmes.

BOUGER QUELQUES MINUTES REND LE CERVEAU PLUS ALLUMÉ ET PLUS ROBUSTE

Je suis certain de ne pas être le premier à vous parler du formidable pouvoir de guérison de l'exercice, mais il se peut que je sois le premier à vous expliquer en quoi l'exercice vous rend mentalement plus alerte. En gros, l'exercice améliore la digestion, le métabolisme, la tonification et la force corporelles, ainsi que la densité osseuse. La plupart d'entre nous y voient un outil d'amaigrissement, ce qui est vrai. Il s'agit toutefois de beaucoup plus. Il peut activer vos « gènes de l'intelligence », soutenir votre équilibre émotionnel, de même que conjurer la dépression et la démence. Si vous choisissez le bon exercice pour vous, vous serez plus heureux de le pratiquer et il améliorera votre estime de soi et votre assurance. Ne prenez pas ceci à la légère, car je suis très sérieux : vous pouvez être plus intelligent dans une certaine mesure après avoir fait de l'exercice pendant une heure grâce aux effets que les mouvements produisent sur le cerveau. Comment cela se peut-il ?

Ce n'est pas que l'exercice injecte automatiquement dans le cerveau des faits relatifs à l'Histoire, à la solution de problèmes mathématiques complexes ou au pilotage d'un avion. Par contre, il stimule le cerveau de sorte que vous réfléchirez plus vite et plus clairement, et que votre concentration s'en trouvera accrue. Cela se produit par de multiples effets directs et indirects, que nous explorerons sous peu. Tentez vous-même le coup. Sortez faire le tour du pâté de maisons d'un pas rapide et, à votre retour, remarquez comment vous vous sentez et constatez la vigueur de votre esprit. Je parie que vous aurez plus d'énergie mentale même si votre marche vous aura essoufflé. Par ailleurs, vous vous sentirez probablement plus optimiste et mieux en mesure de surmonter les défis de la journée. Le philosophe et psychologue William James a parfaitement bien présenté les choses au dix-neuvième siècle : « Maintenez vivante en vous la faculté de l'effort en la soumettant chaque jour à un petit exercice sans profit. »

J'ai commencé tard dans la vie à faire de l'exercice de manière soutenue. Ayant toujours été du type intello, je n'ai jamais vu dans l'exercice physique rien de plus qu'un moyen de se mettre en forme ou qu'un genre de loisir. J'avais environ trente ans quand j'ai commencé à réfléchir à l'exercice comme à un moyen d'améliorer mon cerveau. C'était à l'époque où les écoles du pays raccourcissaient les récréations et réduisaient le nombre de cours d'éducation physique au profit des matières de base du programme d'enseignement. Les mauvais résultats aux tests officiels étaient partiellement responsables de ce changement de trajectoire aux États-Unis, qui accusaient un grand retard sur d'autres pays. On en est alors venu à se dire collectivement: « Plus de maths et moins de récréations. »

Je me suis donc mis à consulter les recherches portant sur l'incidence de ce genre de modification de politique sur l'apprentissage dans son ensemble, et ce que j'ai découvert était indéniable : la courbe d'apprentissage des élèves qui consacraient plus de temps et d'énergie aux sports individuels et d'équipe grimpait, tandis que celle des élèves chez qui on avait réduit les sports était à la baisse. C'était la première fois que j'envisageais l'exercice comme un moyen d'améliorer non seulement mon corps, mais aussi mon esprit. À vrai dire, bien que des preuves anecdotiques millénaires aient révélé les bienfaits de l'exercice, ce n'est qu'au milieu du vingtième siècle que l'on a mené des études à grande échelle démontrant que la bonne condition physique prévient les maladies et protège la santé. Auparavant, on considérait l'exercice surtout comme une forme de loisir et de sport. Puis la physiologie de l'exercice est devenue un domaine d'études. De nos jours, on dirait qu'une nouvelle étude émerge chaque semaine, démontrant les bienfaits neuroprotecteurs de l'exercice, alors que la sédentarité (alias le syndrome de celui qui passe son temps affalé devant la télé) semble amener le cerveau à s'atrophier tout en accentuant le risque de souffrir de la maladie d'Alzheimer et d'autres types de démence.

Soyons clair, il ne s'agit pas seulement de votre condition physique. On a démontré que l'inactivité, même chez les non-obèses, est deux fois plus mortelle que l'obésité. Et si vous vous tenez au courant des plus récentes nouvelles sur la santé, vous êtes probablement tombé sur de gros titres traitant de « fumeurs » ceux qui passent leur temps affalés devant la télé – comme si rester assis revenait à fumer. Or, il s'agit d'une exagération trompeuse, car ces deux habitudes ne se comparent pas. Les risques de souffrir d'une maladie chronique et de connaître une mort prématurée associés à l'habitude de fumer sont beaucoup plus grands que ceux de la sédentarité. Les gros titres soulignent néanmoins ce fait important : rester assis pendant une longue période – plus de huit heures par jour sans la moindre activité physique – peut vous tuer ou précipiter votre décès. La majeure partie des dommages sont de nature métabolique. Voici ce qui se produit. Lorsque vous restez immobile, votre circulation sanguine ralentit et votre corps utilise moins de son glucose, ce qui signifie que plus de glucose circule dans votre sang. L'immobilité affecte aussi les lipides dans le sang, la lipoprotéine de haute densité (le bon cholestérol), la tension artérielle au repos et la leptine (l'hormone de satiété qui indique quand arrêter de manger). La position assise place les muscles en état d'inertie, avec l'activité électrique réduite, ce qui conduit à leur atrophie et à leur dégradation. De plus, la production de la lipoprotéine lipase, l'enzyme qui décompose les molécules adipeuses dans le sang, s'interrompt, ce qui amène aussi plus de lipides à y circuler. Lorsque le métabolisme ralentit, on cesse de brûler autant de calories qu'à l'ordinaire.

La bonne nouvelle : si vous demeurez actif, même ces quelques minutes à bouger contreront les effets de rester assis trop longtemps. L'idée, c'est que même si le manque d'exercice constitue un facteur de risque de développer une maladie précoce et d'entraîner la mort, on a prouvé que le simple fait de bouger prévient un tel sort. Une étude menée en 2015 par l'école de médecine de l'Université de l'Utah a démontré que le fait de se lever pour tenir une activité légère comme marcher pendant deux minutes toutes les heures était associé à 33 pour cent moins de risques de mourir sur une période de trois ans[4]. Deux minutes ! Il s'agit d'un grand pas de prévention qui requiert peu de temps. Simplement 120 secondes par heure peuvent contrer les effets dommageables sur le corps de la période à rester assis.

MYTHE : En vieillissant, la masse musculaire ne compte pas autant qu'une bonne santé cardiorespiratoire.

VÉRITÉ : Les gens n'apprécient pas à sa juste valeur le rôle important que joue la masse musculaire dans leur qualité de vie, leur rétablissement d'une maladie ou d'une blessure, ainsi que leur capacité à rester mobiles, actifs et capables d'accomplir des tâches quotidiennes de base, de même que dans l'ensemble de leur santé métabolique. Contrairement à la graisse, qui emmagasine les calories, le muscle constitue un tissu des plus actifs qui les brûle. Cela contribue à expliquer pourquoi les personnes minces et plus musclées ont tendance à brûler plus de calories au repos que celles dont la masse adipeuse est plus grande. Par conséquent, en plus de maintenir une routine cardiovasculaire qui active le cœur, il est souhaitable d'accroître et de conserver sa masse musculaire. La perte graduelle de cette masse au fil du temps va de pair avec le vieillissement, mais vous pouvez contrer ce déclin par la musculation.

AU FIL DE L'ÉVOLUTION

Durant la majeure partie de son histoire, l'humanité est restée physiquement active. Sa survie en dépendait. La science a même prouvé que notre génome a évolué sur des millions d'années dans un contexte de défis physiques constants – c'est-à-dire qu'il nous fallait déployer considérablement d'efforts physiques pour trouver de la nourriture et de l'eau. Autrement dit, notre génome *s'attend* à ce que nous bougions souvent et *l'exige* de nous. Je dis fréquemment à mes étudiants : « Nous, les humains, ne sommes pas faits pour rester assis ou couchés vingt-trois heures par jour et aller ensuite nous entraîner au gymnase pendant une heure. La science a démontré que nous sommes faits pour rester constamment actifs jusque dans notre noyau moléculaire. »

Le biologiste et paléoanthropologue Daniel E. Lieberman, d'Harvard, en sait long sur l'influence qu'exerce l'activité physique sur l'apparence et les fonctions corporelles. Il cumule ses recherches relatives à l'évolution de l'Homo sapiens et notre histoire de l'athlétisme dans un article très souvent cité paru en 2004 dans le journal *Nature* et ayant pour coauteur le biologiste Dennis M. Bramble, de l'University of Utah[5]. Ceux-ci disent que nous devons à notre agilité athlétique d'avoir survécu aussi longtemps sur notre planète. En traquant des prédateurs et en chassant de précieuses proies pour se nourrir, nos ancêtres ont cimenté la pérennité de notre existence. Nous avons assuré notre subsistance et gagné en énergie pour nous accoupler, ce qui nous a permis de transmettre nos gènes à la génération suivante d'humains plus robustes et plus résistants. Dans son livre paru en anglais en 2013, intitulé *L'histoire du corps humain : Évolution, dysévolution et nouvelles maladies* en français (publié en 2015), Lieberman soutient fermement que les taux épidémiques de maladies chroniques qui frappent aujourd'hui résultent d'une inadéquation de nos racines évolutionnaires avec notre mode de vie moderne : « Nous ignorons encore comment contrer notre instinct primal jadis adaptif, et nous habituer plutôt à la consommation de beignets et à l'usage de l'ascenseur[6]. » Dans un article de suivi paru en 2015, Lieberman met en lumière ce paradoxe : « Les humains ont évolué de manière à s'adapter à une activité physique régulière et modérée, jusqu'à un âge avancé », mais « les humains ont aussi été sélectionnés pour éviter l'effort inutile[7] ». Et il résume les secrets d'une bonne longévité dans un extrait de l'introduction de l'édition princeps de 2013, qui commence par l'exercice : « Les hommes et les femmes de quarante-cinq à soixante-dix-neuf ans qui sont actifs physiquement, qui mangent beaucoup de fruits et de légumes, qui ne fument pas et qui consomment de l'alcool avec modération courent quatre fois moins de risques de mourir durant une année donnée que les gens qui entretiennent des habitudes malsaines[8]. » Le caractère pratique de ces préceptes devrait vous inspirer. N'importe qui est à même de les suivre.

C'est un fait établi que, durant les années 600 avant notre ère – il y a plus de 2,5 millénaires –, un chirurgien de Sushruta, une civilisation de la vallée de l'Indus, a été le premier à prescrire de manière documentée un exercice quotidien modéré à ses patients et à indiquer que « l'on devrait en faire tous les jours[9] ». Ce médecin leur recommandait de faire de l'exercice parce qu'il rendait le corps robuste, ferme et léger ; qu'il favorisait la croissance des membres et des muscles ; qu'il améliorait la digestion et le teint ; qu'il prévenait la paresse ; et qu'il *réduisait la sénilité*. Les traductions anglaises du texte original en sanskrit disent de l'exercice qu'il « conduit assurément à la sauvegarde de sa santé[10] ». Il y a plus de deux mille ans, la communauté médicale a reconnu le lien qui existe entre les mouvements du corps et la santé du cerveau, et cette constatation recommence à occuper l'avant-scène.

Les bienfaits de l'exercice[11]

Il y a longtemps que l'on associe l'exercice à une bonne santé cérébrale. Nous le savons, mais je tiens à m'assurer que vous compreniez en quoi les mouvements du corps améliorent l'état du cerveau. C'est dû en grande partie au contrôle de la glycémie au moyen de l'exercice. En utilisant le glucose pour alimenter vos muscles au lieu de le laisser circuler dans votre sang, vous contribuerez à prévenir les terribles fluctuations de glucose et d'insuline qui, comme vous l'avez appris, augmentent les risques de démence. L'exercice aide aussi à réduire l'inflammation, ce qui est essentiel à la prévention de la démence. Considérez ces autres bienfaits :

- Un risque plus faible de mourir de n'importe quelle cause
- Une endurance, une force, une flexibilité et une énergie accrues
- De meilleures musculation et santé osseuse
- Une meilleure circulation sanguine et lymphatique, ainsi qu'une oxygénation améliorée des cellules et des tissus
- Un sommeil plus réparateur et plus profond
- Une réduction du stress
- Une estime de soi et un sentiment de bien-être accrus
- La libération d'endorphines, les neurotransmetteurs qui agissent comme des agents de régulation de l'humeur et de soulagement de la douleur
- Des taux réduits de glycémie et moins de risques de résistance à l'insuline et de diabète
- Une répartition et un maintien du poids optimisés
- Une meilleure santé cardiaque, comportant moins de risques de souffrir d'une maladie cardiovasculaire et d'hypertension
- Une diminution de l'inflammation et du risque de développer une maladie liée au vieillissement, du cancer à la démence
- Un système immunitaire plus robuste

ENTRAÎNEZ VOTRE CERVEAU EN VOUS METTANT EN FORME

Les bienfaits de l'exercice sur la santé cérébrale ne s'arrêtent pas à un flux sanguin oxygéné, qui procure les nutriments nécessaires à la croissance et au maintien des cellules nerveuses. Nous savons depuis longtemps qu'une saine irrigation sanguine du cerveau est souhaitable.

Il vaudrait toutefois la peine que le grand public comprenne mieux les résultats des dernières recherches portant sur la magie du mouvement qui permet de protéger et de préserver les fonctions cérébrales. Rappelons-nous que l'exercice profite au cerveau de deux façons. Premièrement, il utilise efficacement le glucose qui circule dans le sang et réduit l'inflammation, tout en stimulant la libération des facteurs de croissance, des substances qui favorisent la prolifération et le fonctionnement des cellules. Dans le cerveau, ces facteurs de croissance soutiennent la santé des nouveaux neurones et des vaisseaux sanguins, et la survie de tous les neurones. Deuxièmement, l'idée selon laquelle l'exercice profite au cerveau a beau sembler un peu moins objective, elle n'en est pas moins importante. Nous savons maintenant que le fait de bouger souvent réduit sensiblement le stress et l'anxiété, en améliorant du coup le sommeil et l'humeur – ce qui peut également influencer positivement la structure du cerveau et les fonctions cérébrales. Ces effets combinés créent à long terme une résilience du cerveau de la plus haute importance, ainsi qu'ils nous amènent à user de créativité et de perspicacité de même qu'à résoudre des problèmes à court terme.

J'entretiens peu de doutes à ce sujet : nous aurons bientôt suffisamment de preuves pour affirmer de manière concluante que l'activité physique réduit les risques de démence. Nous n'ignorons plus que les personnes physiquement actives risquent moins de connaître un déclin cognitif, et des recherches en cours commencent à démontrer qu'une bonne condition physique favorise le maintien de meilleures capacités de traitement dans un cerveau vieillissant. Ainsi une étude menée en 2018 a indiqué que plus une personne âgée est en forme, meilleures sont ses chances de se rappeler les mots, contrairement à celles qui le sont moins[12]. Je donne raison à de nombreux collègues qui se plaisent à dire que l'exercice est la « trousse à pharmacie » pour les cellules cérébrales endommagées, puisqu'il accélère la convalescence après une lésion, un AVC ou un grand stress émotionnel. Je ne connais pas un seul médicament qui puisse en faire autant.

J'ai constaté les mérites d'une bonne condition physique au fil de mes reportages et dans ma propre vie. Après avoir passé tant d'années à parcourir le monde à la rencontre de gens aux antécédents variés et issus de différentes cultures, j'ai pu observer un certain schéma: ceux qui sont en forme ont l'esprit plus alerte. Vous avez probablement pu le constater aussi par vous-même. Leur cerveau ne semble pas prendre d'âge. Et en ce qui me concerne, garder la forme me permet de faire tous ces voyages de fou et parfois de me montrer démesurément productif. L'exercice m'aide à mieux réfléchir et à mieux assimiler de nouvelles informations. Sans lui, la plupart de mes idées que j'estime « nouvelles » ne sont en réalité que de vieilles idées ressassées. En ayant l'esprit fixé sur l'exercice, je découvre que j'ai de meilleures chances d'avoir des pensées véritablement novatrices, ce qui me procure un sentiment incroyable.

La force intérieure et la résilience mentale résultent souvent de la gestion d'une réalité omniprésente dans la vie moderne: le stress. Vous avez sûrement constaté une réduction de votre stress chaque fois que vous vous entraînez. J'ai mentionné maintes fois déjà les effets réducteurs du stress que comporte l'exercice, mais voici comment cela fonctionne. Lorsque votre corps est stressé, il sécrète du cortisol, une hormone associée au stress, à laquelle on reproche de plus en plus la création de changements néfastes durables dans le cerveau. Voilà pourquoi les jeunes exposés à un stress chronique à la tendre enfance sont susceptibles de subir des problèmes mentaux comme de l'anxiété et des troubles de l'humeur plus tard. Daniela Kaufer est une spécialiste de la biologie intégrative à l'université de Californie à Berkeley. Il y a quelques années, ses collègues et elles ont mené une série d'expériences démontrant que le stress chronique et un haut taux de cortisol risquent d'affecter étonnamment la mémoire et l'apprentissage[13]. Ces scientifiques ont découvert qu'un excès de cortisol risque d'engendrer une surproduction de cellules productrices de myéline, connues sous le nom d'oligodendrocytes, et une sous-production de neurones. Songez à un fil électrique doté d'une épaisse gaine, la myéline, mais de peu de cuivre, les neurones, pour conduire l'électricité. Cela mène à l'atrophie de l'hippocampe, le siège de la mémoire. Son équipe a aussi découvert que le stress chronique amène les cellules souches neuronales, les cellules précurseurs naissantes qui se transformeraient normalement en neurones, à se changer plutôt en cellules qui inhibent les connexions avec la région du cortex préfrontal, où l'apprentissage et la mémoire s'opèrent.

Or, il ne s'agit ici que de quelques exemples de façons dont le stress affecte le cerveau. Essayez de visualiser cette interaction entre le vôtre et le stress. Dès lors que vous aurez saisi ce concept, vous serez mieux en mesure de gérer votre stress et le flux de cortisol qui en résulte. Encore une fois, l'un des plus simples et meilleurs moyens d'y parvenir consiste à faire de l'exercice.

MYTHE : L'exercice peut s'avérer dangereux en vieillissant, car le corps devient de plus en plus fragile.

VÉRITÉ : L'exercice devrait être une activité de toute une vie. Il stimulera votre cerveau et votre corps de manière à les faire rajeunir, tout en prévenant et même traitant leur fragilité. Il compte parmi les méthodes non médicamenteuses les plus efficaces pour améliorer la mobilité et l'autonomie des personnes âgées[14]. De récentes études menées auprès de cyclistes amateurs âgés de cinquante-cinq à soixante-dix-neuf ans suggèrent que ces derniers sont capables d'accomplir leurs tâches quotidiennes très facilement et avec efficacité du fait que toutes les parties de leur corps sont en très grande forme[15]. Ces cyclistes ont également obtenu d'excellents résultats aux tests visant à mesurer l'agilité d'esprit, la santé mentale et la qualité de vie. Cela ne veut pas dire que vous devriez choisir le cyclisme comme mode d'exercice. Choisissez ce qui vous plaît et qui convient à votre corps. Si vous avez tendance à faire des chutes, vous souffrez d'ostéo-arthrite ou vous avez de mauvais genoux, choisissez une activité qui ne vous rendra pas encore plus vulnérable aux blessures et qui n'aggravera pas votre état. La natation constitue un excellent moyen d'obtenir un formidable entraînement ne comportant ni impact ni risque de chute.

J'ai évoqué antérieurement des études ayant démontré que les gens avec un taux élevé de glycémie – qu'il les rende diabétiques ou non – risquent de connaître un déclin cognitif plus rapide que ceux avec un taux de sucre normal dans le sang. Je ne vous ai toutefois pas encore expliqué comment cela fonctionne. L'hyperglycémie peut mener à la démence pour plusieurs raisons. En premier lieu, cette condition risque d'affaiblir les vaisseaux sanguins et d'accroître ainsi le risque de petits AVC, qui peuvent alors déclencher diverses formes de démence. En deuxième lieu, une forte consommation de sucres simples risque de rendre les cellules, y compris celles du cerveau, résistantes à l'insuline. Donc l'insuline est présente, mais elle ne fonctionne pas comme elle le devrait. En conséquence, les cellules cérébrales ne peuvent pas bien absorber le sucre nécessaire à leur activité. C'est donc dire que, peu importe combien vous mangez, vos cellules cérébrales pourraient crever de faim malgré tout.

Comme il vous sera plus facile de gérer votre taux de sucre si vous mangez bien et vous faites de l'exercice, il en ira de même de votre hypertension, un autre grand facteur de risque de démence. Dans une étude de 2014 effectuée auprès de milliers d'Américains suivis depuis les années 1980, dont certains souffraient d'hypertension et d'autres non, la neurologue Rebecca Gottesman, de l'Université Johns Hopkins, a révélé que souffrir d'hypertension dans la quarantaine constitue un facteur de risque majeur d'un déclin cognitif. Et voici un fait à retenir: les résultats obtenus étaient indépendants d'autres facteurs de risque comme l'obésité[16].

En 2017, la Dre Gottesman a publié une étude complémentaire qui démontrait à quel point certains facteurs de risque – y compris une hypertension, le diabète et l'habitude de fumer– augmentent le risque de souffrir de démence plus tard[17]. La cigarette et le diabète constituaient les pires menaces: le diabète comportait un risque plus grand de 77 pour cent, et la cigarette à un âge moyen comportait un risque de démence rehaussé de 41 pour cent. L'hypertension était associée à un risque de démence supérieur à hauteur de 39 pour cent. Le travail de Gottesman a aussi documenté le fait que l'obésité peut doubler le risque d'avoir un taux élevé de protéines amyloïdes dans le cerveau plus tard dans la vie[18].

Il y a une étude en particulier, publiée en 2018, que je tiens à évoquer. Au lieu de rechercher simplement un lien entre les habitudes d'exercice et la santé cérébrale que les participants rapportaient, celle-ci, issue de l'École médicale du Sud-Ouest de l'université du Texas, a eu recours à un moyen plus précis de mesurer la condition physique[19]. Les chercheurs ont décidé de tester la consommation maximale d'oxygène des participants durant des exercices d'aérobie. On connaît cette méthode sous le nom de VO_2 max, que l'American Heart Association reconnaît comme un moyen plus exact d'évaluer la condition cardiovasculaire. Les participants formaient un groupe composé de personnes âgées en bonne santé et de personnes atteintes du trouble cognitif léger. Leur moyenne d'âge était de 65 ans.

Tous les participants ont subi une batterie de tests : un test aérobique VO_2 max sur un tapis roulant (similaire à une épreuve d'effort cardiaque d'une dizaine de minutes) et des tests cognitifs évaluant la mémoire et le raisonnement. De plus, les chercheurs ont examiné leurs cerveaux au moyen d'une technologie d'imagerie pour vérifier l'intégrité, ou la fonctionnalité, de leur substance blanche – les amas de fibres nerveuses par lesquels passent les messages entre les diverses régions de matière grise. Nous savons que la santé de la matière blanche indique à quel point les régions du cerveau communiquent bien entre elles. Une substance blanche fragilisée est synonyme de connexions plus faibles dans tout le cerveau ; or, elle peut se détériorer avec le vieillissement.

Les résultats de cette étude ont mis en lumière une importante dimension des effets que l'exercice a sur le cerveau. L'expérience a démontré une forte association entre une moins bonne condition physique et une matière blanche fragile chez ceux souffrant du trouble cognitif léger, qui correspondait à des fonctions cérébrales altérées. Ces personnes n'obtenaient pas d'aussi bons résultats aux tests de mémoire et de raisonnement. Somme toute, les chercheurs ont fait les rapprochements qui s'imposaient et en ont conclu que la bonne condition physique concorde avec une matière blanche plus saine. Or, celle-ci est synonyme d'une meilleure mémoire et d'un meilleur raisonnement. Des recherches ont actuellement cours dans le but de déterminer le degré de condition physique idéal à maintenir pour réduire considérablement les risques de démence et ralentir peut-être de beaucoup la progression de la maladie une fois que les symptômes se sont déclarés. Si le simple fait de bouger plus peut diminuer vos risques de souffrir de démence et freiner la progression de n'importe quelle maladie, alors vous n'avez aucune excuse pour ne pas bouger davantage.

COMME SE BROSSER LES DENTS

L'«exercice» comprend une combinaison d'efforts aérobiques soutenus (tels que la natation, le cyclisme, le jogging, les cours d'exercice en groupe), de musculation (par ex.: les poids et haltères, les bandes élastiques, les appareils de gym, le pilates sur tapis, les fentes avant, les accroupissements), ainsi que les programmes qui améliorent la flexibilité et l'équilibre (les étirements, le yoga). Il implique aussi que l'on soit actif tout au long de la journée (par ex.: prendre les escaliers plutôt que l'ascenseur; éviter de rester assis trop longtemps; aller marcher durant ses pauses; opter pour des loisirs comme la danse, les randonnées pédestres et le jardinage).

En ce qui me concerne, l'exercice est une activité quotidienne non négociable comme le brossage de mes dents. Faites-en autant pour vous-même. Je m'efforce de me faire transpirer chaque jour, en cherchant à faire environ une heure d'exercice en plus d'exécuter autant de mouvements naturels que possible tout au long de la journée. Je nage, je fais du vélo et je cours, et j'inclus dans ma semaine quelques périodes de musculation précises. J'ai commencé à participer à des triathlons en arrivant dans la quarantaine parce que je trouvais que mon processus de vieillissement sapait mon énergie et ma masse musculaire. J'ai aussi commencé à m'inquiéter davantage des maladies du cœur qui frappent les hommes de ma famille dans la quarantaine. Ma bonne vieille routine consistant à jouer au tennis et à courir occasionnellement ne me profitait plus. Je devais mieux structurer et varier ma mise en forme. J'ai commencé également à accorder une plus grande priorité à l'exercice. Étant père de trois enfants, et me consacrant à une profession exigeante et à des projets continuels, je trouve encore le moyen de réserver des plages horaires à l'exercice dans mon emploi du temps quotidien. C'est le propre de l'humain que d'utiliser tout le temps mis à sa disposition pour achever une tâche, et les gens voient en l'exercice la première chose dont ils peuvent se passer lorsqu'ils sont très occupés et qu'ils veulent consacrer une heure supplémentaire à autre chose. Pas pour moi : mon temps d'exercice est sacré.

Partout où je vais dans le monde, j'apporte mes chaussures de course, mon maillot de bain et mes lunettes de natation. J'apporte aussi des élastiques de musculation et, à la recommandation de ma chaire de neurochirurgie, je fais cent pompes par jour. Pour moi, la commodité est de la plus haute importance. En gardant certains outils sous la main, je m'assure de faire de l'exercice. Par exemple, je garde des poids dans ma chambre à coucher, et je fais des tractions à la barre fixe à la maison et au bureau. Ces tractions constituent incidemment un formidable moyen de renforcer ses muscles dorsaux et de fortifier son torse. Elles sont difficiles au début, mais on commence à en ressentir les bienfaits presque immédiatement. Les gens négligent souvent de fortifier les muscles de la partie supérieure de leur corps, surtout en vieillissant, mais cette musculation sert à améliorer la posture, la densité osseuse et le métabolisme. Sans compter qu'elle aide à prévenir les pneumonies, plus particulièrement si l'on est hospitalisé ou alité.

Je vous encouragerai à bouger en vous proposant un programme de douze semaines que vous pourrez adapter à vos besoins. Vous n'aurez pas à devenir champions de culturisme comme Ernestine, à vous inscrire à un gym ou à commencer à vous entraîner en vue d'une épreuve d'endurance (même si je me plais à regarder aller des septuagénaires et des octogénaires sur la piste de course). Les exercices réguliers qui stimulent le cœur et étirent les muscles suffisent. Idéalement, vous devriez faire au moins trente minutes d'aérobie cinq jours par semaine. Il est souhaitable d'augmenter son rythme cardiaque d'au moins 50 pour cent au-dessus du rythme au repos pendant au moins vingt de ces trente minutes. Désolé, mais jouer au golf avec une voiturette ne compte pas. Les deux autres jours de la semaine, essayez de suivre un cours de yoga régénérateur ou de faire une activité de loisir comme la marche ; ne restez pas totalement sédentaire.

Si vous désirez tirer le meilleur parti possible de votre exercice et diminuer vos risques de mort prématurée, sachez que de récentes recherches incitent à tripler la recommandation de 150 minutes par semaine, jusqu'à un peu plus d'une heure par jour. Il se peut que vous jugiez cela exagéré, mais rappelez-vous que cette quantité reflète le cumul des minutes d'exercice, pas seulement le temps passé au gymnase. Le *JAMA Internal Medicine* a appuyé cette opinion dans une étude que la revue mensuelle a publiée en 2015. Des chercheurs de l'Institut national du cancer, de l'université Harvard et d'autres institutions ont recueilli et colligé des données relatives aux habitudes d'exercice des participants en se servant de six grandes études continues portant sur la santé[20]. À la fin, ils avaient collecté des informations sur plus d'un demi-million d'adultes. Pour déterminer le lien entre les minutes passées à faire de l'exercice et les risques de mortalité, les chercheurs ont divisé les participants en trois catégories : ceux qui ne faisaient aucun exercice, ceux qui s'entraînaient au moins dix fois plus que ce qui était recommandé (vingt-cinq heures ou plus par semaine) et ceux se situant entre ces deux extrêmes. Puis les chercheurs se sont tournés vers les certificats de décès. Qui est décédé ? Quel rapport y avait-il entre les taux de mortalité et le temps consacré à l'exercice ?

Sans surprise, ils ont découvert que les plus susceptibles de connaître une mort prématurée étaient les personnes sédentaires. Ensuite venait le groupe de ceux qui faisaient un peu d'exercice, sans toutefois respecter les recommandations d'au moins 150 minutes d'exercice modéré par semaine ; ils ont néanmoins réduit leurs risques de 20 pour cent. Les personnes s'étant conformées aux lignes directrices étaient 31 pour cent moins susceptibles de mourir durant les quatorze années de l'étude en comparaison de celles qui vivaient plus vieilles sans jamais faire d'exercice. Les clés du royaume de la longévité ont cependant été remises aux participants qui s'entraînaient pendant 450 minutes par semaine. Et imaginez-vous que ces personnes ont récolté ces bienfaits surtout en marchant. *En marchant !* Par rapport à celles qui ne faisaient aucun exercice, elles étaient 39 pour cent moins exposées à une mort prématurée. Il reste à déterminer combien de ces bienfaits sont liés à la santé cérébrale, mais je tenais à mentionner ces statistiques que je trouve fascinantes. Cela représente 64 minutes par jour pour s'assurer une longue vie et un esprit alerte. Et au risque de me répéter, ces minutes peuvent se passer à marcher d'un pas modéré.

L'haltérophilie a son importance, mais elle ne suffit pas. Le fait de lever des poids confère effectivement des bienfaits cognitifs, comme le démontrent certaines études réalisées auprès de personnes âgées en ayant levés pendant un an. Cependant, pour maximiser ces bienfaits, ce que la plupart des études prouvent, vous devez faire de l'exercice aérobique au moyen d'activités comme le jogging, la natation, le cyclisme, la danse, la randonnée pédestre ou la marche rapide au moins cinq jours par semaine pendant au moins vingt minutes.

J'espère que les preuves que je vous expose dans le présent chapitre vous motiveront à bouger plus souvent si vous ne vous astreignez pas déjà à un programme d'entraînement. Je vous demanderai de vous efforcer au cours de ce programme de vous concentrer sur cette sphère importante de votre vie et de commencer à vous entraîner souvent, si ce n'est déjà le cas. Repensez vos priorités. Et si vous êtes déjà actif, vous pourriez travailler à accroître la durée et l'intensité de votre entraînement ou essayer une nouvelle activité physique. Tout cela s'inscrit dans la progression vers un corps plus robuste et un esprit plus alerte.

CHAPITRE 5

Le pouvoir d'un but précis dans la vie, de l'apprentissage et de la découverte

Il ne suffit pas d'avoir vécu. Encore faut-il se résoudre à vivre pour quelque chose.
—Leo Buscaglia (alias Dr. Love)

Les deux jours les plus importants de votre vie sont le jour où vous naissez et le jour où vous découvrez pourquoi.
—Mark Twain

Je ne prendrai probablement jamais ma retraite. Si je la prenais, je ne saurais pas quoi faire. Je connais aussi les conséquences auxquelles s'exposent les gens qui se retirent à un jeune âge : un risque accru de développer la démence. Ils risquent également davantage de souffrir d'autres problèmes de santé susceptibles d'accroître ce risque, y compris la dépression. Une certaine étude a démontré que, pour chaque année supplémentaire de travail, le risque de développer la démence *diminue* de 3,2 pour cent[1]. Cette étude réalisée en France, avec près d'un demi-million de participants, a démontré que la personne qui prend sa retraite à soixante-cinq ans a environ 15 pour cent moins de risques de développer la démence en comparaison de celle qui la prend à soixante ans, et cela, même en tenant compte d'autres facteurs. (La France a produit quelques-unes des meilleures recherches sur la maladie d'Alzheimer au monde, en partie parce que son ancien président, Nicolas Sarkozy, en a fait une priorité. Ce pays doit en partie ses avancées dans le domaine au fait qu'il conserve des dossiers médicaux détaillés sur les travailleurs autonomes qui cotisent au système de santé national, si bien qu'il a plus de données à évaluer.)

Cette conclusion a du sens. La personne qui occupe un emploi, surtout s'il est source de satisfaction, a tendance à rester active, socialement branchée et mentalement stimulée – toutes des choses qui protègent la cognition. Il y a longtemps, alors que je cherchais à découvrir les secrets de la longévité dans le cadre d'un projet, j'ai passé beaucoup de temps à Okinawa, au Japon. Là-bas, il n'existe pas même un mot pour désigner la retraite. Les gens y font des choses différentes en vieillissant, pas nécessairement moins de choses. On les honore et les inclut d'ailleurs encore plus à mesure qu'ils prennent de l'âge, en signe de respect, mais aussi de reconnaissance pour leur expérience de vie. Mes visites à Okinawa au fil des ans m'ont laissé une forte impression, et je suis presque convaincu que l'approche de ses habitants correspond à la manière dont je veux vieillir.

La leçon à retenir : reportez votre retraite le plus loin possible. Et lorsque vous finirez par la prendre, ne renoncez pas à vivre. Trouvez des activités joyeuses et stimulantes. Restez dans le coup. Le fait d'entretenir un but précis dans la vie en continuant d'apprendre, de découvrir et de réaliser des tâches complexes confère du pouvoir. Ce but indique que vous percevez que votre vie a un sens, une direction et des objectifs vers lesquels tendre. Voilà ce qu'est le vieillissement actif.

CONSERVER SA NEUROPLASTICITÉ

Comme vous l'aurez peut-être deviné, le vieillissement actif ne se limite pas au fait de bouger physiquement. Vous devez aussi faire bouger votre cerveau, lui faire faire de l'exercice de manière à le garder en bonne santé. En faisant travailler vos muscles, vous améliorez votre santé dans l'ensemble ; en stimulant votre cerveau, vous en améliorez du même coup la santé globale. Par contre, il existe une bonne et une mauvaise façon d'exercer son cerveau. Choisissez la bonne, et elle vous aidera à exploiter le pouvoir de la « neuroplasticité » – la capacité du cerveau à se reprogrammer et à renforcer ses réseaux.

Dans le cadre de l'une des recherches les plus étonnantes qui soient, on a comparé les cerveaux autopsiés de diverses personnes. Je sais que cela ne convient pas à tout le monde, mais ma participation à l'autopsie du cerveau humain compte parmi les expériences les plus enrichissantes que j'ai vécues. On a la possibilité d'examiner en profondeur ce mystérieux organe comme ce serait impossible de le faire du vivant de la personne. Voici l'une des grandes révélations qu'apporte une autopsie : bien que certains cerveaux aient une pathologie presque identique, leurs possesseurs avaient des comportements très différents, de leur vivant. Deux cerveaux paraissant très malades au moment d'une autopsie, peut-être bourrés de plaques et d'enchevêtrements propres à la maladie d'Alzheimer ou affichant des signes de maladie cérébrovasculaire, ne refléteront pas forcément la façon dont leurs possesseurs ont traversé la vie. Une personne peut ne jamais avoir manifesté de symptômes de trouble cognitif léger ou de déclin cognitif, alors que l'autre a dépéri pendant des années et n'était plus capable de reconnaître le visage de ses proches à la fin. Je me demandais toujours alors comment la personne dont le cerveau était de toute évidence malade avait pu échapper au déclin cognitif. J'ai souvent entendu cette réponse : la « réserve cognitive », ou ce que les scientifiques appellent la *résilience du cerveau*. La création de cette réserve ou résilience a tout à voir avec le fait de rester aussi actif que possible grâce à la socialisation et à la participation à des activités stimulantes. J'expliquerai l'importance de rester en relation avec les autres au chapitre 8. Pour l'instant, concentrons-nous principalement sur le concept de la réserve cognitive. Voyez-la comme un grand système de sauvegarde dans le cerveau qui résulte d'expériences de vie enrichissantes comme l'éducation et la profession. Vous découvrirez que cette réserve cognitive pourrait même vous aider à contrer les effets d'autres facteurs de risque comme une mauvaise alimentation.

LE CERVEAU ET LA RÉSERVE COGNITIVE

Toute l'idée de réserve cognitive, ou de résilience du cerveau, demeure un peu controversée du fait que nous ne savons pas exactement comment elle fonctionne et qu'elle est difficile à définir. D'un point de vue pratique, la réserve cognitive équivaut à la capacité du cerveau d'improviser et de contourner les obstacles qu'il pourrait rencontrer, susceptibles de l'empêcher d'accomplir une fonction. Je vous propose une autre analogie relevant du domaine de l'automobile. Votre voiture est munie d'un système de freinage et d'accélération vous permettant de parcourir une route en gérant des obstacles et en négociant des tournants inattendus. Vous pouvez donner un coup de volant pour éviter un accident et garder le cap. De même, votre cerveau peut modifier son mode d'opération de manière à trouver des itinéraires de rechange l'aidant à surmonter des défis qui pourraient autrement nuire à sa santé et à son bon fonctionnement. En voyant les réseaux neuronaux comme une série de routes, on comprend que plus nombreux sont ces réseaux, plus d'options s'offrent à nous pour changer de direction et parvenir à la même destination si une certaine route devient impraticable. Il s'agit d'une façon simplifiée de voir les choses, mais ces réseaux ou routes se comparent à la réserve cognitive, et se développent au fil du temps au moyen de l'éducation, de l'apprentissage et de la curiosité d'esprit. Plus on en découvre au cours de sa vie, plus on se crée de réseaux qui aideront le cerveau à mieux gérer n'importe quel échec ou déclin auxquel il pourrait faire face.

Le concept de réserve cognitive est relativement nouveau. Il est apparu vers la fin des années 1980, lorsqu'un groupe de scientifiques attaché au département de neurosciences de l'université de Californie à San Diego (UCSD) a étudié des personnes âgées vivant dans un centre de soins de longue durée. Bien que celles-ci n'aient affiché aucun symptôme apparent de démence, on a découvert lors de leur autopsie que l'apparence de leurs cerveaux trahissait un stade avancé de la maladie d'Alzheimer. L'article de ces scientifiques, publié dans la revue *Annals of Neurology*, a été le premier dans lequel on a employé le terme *réserve*, laissant entendre que les personnes autopsiées avaient assez de provisions cérébrales pour contrer les dommages à leur cerveau et continuer à fonctionner normalement[2]. Les chercheurs ont aussi noté que les gens qui avaient échappé aux symptômes de la démence avaient un cerveau plus pesant aux neurones plus nombreux.

Depuis cette découverte révolutionnaire, les recherches démontrent constamment que les gens dont la réserve cognitive est plus grande ont plus de chances de conjurer les changements dégénératifs du cerveau associés à la démence et à d'autres maladies, comme celle de Parkinson, la sclérose en plaques ou un AVC[3]. Les chercheurs sont d'avis qu'une plus grande réserve cognitive peut aussi nous aider à mieux fonctionner pendant plus longtemps si nous sommes exposés à des éléments inattendus susceptibles d'influer sur le cerveau, y compris un stress chronique, une chirurgie ou des toxines dans l'environnement. Ces situations exigent de notre cerveau qu'il fournisse des efforts supplémentaires, comme une voiture a besoin que l'on passe à la vitesse inférieure pour monter une pente abrupte. On parle souvent de deux formes de réserve cognitive : la réserve neurale et la compensation neurale. Dans la réserve neurale, il se peut que les réseaux neuronaux préexistants qui sont plus efficaces ou plus robustes soient moins sensibles aux perturbations. Dans la compensation neurale, les réseaux de rechange peuvent compenser toute perturbation des réseaux préexistants.

Il est donc important de chercher à bâtir et à soutenir votre réserve cognitive. Vous y parviendrez en continuant d'obliger votre cerveau à réfléchir, à élaborer des stratégies, à apprendre et à résoudre des problèmes. On ne peut cependant pas accomplir cela du jour au lendemain. Votre réserve cognitive reflète à quel point vous avez fait fonctionner votre cerveau au fil des ans au moyen de votre éducation, de votre travail et d'autres activités. Il s'agit du raisonnement qui explique pourquoi les preuves épidémiologiques laissent entendre que les personnes au QI plus élevé, qui ont fait des études supérieures et qui se sont accomplies dans leur travail ou qui se livrent à des activités ludiques – participer à des passe-temps ou à des sports indépendants de leur travail – courent moins le risque de développer la maladie d'Alzheimer. Ces choses obligent le cerveau à constamment acquérir des connaissances et à les mettre en pratique de manière à bâtir de nouveaux réseaux neuronaux et à fortifier ceux qui existent déjà. Il n'y a donc rien d'étonnant dans le fait que des études réalisées auprès d'animaux démontrent que la stimulation cognitive accroît la densité des neurones, des synapses et des dendrites. Pour dire les choses plus simplement, la stimulation cognitive bâtit un cerveau qui résiste mieux aux maladies.

Dire qu'un QI plus élevé jumelé à des études supérieures contribuera à vous protéger contre la démence ne revient pas à suggérer qu'être « plus intelligent » ou plus instruit écartera toutes les maladies. Là n'est pas la question. En réalité, les résultats d'une étude menée en 2019 et publiée dans la revue *Neurology*[4] ont permis de déboulonner une théorie tenace selon laquelle les études supérieures contreraient la démence plus tard. Ils étaient près de 3000 participants à cette étude, âgés d'environ soixante-dix-huit ans au moment de leur inscription. Ils avaient fréquenté les bancs d'école en moyenne 16,3 années et ont été suivis pendant huit ans. Près de 700 de ces participants ont développé la démence au cours de cette étude ; 405 en sont morts ; on a autopsié le cerveau des 752 adhérents décédés.

Ayant divisé ces participants en trois niveaux d'éducation, les chercheurs ont découvert que les plus instruits réussissaient mieux aux tests de réflexion et avaient une meilleure mémoire au début, même si leur diplôme universitaire remontait à des décennies. Les chercheurs n'ont toutefois pas constaté de lien entre des études supérieures et un déclin cognitif moins rapide, pas plus que la fréquentation d'une université aurait semblé retarder la démence. Voici comment Robert S. Wilson, auteur d'une étude et directeur des neurosciences cognitives au centre médical de l'université Rush à Chicago, a décrit ses résultats de recherche : « Ces résultats n'ont pas démontré de rapport entre une plus grande instruction et un taux inférieur de déclin dans la réflexion et la mémoire ni un retard du déclin accéléré qui survient au début de la démence[5]. » Il y a une bonne explication au fait qu'une plus grande instruction n'influence peut-être pas autant la réserve cognitive qu'on l'avait cru : la fréquentation des bancs d'école a lieu des décennies avant que s'amorce la lente dérive de la démence. Autrement dit, vous ne pouvez compter sur vos études universitaires pour sauver la mise si vous ne les avez pas poursuivies sous forme de lecture, d'apprentissage et de socialisation. Ici encore, quand il s'agit de mémoire et de vieillissement, on perd ce dont on ne se sert pas. En ce sens, ces recherches sont encourageantes. Voici ce qu'en dit Sarah Lenz Lock, la directrice générale du Global Council on Brain Health de l'AARP: «Cette étude suggère que n'importe qui peut travailler à améliorer sa réserve cognitive à n'importe quel âge, quel que soit son degré d'instruction antérieur[6].» Rappelez-vous que la croissance de nouvelles cellules cérébrales peut s'opérer même à un âge avancé, et que le cerveau conserve sa plasticité toute la vie.

Chaque fois que vous entendez parler d'études comme celles-là, vous devez les considérer dans un contexte élargi. Bien qu'une éducation de toute une vie semble avoir un effet très protecteur contre la démence, nous savons aussi que – formelle ou pas – elle constitue un luxe généralement réservé à ceux que le statut économique, le prestige professionnel et les interactions sociales avantagent. Il est difficile de déterminer quels facteurs de protection sont les plus influents et comment ils interagissent. Pour l'instant, on nous recommande de poursuivre notre éducation, dans la mesure du possible, toute notre vie. Voilà la façon de continuer de bâtir et de conserver cette résilience du cerveau que j'ai mentionnée antérieurement. Le stéréotype «laisser moisir son cerveau» s'avère si nous ne le stimulons pas en apprenant de nouvelles choses ainsi qu'en mettant à l'épreuve ses aptitudes à la réflexion et au calcul. Pour beaucoup de gens, la démarche toute simple de sortir un livre de la bibliothèque et de le lire constitue une forme d'éducation. Nul besoin de faire un doctorat.

LA DÉFINITION D'UNE ACTIVITÉ STIMULANTE SUR LE PLAN COGNITIF

Malheureusement, la plupart des gens se trompent dans leur définition d'une activité stimulante sur le plan cognitif. La grande majorité des Américains âgés d'au moins cinquante ans (92 pour cent) croit qu'il est important de stimuler leur esprit par des jeux pour conserver ou améliorer leur santé cérébrale; une majorité (66 pour cent) croit également que de jouer à des jeux en ligne conçus à cette fin constitue le meilleur moyen de conserver sa santé cérébrale[7]. Aucune preuve n'appuie cette théorie. On trouve partout des publicités pour vanter les bienfaits des «jeux d'ingéniosité», mais elles sont souvent exagérées et risquent de dissuader les gens de se livrer aux genres d'activités qui stimulent véritablement la cognition. Tout produit dont on dit qu'il peut réduire ou renverser le déclin cognitif devrait être considéré avec circonspection. Au cours des dernières années, la Federal Trade Commission s'est fortement attaquée aux publicités mensongères d'entreprises qui soutiennent que leurs programmes d'entraînement cérébral peuvent protéger les gens contre la démence et le déclin cognitif lié au vieillissement.

Les vidéos et les jeux d'entraînement cérébral comme les jeux d'ingéniosité peuvent améliorer la mémoire à court terme – la capacité de se rappeler et de récupérer des informations, surtout lorsqu'on est distrait. N'empêche que des recherches ont permis de découvrir que, même si ces jeux aident le cerveau à mieux réaliser ces activités précises, leurs bienfaits ne s'étendent pas à d'autres fonctions cérébrales comme le raisonnement et la résolution de problèmes, pourtant essentiels au développement de la réserve cognitive. Il y a aussi une raison pour laquelle le fait de suivre un cours traditionnel peut battre un programme d'entraînement cérébral en ligne. Les cours offrent un degré de complexité qui procure des bienfaits à long terme. On y recourt non seulement à des aptitudes cognitives – comme la compréhension visuelle, la mémoire à court et à long terme, le souci du détail et même les aptitudes mathématiques –, mais l'élément de socialisation avec ses compagnons de classe a son importance. Les étudiants d'une même classe interagissent et communiquent fréquemment à l'aide de conversations animées.

Cela ne veut pas dire qu'il faille suivre un cours dans un contexte scolaire traditionnel ni même dans le but de récolter un autre diplôme. Il peut s'agir simplement d'acquérir de nouvelles compétences, comme apprendre à parler une langue étrangère, à cuisiner, à peindre ou à jouer d'un nouvel instrument de musique. Vous pouvez apprendre, outre la programmation informatique, à danser la salsa ou à écrire un roman – tout ce qui est susceptible de vous pousser à agir et à acquérir de nouvelles connaissances et aptitudes. Veillez seulement à choisir un domaine qui vous plaît. Ne vous inscrivez pas à un cours d'histoire de la Révolution française si le sujet ne vous attire pas. Profitez de l'occasion pour en apprendre davantage sur ce qui vous intéresse actuellement ou ce que vous auriez aimé explorer par le passé.

Les recherches démontrent depuis longtemps que l'acquisition de nouvelles connaissances rapporte gros. Ainsi, une étude parue dans le numéro de juin 2014 de la revue *Annals of Neurology* a démontré que le fait de parler au moins deux langues, même si l'on a appris la deuxième des années ou des décennies après la première, peut ralentir le déclin cognitif lié au vieillissement[8]. D'autres ont confirmé ce genre de découverte, y compris Ellen Bialystok, une professeure-chercheuse distinguée de psychologie spécialisée en neurosciences cognitives à l'Université York à Toronto, au Canada. Ses recherches ont démontré que le bilinguisme peut protéger le cerveau des personnes âgées, même si la maladie d'Alzheimer commence à affecter leurs fonctions cognitives[9]. Probablement que la complexité de la seconde langue fait partie intégrante de la réserve cognitive, en protégeant le cerveau contre les symptômes du déclin. Et en voici le secret : la complexité de la nouvelle compétence est cruciale ; il ne suffit pas de vous présenter au cours, sans y participer. Il vous faut employer votre esprit de manière à vous obliger à sortir de votre zone de confort et à solliciter davantage votre mémoire à long terme.

Bien qu'on ait critiqué les jeux d'ingéniosité sur vidéo en les jugeant surmédiatisés, on est en train d'en étudier et d'en développer certains qui s'avèrent prometteurs. Le genre qui retient le plus l'attention ces temps-ci est l'entraînement de vitesse. Lorsque j'étais jeune, nous jouions à Punch buggy ou « Bug », un jeu populaire de l'époque auquel les enfants s'adonnaient souvent en voiture (c'était bien avant que les écrans numériques deviennent des compagnons de voyage). Le but du jeu était simple : à la vue d'une Coccinelle de Volkswagen, on frappait du poing un passager (généralement un frère ou une sœur) et on accumulait ainsi des points. La personne qui repérait le plus de Coccinelles gagnait la partie. Or, bien que ce jeu ait été de nature très élémentaire et puérile, il exigeait souvent que l'on scrute l'autre côté de l'autoroute, que l'on trie rapidement les voitures selon leur marque, que l'on repère une Coccinelle et que l'on soit le premier à la signaler. Ce type d'exercice mental, qui requiert une concentration intense et le traitement rapide d'informations visuelles, semble d'ailleurs étonnamment efficace pour retarder la démence. Les jeux d'entraînement de vitesse sont devenus beaucoup plus sophistiqués, numériques et dignes de recherches sérieuses, depuis cette époque.

En 2016, une analyse secondaire d'une étude originale menée sur dix ans financée par les National Institutes of Health (Instituts américains de la santé) a démontré que l'entraînement basé sur la vitesse se révélait plus efficace pour réduire les risques de démence que les exercices de mémoire et de raisonnement. (On en a présenté les résultats pour la première fois cette année-là à l'Alzheimer's Association International Conference à Toronto et on les a publiés officiellement en 2017[10].) On a démontré qu'un total de onze à quatorze heures d'entraînement de vitesse pouvaient réduire ces risques de 29 pour cent. L'étude principale, appelée ACTIVE (Advanced Cognitive Training for Independent and Vital Elderly), a été effectuée par des chercheurs de l'Institute on Aging et six universités de recherche dispersées dans tout le pays. Elle visait à l'origine à mesurer les fonctions cognitives des participants et leur capacité à réaliser les activités de base de la vie quotidienne. Elle a recruté 2 802 personnes âgées en bonne santé (dont l'âge moyen au départ était de soixante-quatorze ans) ; on les a divisées au hasard en quatre groupes : un groupe témoin ; un groupe qui a reçu des directives quant à des stratégies de raisonnement ; un groupe qui a reçu des directives quant à des stratégies mnémoniques ; un groupe qui a reçu une formation d'entraînement de vitesse à l'aide de jeux vidéo conçus à cette fin. Ces jeux exigeaient une excellente attention visuelle, malgré les distractions, pour exécuter une certaine tâche. Par exemple, dans le jeu Double Decision, un joueur devait faire la distinction entre deux voitures bleues – un cabriolet et une décapotable – dans un contexte de plus en plus complexe et distrayant. Il pouvait arriver aussi que l'on demande au joueur de repérer d'autres effets visuels comme un panneau annonçant la route 66. Chaque fois que le joueur répondait correctement, le jeu devenait encore plus complexe et exigeant sur le plan mental à cause des éléments distrayants additionnels, de sorte que les cibles devenaient plus difficiles à identifier. En même temps, la vitesse de présentation augmentait d'un cran.

Le groupe d'entraînement de vitesse a eu droit à dix séances initiales (de soixante à soixante-quinze minutes) au cours des six premières semaines de l'étude. Au moyen d'un éventail de tests cognitifs et fonctionnels, on a évalué le déclin fonctionnel de tous les groupes au commencement de l'étude, puis à intervalles au cours d'une décennie. Certaines personnes ont également reçu des séances d'entraînement supplémentaires au terme de la première année et trois ans après le début de l'étude. À la fin, non seulement le groupe d'entraînement de vitesse avait récolté le plus de bénéfices, mais ceux-ci étaient proportionnels à la quantité d'entraînement reçue: les participants qui avaient réalisé plus de séances d'entraînement avaient plus progressé que les autres.

L'analyse secondaire avait ses limites, et les chercheurs ont reconnu qu'on pouvait attribuer les résultats obtenus relativement aux risques plus faibles de démence à une causalité inversée – bref, il se pouvait qu'il n'existe aucun rapport définitif et direct de cause à effet entre l'entraînement de vitesse et un risque plus faible de démence. J'estime néanmoins que ces types d'études s'avèrent très prometteurs. Vous n'avez qu'à demander à Kathy Lasky, une septuagénaire qui a essayé il y a plusieurs années de prendre sa retraite de son emploi de technicienne en pharmacologie, mais qui a décidé au bout de quelques mois que la retraite n'était pas pour elle. Je l'ai interviewée à San Diego à mon émission *Vital Signs* en 2017, et je n'ai jamais oublié son histoire. Elle m'a alors déclaré: « On se lasse vite des émissions de télé en journée. » Kathy était dans une excellente condition physique, mais elle n'a pas tardé à remarquer que son esprit s'embrumait depuis qu'elle était à la retraite. Craignant de sombrer dans la dépression ou même de développer la démence, Kathy est retournée au travail et s'est inscrite à l'étude ACTIVE, dans laquelle on l'a soumise à des exercices d'entraînement de vitesse. La force combinée du travail et du jeu mental a probablement amélioré son sort. Aujourd'hui, elle se sent plus énergique que jamais, de même qu'elle continue à travailler et à participer à des exercices d'entraînement de vitesse au moyen de jeux vidéo. Elle décrit les jeux d'ingéniosité comme « la sauce piquante pour l'esprit ». Et il se pourrait que son expérience du monde des jeux vidéo reflète bientôt un changement de paradigme en médecine du cerveau. Des chercheurs en viennent à comprendre que les jeux vidéo comportent un potentiel très peu exploité qui permettrait d'entraîner le cerveau à gagner en rapidité, en force et en qualité – si ces jeux sont développés correctement.

Adam Gazzaley, un neuroscientifique et inventeur, sait ce que veut dire stimuler le cerveau de manière à en améliorer les fonctions et la physiologie. Il est le fondateur et le directeur général de Neuroscape, un centre de l'université de Californie à San Francisco qui traduit les neurosciences en solutions, en technologies et en traitements pratiques pour les gens qui souhaitent optimiser leurs fonctions cérébrales. Gazzaley est professeur de neurologie, de physiologie et de psychiatrie à l'UCSF. Il est également cofondateur et conseiller scientifique en chef de l'entreprise Akili Interactive Labs, qui développe des jeux vidéo thérapeutiques visant à soutenir le traitement de troubles neurologiques comme le trouble déficitaire de l'attention avec hyperactivité (TDAH), l'autisme, la dépression, la sclérose en plaques, les maladies de Parkinson et d'Alzheimer. De plus, il est scientifique en chef d'une société de capital risque qui investit dans la technologie expérientielle visant à améliorer le rendement humain. Son rêve ? Voir un jour des médecins prescrire des jeux vidéo homologués par la Food and Drug Administration plutôt que des médicaments pour rajeunir le cerveau.

MYTHE : Le fait de jouer à des jeux vidéo vous ramollira le cerveau.

VÉRITÉ : Les gens qui jouent à des jeux vidéo peuvent voir plus de choses que le reste d'entre nous, en moyenne. Ils emploient mieux et traitent plus vite les informations visuelles, comme l'ont démontré des chercheurs de la Duke University[11]. L'industrie des jeux vidéo est appelée à exploser à mesure que nous en apprendrons davantage sur la conception de ces jeux dans le but d'améliorer la santé et les fonctions cérébrales.

On considère Gazzaley comme un non-conformiste de l'optimisation du cerveau et un pionnier de la médecine numérique. Il fait la différence entre ce qui améliore véritablement le rendement du cerveau et diffère peut-être son déclin, d'une part, et la frime, d'autre part. Il évalue le pouvoir des programmes permettant d'activer l'esprit. En se servant des récentes technologies pour visualiser la fonctionnalité du cerveau en temps réel, comme les IRM fonctionnelles et tridimensionnelles ainsi que les électroencéphalogrammes (EEG), Gazzaley parvient à observer et à documenter les changements qui s'opèrent dans le cerveau lorsqu'on le stimule de diverses façons – notamment par des jeux cérébraux sur vidéo qui exigent de la concentration, de la coordination main-œil et l'évitement de distractions. Il branche les participants qui le veulent à l'une de ces technologies d'imagerie cérébrale avancées, leur remet une console et les laisse jouer. Puis il capte leur activité cérébrale, en reconnaissant les régions du cerveau qui s'illuminent et affichent une activité électrique accrue. Il y a quelques années seulement, personne n'avait entendu parler de ce genre d'expériences. Nous avons beaucoup cheminé depuis que le jeu Pong est entré en scène en 1972 et que Tetris régnait en roi dans les années 1980.

Lorsque j'ai rencontré Gazzaley à son laboratoire du Center for Integrative Neuroscience (CIN) à l'UCSF, j'ai eu le plaisir d'être témoin de ses recherches en action chez des personnes branchées à son modèle cérébral révolutionnaire. Son Glass Brain fournit une simulation informatique du cerveau d'une personne qui montre précisément ce qui se produit dès l'instant où celle-ci se met à jouer à un jeu qui la stimule mentalement, et parfois physiquement. Glass Brain croque sur le vif toute la signalisation qui s'opère à l'instant même. Gazzaley peut voir (comme je l'ai vu) là où le cerveau fait feu et avec quelle force, et associer ses observations à ce que nous savons de ces régions du cerveau et de leurs fonctions neurologiques. Voici ce qu'il m'en a dit: «On se concentre sur les processus requérant l'attention – la façon dont on dirige ses ressources limitées là où on les veut et quand on le veut. Lorsque ces aptitudes déclinent, on voit toutes sortes de problèmes mentaux faire surface, du TDAH et de la dépression à l'autisme et même à la maladie d'Alzheimer.» Gazzaley a passé les dernières années à fabriquer son Glass Brain en découvrant comment mettre le cerveau à l'épreuve exactement de la bonne manière. Pour un neuroscientifique comme moi, c'était exaltant d'aller dans les coulisses de son laboratoire privé à but lucratif. Je sentais que j'assistais à la naissance d'une médecine du cerveau novatrice. J'ai maintenant une tout autre perspective des jeux vidéo, du fait qu'ils pourraient bien devenir sous peu des dispositifs médicaux.

Le Dr Gazzaley m'a rappelé ceci : « L'expérience influence la neuroplasticité. En nous basant sur les faits relatifs à cette dernière, nous pouvons créer des expériences ciblées et assez fortes pour opérer des changements importants dans le cerveau qui serviront à améliorer et à protéger les fonctions cérébrales.» Ses travaux ne sont pas passés inaperçus. On les a soulignés pour la première fois en 2013 dans la revue *Nature*, dans laquelle il a rapporté que l'une de ses études avait démontré qu'un jeu conçu de manière à traiter un déclin cognitif précis – dans ce cas, le multitâche chez les personnes âgées – peut s'avérer efficace[12]. Le plus incroyable a été de découvrir qu'après que les participants eurent joué à NeuroRacer trois fois par semaine pendant un mois, ils avaient amélioré leur capacité en multitâche au-delà du niveau de gens dans la vingtaine qui y avaient joué une seule fois. Et ces améliorations s'observaient encore six mois plus tard sans que les gens se soient remis à jouer. L'équipe de Gazzaley a fait subir une batterie de tests cognitifs aux participants avant et après leur entraînement. Certaines aptitudes cognitives n'étant pas précisément ciblées par le jeu se sont améliorées et se sont maintenues, comme la mémoire à court terme et une attention soutenue. Ces aptitudes sont importantes pour accomplir des tâches quotidiennes, comme gérer le courrier et les factures, ainsi que planifier et cuisiner des repas.

Gazzaley serait d'accord pour dire que nous ne devrions pas vanter à outrance le pouvoir qu'ont les jeux d'améliorer la cognition. Les jeux vidéo ne seront jamais une panacée assurée, et il y aura toujours des représentants de commerce sans scrupules pour en vendre à l'aide de fausses déclarations. Quand j'ai demandé à Gazzaley quelle était « la » chose que tout le monde pouvait faire pour préserver ses fonctions cérébrales et se prémunir contre le déclin cognitif, il m'a donné le conseil qui suit, que vous aurez sûrement déjà entendu : « Menez une vie riche, active, dynamique et complexe. » Comment lui donner tort ! Gazzaley est en train de développer de multiples jeux soumis à de rigoureux essais cliniques ; il espère qu'un jour les jeux homologués par la FDA se retrouveront sur le marché et seront considérés comme aussi importants que n'importe quel médicament.

UN BUT PRÉCIS DANS LA VIE

Ma mère, Damyanti, fait partie de mes héros. Elle a toujours vécu en poursuivant son but dans la vie et elle s'est évertuée à nous l'inculquer, à mon frère cadet et à moi. Ma mère doit sa motivation à la misère dans laquelle elle a grandi. À cinq ans, elle a été forcée de fuir une région du monde qui porte aujourd'hui le nom de Pakistan. C'était à l'époque de la partition sanglante du sous-continent indien. Avec sa famille, ma mère s'est jointe à l'une des migrations humaines parmi les plus grandes de l'Histoire. Après son arrivée en Inde, elle y a vécu en réfugiée pendant les années qui ont suivi, et a lutté pour sa survie. Les gens qui vivaient dans ces camps de réfugiés n'avaient pas le luxe de nourrir de l'espoir, des rêves et des aspirations. Malgré tout, sa mère (ma grand-mère), Gopibai Hingorani, une femme qui n'avait fait que les quatre premières années du primaire, lui a dit qu'elle allait veiller à ce que sa fille reçoive quelque chose que personne ne pourrait jamais lui enlever : une éducation.

J'en ai encore des frissons en imaginant une jeune fille prisonnière d'un camp de réfugiés à qui l'on a dit qu'elle allait un jour devenir quelqu'un. En tenant sa promesse, ma grand-mère a initialement transmis à ma mère un but dans la vie. Ma mère a fait des études d'ingénierie en Inde et est passée à l'histoire en devenant la première femme ingénieure du pays. Or, ce n'était que le début de sa vie dans un monde d'hommes. Après avoir lu une biographie de Henry Ford, elle s'est mise à rêver de travailler pour l'entreprise qu'il avait bâtie. Encore une fois, mes grands-parents ont rendu cela possible. En utilisant leurs économies de toute une vie, ils ont envoyé ma mère aux États-Unis en 1965. À vingt-quatre ans, elle est devenue la première femme à se faire engager comme ingénieure à la Ford Motor Company.

Mes parents sont maintenant à la retraite en Floride, mais ils se tiennent actifs en jouant souvent au bridge, faisant du karaoké et voyageant. Ma mère passe beaucoup de temps en compagnie de ses cinq petites-filles, à leur enseigner la valeur d'une vie qui a un sens. Grâce à mes parents, j'ai commencé à étudier la valeur objective d'un but précis dans la vie d'un point de vue médical. Au cours des deux dernières décennies, des dizaines d'études ont démontré que les personnes âgées qui ont un but précis dans la vie risquent moins de développer une kyrielle de problèmes de santé – du trouble cognitif léger et de la maladie d'Alzheimer aux invalidités et aux infarctus en passant par les AVC. Par ailleurs, elles ont plus de chances de vivre plus vieilles que celles qui n'ont pas de profondes aspirations. En fait, si vous avez actuellement un but précis dans la vie, il pourrait réduire de 20 pour cent vos risques de démence. Certaines recherches s'avèrent révélatrices. En 2017, la revue *JAMA Psychiatry* a publié une étude d'Harvard démontrant que les personnes âgées ayant un grand but dans la vie tendent à garder la poigne plus ferme et le pas plus rapide[13]. Cette façon de mesurer pourrait nous paraître surprenante, mais il y a longtemps que ces caractéristiques indiquent à quelle vitesse les personnes vieillissent. Vous seriez surpris de connaître la corrélation entre la rapidité de votre pas et celle à laquelle vous vieillissez. Si vous parvenez à vous lever du plancher sans l'usage de vos mains, voilà un autre grand prédicateur de santé.

L'explication de l'élan que confère un but précis dans la vie a elle aussi du sens. Avec un tel but, vient la motivation à rester actif physiquement et à mieux prendre soin de soi. En retour, elle aide les gens à gérer leur stress et à moins risquer de subir de dangereuses inflammations. Des autopsies effectuées sur des octogénaires nous ont également révélé que ceux qui avaient trouvé un sens à leur vie avaient subi beaucoup moins d'infarctus microscopiques, qui constituent de petites régions de tissus nécrosés résultant d'un blocage de la circulation sanguine[14]. Or, ces infarctus accroissent les risques d'AVC et de démence.

Un but précis dans la vie vous aidera également à conserver votre neuroplasticité et votre réserve cognitive. Ce but s'accompagne d'un amour de la vie et de toutes les expériences qu'elle offre. Il freine aussi la dépression, qui peut s'avérer courante dans la vieillesse et qui constitue un énorme facteur de risque de déclin mnémonique, d'AVC et de démence. Je devrais ajouter que l'on entend souvent le mot *ikigai* au Japon, surtout à Okinawa, où certaines populations souffrent incroyablement peu de démence. Traduit approximativement, ce mot a trait à votre raison d'être. J'y vois la chose qui me donne envie de sauter en bas de mon lit le matin. Nous aurions tous intérêt à déterminer notre *ikigai*, car il constitue notre rappel quotidien du but précis de notre vie ici-bas. Et nous ne pouvons oublier que ce but s'accompagne d'optimisme. En 2018, un rapport émanant du Global Council on Brain Health indiquait que l'optimisme compte parmi les éléments importants du bien-être mental, dont font aussi partie l'acceptation de soi, le dynamisme et les relations positives[15].

ENTRER DANS LE FLUX

Il existe bien des façons de rester dans le coup et de poursuivre son but dans la vie. Comme nous l'avons vu dans le présent chapitre, vous n'avez pas à occuper un emploi. Vous pouvez suivre un cours pour apprendre quelque chose de nouveau, faire du bénévolat, enseigner, fréquenter une bibliothèque, vous adonner à vos passe-temps, entretenir de bonnes relations avec vos voisins, transformer votre jardin en sanctuaire – tout ce qui vous procure joie et satisfaction, et accorde un sens à votre vie. Il importe aussi de trouver des activités, qui vous garderont dans le « flux ». Depuis plus de quatre décennies, le théoricien de la société Mihály Csíkszentmihályi (prononcé mi-haï, tchich-sènt-mi-haï) étudie le concept de ce qu'il nomme le *flow*, et qui est devenu un pilier de la recherche en psychologie positive[16].

Nous avons tous fait l'expérience d'être « dans le moment présent », « dans le sillon » ou « en feu ». Flux ou *flow* est le terme employé pour décrire ce phénomène. Il signifie que l'on s'immerge entièrement dans une activité, sans en être distrait ni se retrouver agité. On est profondément concentré, animé d'une énergie intense. On n'est pas nécessairement stressé ; on peut plutôt se sentir merveilleusement détendu tout en étant mis à l'épreuve ou sous pression. De nombreux domaines ont reconnu le concept du flux (ou état de flux), y compris l'ergothérapie, les arts et le monde des sports. Il se peut que Mihály Csíkszentmihályi nous ait récemment fourni ce terme populaire, mais ce concept existe depuis des millénaires sous le couvert d'autres expressions, notamment dans certaines religions orientales.

Or, vous ne pouvez pas intégrer le flux sans un but précis dans la vie. Rappelez-vous la dernière fois que vous avez été en état de flux. Que faisiez-vous alors ? Il y a combien de temps de cela ? Avec qui vous trouviez-vous ? Je vous encourage à mettre ces expériences par écrit. Il se pourrait qu'elles vous inspirent aujourd'hui le désir de trouver de nouveaux chemins vers le flux.

CHAPITRE 6

Le besoin de sommeil et de détente

Les hommes dans leur sommeil travaillent fraternellement au devenir du monde.
— HÉRACLITE D'ÉPHÈSE

À quel point avez-vous bien dormi la nuit dernière? Vous rappelez-vous avoir rêvé? Avez-vous dormi à poings fermés? Avez-vous besoin d'un réveille-matin pour vous tirer du sommeil? Or, si vous ne dormez pas bien, vous n'êtes pas le seul. Les deux tiers de ceux qui vivent dans le monde moderne et développé souffrent d'un manque chronique de sommeil. Ils sont des dizaines de millions dans ce cas. Comme je l'ai mentionné dans la première partie, j'ai grandement sous-estimé la valeur du sommeil beaucoup trop longtemps et j'aimerais pouvoir récupérer toutes ces heures – probablement même des années – perdues. Aujourd'hui, le sommeil vient presque en tête de ma liste de priorités.

Le sujet du sommeil a fait l'objet d'énormément de désinformation. Les gens qui vous disent pouvoir bien fonctionner avec seulement quatre heures de sommeil par nuit ne savent pas de quoi ils parlent[1*]. Et s'ils dorment aussi peu, ils risquent beaucoup plus d'avoir toutes sortes de problèmes de santé[1]. Le sommeil inadéquat chronique augmente les risques de souffrir de démence, de dépression et de troubles de l'humeur, de problèmes d'apprentissage et de mémoire, de maladie cardiaque, d'hypertension, d'embonpoint et d'obésité, de diabète, de blessures

1* Un très faible pourcentage de gens ont un gène qui réduit leur besoin de sommeil (ADRB1), une rare mutation génétique. Ces personnes fonctionnent normalement en n'ayant dormi que de quatre à six heures. Nous ne disposons toutefois pas de données recueillies sur une longue période pour documenter ce phénomène, et la vaste majorité des gens n'ont pas ce qu'il faut pour dormir aussi peu, même s'ils « s'entraînent » à se réveiller tôt.

dues à une chute et du cancer. Il est même susceptible d'engendrer des troubles du comportement, amenant la personne à se concentrer sur les informations négatives dans ses prises de décision. Le manque de sommeil ne constitue pas une marque d'honneur ni d'intégrité. Si vous croyez que le fait de vous lever à 4h après vous être couché à minuit améliorera vos chances de succès, détrompez-vous. Aucune donnée ne démontre que les gens qui réussissent bien dans la vie dorment moins, malgré la tendance parmi les célébrités et les entrepreneurs à chanter les vertus de se réveiller au chant du coq. On ne peut pas leurrer son horloge biologique. J'espère que, dès lors que vous aurez compris quelle importance revêt le sommeil, vous commencerez à lui accorder la priorité. Nous avons tous besoin de faire des nuits de sept ou huit heures. Et pourtant, les Américains dorment en moyenne moins de sept heures par nuit – environ deux heures de moins qu'il y a un siècle. Le Dr Matthew Walker, professeur de neurosciences et de psychologie à l'université de la Californie à Berkeley, compte aujourd'hui parmi les pionniers de la recherche dans le domaine du pouvoir du sommeil[2]. Il disait autrefois que le sommeil est le troisième pilier d'une bonne santé, en plus d'une saine alimentation et de l'exercice. Cependant, compte tenu de ses dernières découvertes quant au fait que le sommeil favorise la santé du cerveau et du système nerveux, il enseigne maintenant que le sommeil est la chose la plus efficace que l'on puisse faire pour réinitialiser son cerveau et son corps, et vivre longtemps en bonne santé. Comment pourrait-il en être autrement d'une activité à laquelle on consacre l'équivalent d'environ vingt-cinq années ?

Contrairement à la pensée populaire, le sommeil ne constitue pas un état d'oisiveté neuronale. Il s'agit d'une phase critique durant laquelle le corps se restaure de diverses manières qui influencent en définitive chaque système, allant du cerveau au cœur, en passant par le système immunitaire et la régulation du métabolisme. Il est normal que le sommeil change avec l'âge, mais il n'est pas normal qu'il diminue de qualité par le fait même. Bien que les troubles de l'endormitoire comme l'apnée du sommeil et le réveil précoce deviennent plus courants avec l'âge, il est souvent possible d'y remédier en apportant des changements au mode de vie qui améliorent la qualité du sommeil.

L'apnée du sommeil, qui affecte des millions de personnes, est attribuable à l'affaissement des voies respiratoires durant le sommeil ; des muscles situés à l'arrière de la gorge ne permettent pas de garder ces voies ouvertes. Il en résulte une fréquente interruption de la respiration, ce qui amène le sommeil à se fragmenter. Le sommeil sans rêves et un fort ronflement en sont des indicateurs clairs. Il est possible de traiter l'apnée du sommeil à l'aide d'un appareil de ventilation en pression positive continue (VPPC) qu'on porte durant le sommeil. Étant donné qu'un excédent de poids peut aussi exacerber l'apnée du sommeil, les gens qui font de l'embonpoint obtiennent souvent un soulagement après avoir maigri et peuvent ne plus avoir besoin de ventilation en PPC.

MYTHE : Le corps cesse de fonctionner durant le sommeil. Un léger manque de sommeil n'est pas très grave, et le cas échéant, il est possible d'en récupérer durant le week-end.

VÉRITÉ : Le sommeil est tout sauf une perte de temps. C'est endormi que le corps répare ses tissus, enrichit sa mémoire et même grandit. Le manque de sommeil aura des conséquences à court et à long terme sur votre santé, et vous ne pourrez pas nécessairement le rattraper plus tard en faisant la grasse matinée durant le week-end ou en prenant de longues vacances à dormir.

LES SOMNIFÈRES

Le sujet du sommeil y inclus la raison de son existence est demeuré un mystère jusqu'aux dernières décennies. Il y a quelques générations seulement, on n'avait jamais entendu parler de somnifères, mais aujourd'hui, ce domaine d'études hautement respecté continue de nous en apprendre sur l'importance du sommeil relativement à la santé et au bien-être. Si le sommeil était sans importance, il n'y aurait pas autant de créatures qui dormiraient ; même les plus simples d'entre elles, y compris les mouches et les vers, ont besoin de dormir. Or nous, les mammifères, semblons en dépendre tout particulièrement. Les rats qu'on oblige à rester éveillés meurent en un mois environ, et parfois en quelques jours.

La qualité et la quantité de sommeil que nous nous accordons exercent sur nous une influence étonnante. Notre corps n'appuie pas momentanément sur la touche de pause durant notre sommeil. Il s'agit plutôt d'un bouton de réinitialisation, car le sommeil constitue une phase de régénération indispensable. Des milliards de tâches moléculaires s'effectuent durant notre sommeil sur le plan cellulaire, afin de veiller à ce que nous puissions vivre une journée de plus. Un sommeil suffisant nous garde alertes d'esprit, créatifs, attentifs et capables de traiter rapidement des informations. Des études ont prouvé hors de tout doute que les habitudes de sommeil dominent en définitive tout ce qui nous concerne – notre appétit, la rapidité de notre métabolisme, la résistance de notre système immunitaire, notre perspicacité, l'efficacité de notre gestion du stress et de notre apprentissage, ainsi que notre efficience à consolider nos expériences de vie dans notre cerveau et à garder en mémoire. Le fait de dormir tout au plus six heures durant une nuit réduira le lendemain notre agilité d'esprit d'environ un tiers et risquera même de nuire à notre capacité de conduire une voiture ou d'opérer de la machinerie.

Il y a plusieurs années, j'ai rencontré le Dr William Dement au Sleep Research Center de l'université Stanford, qui fait partie de sa faculté de sciences et de médecine. On se plaît à le dire père de la médecine du sommeil. Il a commencé à étudier le sommeil dans les années 1950, lorsque peu de gens se rendaient compte de l'ampleur des connaissances à acquérir à ce propos. Le Dr Dement n'a pas tardé à découvrir que le sommeil est complexe et comporte de nombreuses variables inconnues. À l'été 1970, il a ouvert la première clinique de traitement des troubles du sommeil et le premier laboratoire du sommeil au monde afin d'y étudier son sujet de prédilection et d'y traiter le pire problème de ses patients : l'apnée obstructive du sommeil

(AOS). Ce syndrome survient lorsque les tissus situés à l'arrière de la gorge s'affaissent, causant ainsi l'obstruction des voies respiratoires. Il est attribuable à l'embonpoint, à des amygdales protubérantes ou simplement à la structure gutturale. La personne souffrant d'apnée du sommeil cesse de respirer de dix secondes à une minute ou plus, ce qui entraîne une diminution de l'oxygénation du sang et exige du cœur un effort supplémentaire. Ces microréveils peuvent se produire des centaines de fois par nuit, causant ainsi la fragmentation du sommeil et empêchant la personne de passer par tous les cycles du sommeil, qui incluent le plus restaurateur d'entre eux : le sommeil profond. De nos jours, l'AOS est incroyablement répandue, affectant environ 20 pour cent des Américains adultes. Or, selon l'American Academy of Sleep Medicine, il y a jusqu'à neuf sur dix de ces personnes chez qui ce problème n'est pas diagnostiqué[3]. Elle est plus courante parmi les hommes de cinquante ans ou plus (affectant 24 pour cent des hommes, comparativement à 9 pour cent des femmes). Ce problème peut accroître les risques de maladie cardiaque, de diabète, d'AVC et de cancer. Il augmente également les risques d'accident de voiture et amoindrit la qualité de vie en général, surtout à cause de l'épuisement et d'un manque d'énergie durant la journée. Il existe bien sûr des traitements, mais le secret réside évidemment dans le diagnostic.

Le Dr Dement a depuis étudié toutes les dimensions du sommeil, de l'importance d'un sommeil adéquat aux dangers d'un manque de sommeil. Ses réalisations ont pavé la voie aux recherches modernes sur le sommeil. Elles permettent de vraiment examiner ce qui se passe dans le cerveau lorsque nous fermons les yeux et que nous lâchons prise. Par exemple, nos cycles hormonaux comptent parmi les dimensions du sommeil auxquelles nous devrions plus prêter attention et qui influencent notre bien-être de façon particulière. Chacun de nous, homme ou femme, possède un rythme circadien – incluant son cycle sommeil-éveil, l'augmentation et la diminution des hormones, ainsi que les fluctuations de température corporelle –, qui suit entièrement le jour solaire. Il se répète environ toutes les vingt-quatre heures, mais si votre rythme n'est pas correctement synchronisé avec le jour solaire, vous ne vous sentirez pas tout à fait en forme. Si vous avez traversé des fuseaux horaires et vous souffrez du décalage horaire, vous souffrez alors – souvent cruellement – d'un dérèglement de votre rythme circadien.

Celui-ci se règle sur les habitudes de sommeil. Le rythme sain régit une sécrétion normale des hormones, de celles associées à la faim à celles liées au stress et à la guérison cellulaire. Nos principales hormones de la faim, la leptine et la ghréline, par exemple, orchestrent le processus de nos habitudes alimentaires. La ghréline nous fait savoir que nous devons manger, et la leptine, que nous sommes rassasiés. Vous êtes-vous déjà demandé pourquoi vous aviez tout à coup faim juste avant d'aller vous coucher ? Sur le plan biologique, cela n'a aucun sens, puisque vous êtes sur le point de vous endormir. Il s'agit probablement d'un dérèglement de votre rythme circadien. La science qui a rendu ces hormones digestives populaires ces temps-ci est renversante : nous avons maintenant des données démontrant qu'un sommeil inadéquat crée le déséquilibre de ces deux hormones et affecte tant la faim que l'appétit. Dans une étude bien connue, on a noté que l'appétit des participants qui n'avaient dormi que quatre heures par nuit pendant deux nuits consécutives augmentait de 24 pour cent, et que ces gens optaient pour des gourmandises à haute teneur calorifique, des collations salées et riches en féculents[4]. Probablement parce que le corps cherche à gagner rapidement de l'énergie sous la forme de glucides, qu'on trouve trop facilement dans les aliments transformés et raffinés. Et nous savons tous à quoi peut mener une surconsommation de glucides : une prise de poids. Or, ce poids excédentaire affecte le métabolisme et accroît les risques de souffrir d'un déclin cognitif.

MYTHE : Plus on vieillit, moins on a besoin de sommeil.

VÉRITÉ : Bien que nos schémas de sommeil changent avec l'âge – nous avons tendance à nous endormir et à rester endormis moins bien qu'étant jeunes –, notre besoin de sommeil demeure constant tout au long de l'âge adulte.

On a écrit des livres entiers sur la valeur du sommeil, mais je vais souligner plus particulièrement l'importance du sommeil pour la santé du cerveau et les fonctions cérébrales.

LE CERVEAU BIEN REPOSÉ EST EN BONNE SANTÉ

Des études initiales relatives au sommeil ont permis d'évaluer son incidence sur la mémoire. Au début du 20e siècle, les psychologues John G. Jenkins et Karl M. Dallenbach, de l'université Cornell, étaient parmi les premiers scientifiques à mener des expériences pour déterminer le rôle du sommeil dans l'amélioration de la mémoire et à documenter leurs résultats. À l'époque, on ne savait pas vraiment si le sommeil avait un lien avec la mémoire, mais ces chercheurs prescients ont résolu de tester et de quantifier le rapport entre le sommeil et la façon dont on se rappelle des faits. En recrutant des étudiants qui n'avaient pas la moindre idée du but et des questions qui sous-tendaient l'expérience, ils leur ont donné des listes de syllabes dépourvues de sens à mémoriser soit le matin, soit juste avant de se coucher. Une, deux, quatre et huit heures plus tard, on testait le souvenir qu'ils en avaient gardé. Lorsque les étudiants apprenaient les listes le soir, ils dormaient entre le moment où ils les mémorisaient et celui où ils devaient se remémorer les syllabes ; dans l'autre cas, ils étaient éveillés durant le même intervalle. D'après vous, qui réussissait le mieux à se rappeler les syllabes ? Réponse : le groupe qui dormait entre les tests. En fait, il vaudrait peut-être mieux parler d'un processus d'oubli plus lent. Or, au fil des ans, on a répété cette étude de nombreuses manières différentes. L'article très important de Jenkins et de Dallenback paru en 1924 dans l'*American Journal of Psychology* a préparé le terrain à des recherches qui se poursuivent. (Un fait intéressant : on utilise le terme anglais *oblivescence* pour décrire le processus d'oubli, dans ce cas-ci durant le sommeil[5] ; *obliviscor* signifie « oublier » en latin.)

Des scientifiques ont suggéré plusieurs façons dont la privation de sommeil crée un « brouillard mental » presque universel qui rend difficile la concentration ou le rappel de faits importants. L'une des théories les plus récentes portant sur la mémoire et le sommeil laisse entendre que le sommeil favorise le triage des souvenirs importants pour veiller à encoder dans le cerveau les événements les plus marquants. Le sommeil est essentiel à la consolidation des souvenirs et à leur archivage en vue de leur remémoration ultérieure. Des recherches ont démontré que de brèves poussées d'activité cérébrale durant le sommeil profond, appelées fuseaux du sommeil, déplacent les souvenirs récents (y compris ce qui a été appris au cours de la journée) de l'hippocampe, l'espace de rangement à court terme, au néocortex, le « disque dur »[6]. Autrement dit, le sommeil fait le ménage de l'hippocampe de sorte qu'il intègre de nouvelles informations qu'il traitera par la suite. Sans sommeil, cette organisation mnémonique ne peut s'effectuer. En plus d'affecter la mémoire, le manque de sommeil nous empêche de traiter les informations en général. Ainsi, non seulement nos facultés mnémoniques en souffrent, mais nous sommes incapables d'*interpréter* les informations reçues – de les assimiler.

La perte de sommeil pourrait-elle nous causer des problèmes de mémoire irréversibles ? Voilà une bonne question, sur laquelle la science se penche enfin. Une étude alarmante menée en 2013 nous a fait découvrir que les adultes plus âgés dont le sommeil est fragmenté étaient plus enclins à développer la maladie d'Alzheimer[7]. Leur taux de déclin cognitif était également plus élevé que chez les gens qui dormaient bien la plupart du temps. Même si nous savions qu'un mauvais sommeil chronique était couramment associé à des maladies neurodégénératives comme la démence, de récentes données nous ont révélé qu'un mauvais sommeil peut précéder de bien des années le diagnostic de la démence. En d'autres termes, les problèmes de sommeil pourraient constituer un signe avant-coureur. Et le fait de dormir suffisamment à l'heure actuelle peut améliorer nos chances de contrer la démence à l'avenir.

La privation de sommeil engendre un certain nombre d'autres problèmes interreliés. Un article que l'American Heart Association a publié en 2017 a démontré que, chez les gens qui avaient subi une soudaine réduction ou un soudain blocage du flux sanguin au cœur (dû en général à un caillot dans les artères coronariennes ou à la rupture d'une plaque), des nuits de moins de six heures étaient associées à des risques de 29 pour cent plus élevés d'avoir un autre accident coronarien majeur[8]. Une autre étude menée en 2017, auprès de dix-huit mille adultes, a révélé que le fait de dormir moins de six heures par nuit était associé à un accroissement de 44 pour cent des risques chez les personnes prédiabétiques de devenir pleinement diabétiques ; le fait de dormir moins de cinq heures par nuit accroissait ces risques de 68 pour cent[9].

Cette information est d'une grande importance en raison du rapport bien documenté entre le diabète et la santé du cerveau. Vous vous souviendrez que j'ai mentionné dans la première partie que le diabète de type 2 risque d'accroître le déclin cognitif beaucoup plus chez ceux qui en souffrent que chez les autres (qui parviennent à maintenir une glycémie normale). Comme je l'ai également précisé, ce fait a amené certains scientifiques à désigner la maladie d'Alzheimer comme un type de diabète. Lorsque la production d'insuline est défectueuse et que les neurones en particulier ne peuvent utiliser correctement l'insuline pour s'alimenter, la situation est propice au déclin cognitif.

Pour terminer, l'inflammation chronique joue également un rôle. Nous en avons encore beaucoup à apprendre au sujet du rapport entre le sommeil et l'inflammation, mais un ensemble de connaissances montre que le manque de sommeil a pour effet d'accroître l'inflammation. Cela s'avère dans le cas d'une grave privation de sommeil, comme vingt-quatre heures consécutives sans dormir, et d'une privation de sommeil partielle – un manque de sommeil récurrent que nous sommes nombreux à connaître au cours de notre vie nocturne. Une seule nuit de sommeil inadéquat suffit à activer les processus d'inflammation dans le corps, surtout chez les femmes, pour des raisons qui nous échappent encore[10].

Bien qu'il puisse être naturel de ne faire aucun cas d'une mauvaise nuit, il est rare qu'il s'agisse d'une seule, et ces épisodes périodiques d'inflammation s'accumulent jusqu'à nous causer un tort réel. L'une des études longitudinales majeures documentant le lien entre l'inflammation systémique et la neurodégénérescence a été publiée en 2017 par un grand groupe de chercheurs issus de multiples établissements, y compris les universités Johns Hopkins, Baylor et du Minnesota et la Mayo Clinic[11]. Elle était fondée sur l'étude continue *The Atherosclerosis*

Risk in Communities (ARIC) 1987-1996, ayant pour but de déterminer les facteurs de risque de l'athérosclérose en suivant plus de 15000 personnes issues de quatre collectivités. L'étude de 2017 mesurait les marqueurs biologiques de l'inflammation au sein d'un groupe de 1 633 participants âgés en moyenne, au début, de cinquante-trois ans. Les chercheurs les ont suivis pendant vingt-quatre ans, en évaluant leur mémoire et le volume de leur cerveau au fil des ans. Les participants au degré d'inflammation le plus élevé au départ risquaient davantage de subir une atrophie de leur cerveau. En fait, leur zone de souvenirs était 5 pour cent plus petite en comparaison avec celle des participants chez qui les marqueurs d'inflammation étaient plus faibles au lancement de l'étude. Or, bien qu'un taux de 5 pour cent puisse paraître insignifiant, n'allez pas croire qu'il s'agisse d'un phénomène linéaire. Même le déclin d'un petit pourcentage du cerveau affecte la capacité de réfléchir et de se rappeler les choses. Chez les gens dont le cerveau s'était atrophié, leur capacité à se rappeler les mots s'avérait beaucoup plus faible que chez ceux dont le volume du cerveau s'était maintenu. Ces découvertes en disent long et communiquent un message persuasif aux jeunes qui n'arrivent pas à voir en quoi leurs habitudes pourraient affecter leur capacité à long terme à garder leur cerveau en bon état. Chaque nuit de sommeil compte.

LE CYCLE DE RINÇAGE

Parmi les découvertes les plus récentes et les plus captivantes sur le sommeil, se trouve celle de ses effets sur le « rinçage » du cerveau. Le corps élimine les débris et les fluides des tissus par le truchement du système lymphatique. La lymphe constitue le fluide incolore qui circule dans les vaisseaux spécialisés transportant les débris toxiques et cellulaires. Ce liquide est filtré durant son passage à travers les nœuds lymphatiques. La lymphe en tant que telle retourne ensuite dans la circulation sanguine. Les scientifiques ont longtemps cru que le cerveau ne possédait pas de système lymphatique et dépendait plutôt de la lente diffusion des débris provenant des tissus cérébraux dans le liquide céphalorachidien (LCR). Jusqu'à la parution d'un article réécrivant le récit scientifique.

MYTHE : Il n'y a rien de mal à utiliser des somnifères. Ils aident à s'endormir plus vite et à dormir plus longtemps.

VÉRITÉ : Presque tous les somnifères, sous ordonnance ou non, vous aideront à vous endormir plus rapidement, mais ils ne vous permettront pas de jouir d'un sommeil aussi réparateur que le sommeil naturel. Certains accroissent même les risques de déclin cognitif et de démence. Les benzodiazépines (ex. : Valium ou diazépam, Xanax ou alprazolam), que l'on prescrit souvent pour contrer l'insomnie et l'anxiété, créent une dépendance et ont été associées au développement de la démence. Des études cliniques ont démontré que d'autres sédatifs, comme Ambien et Lunesta, nuisent à la réflexion et à l'équilibre. Et l'on a relié les médicaments courants comme les anticholinergiques (ex. : Benadryl, Nyquil, les formules « PM ») à un risque plus élevé de développer la maladie d'Alzheimer. Ces somnifères ont la propriété chimique de bloquer l'acétylcholine, le neurotransmetteur essentiel au traitement de la mémoire et à l'apprentissage, et qui se trouve en moins grande quantité chez les patients atteints d'alzheimer, dont la concentration et les fonctions cérébrales sont affaiblies. En fait, le donépézil (ou Aricept, prescrit contre cette maladie) est un *inhibiteur* de la cholinestérase, c'est-à-dire qu'il inhibe l'enzyme responsable de la dégradation de l'acétylcholine.

En 2012, Jeffrey J. Iliff et son équipe de l'Oregon Health & Science University (OHSU) ont publié une description des fonctions autonettoyantes du cerveau permettant d'en éliminer les déchets[12]. Leurs recherches ont enflammé un nouveau champ d'exploration de la voie de drainage que l'on désigne maintenant comme le système glymphatique.

Un an plus tard, un autre article d'Iliff et de deux collègues, les Dres Lulu Xie et Maiken Nedergaard, de la faculté de neurochirurgie de l'université de Rochester, a établi que le système glymphatique entre en suractivité durant la nuit, ce qui suggère que le sommeil prépare le terrain à un genre de purification ou de lavage[13]. Et le non-retrait de ces toxines cérébrales pourrait augmenter les risques de développer la démence. Exactement comme la privation d'une nuit de sommeil pourrait attiser les réactions inflammatoires, une nuit de mauvais sommeil peut être associée à l'accumulation de bêta-amyloïde, la protéine du cerveau associée à la maladie d'Alzheimer[14]. Par ailleurs, des données révèlent maintenant un rapport entre de hauts taux d'amyloïdes dans le cerveau et l'incidence de dépression, comme c'est notamment le cas chez ceux qui souffrent de dépression majeure qui ne répond à aucun traitement[15]. L'équipe de l'université de Rochester a démontré que le débit du liquide céphalorachidien qui coule à travers le cerveau des souris augmentait de manière considérable seulement durant leur sommeil[16]. Ce fluide, qui se trouve dans le cerveau et la moelle épinière, irrigue le système nerveux central, le protège et élimine les déchets. L'équipe de Rochester a émis l'hypothèse que ce flux fonctionnerait comme le système lymphatique dans le corps, drainant les tissus des produits de détérioration cellulaire et des déchets pour leur évacuation éventuelle. Comme le sommeil remet de l'ordre dans notre centre de la mémoire, c'est-à-dire l'hippocampe, il récure aussi les déchets métaboliques du cerveau. Le sommeil exerce deux fonctions : désencombrer et sortir les ordures.

Depuis ces études phares, d'autres ont démontré que le cerveau dispose effectivement d'un « cycle de lavage » qui permet d'éliminer les débris métaboliques, y compris les protéines gluantes qui peuvent contribuer à former les plaques amyloïdes. Le Dr David Holtzman est un neurologue attaché à l'école de médecine de l'université Washington de Saint-Louis. Dans l'une de ses études repères, il a interrompu le sommeil de certaines souris quand leur cerveau aurait normalement commencé à éliminer la bêta-amyloïde[17]. Ces animaux privés de sommeil en sont venus à développer au moins deux fois plus de plaques amyloïdes au cours d'un mois que les autres souris bien reposées. Son équipe a également attesté que la différence entre le taux d'amyloïdes dans le cerveau des souris ayant profondément dormi et celui des souris restées bien éveillées se chiffrait à quelque 25 pour cent. Au fil du temps, ces protéines peuvent s'agglutiner, formant ainsi des plaques amyloïdes. Voyez celles-ci comme des débris dans un caniveau, susceptibles de déclencher l'inflammation et d'accumuler les protéines tau, ce qui risque de détruire les neurones et d'amorcer le développement de la maladie d'Alzheimer.

Un cercle vicieux risque de s'installer avec l'âge entre la capacité du cerveau à s'autonettoyer et celle du corps à dormir. Un article paru en 2014 expliquant le fonctionnement du système glymphatique a démontré que le taux de drainage chez les souris plus vieilles était de 40 pour cent inférieur à celui des plus jeunes[18]. Bien qu'il soit assurément impossible de contrer certains effets naturels du vieillissement, cette information est importante parce que les perturbations du sommeil sont monnaie courante chez les personnes âgées et que l'on en fait peu de cas, sinon aucun. L'objectif principal consiste à découvrir la cause probable du problème. Est-ce d'ordre médical comme l'apnée du sommeil ou l'arthrite ? Ou un effet secondaire de la médication ? Peut-être s'agit-il d'un changement de rythme circadien amenant une personne âgée à tomber de sommeil plus tôt en soirée qu'à l'époque de sa jeunesse, si bien qu'elle va se coucher plus tôt, sans nécessairement dormir toute la nuit.

La D^re^ Kristine Yaffe enseigne la psychiatrie, la neurologie et l'épidémiologie à l'UCSF, où elle dirige le Center for Population Brain Health. Elle s'est fait connaître à l'échelle internationale pour ses études sur le vieillissement cognitif et la démence, et elle siège au Global Council on Brain Health. À sa clinique des troubles de la mémoire, elle entend souvent la même plainte : la difficulté à s'endormir et à rester endormi. Les gens se sentent fatigués toute la journée et ont envie d'une sieste. Lorsque la D^re^ Yaffe a dirigé une série d'études réalisées auprès de plus de 1 300 adultes âgés de soixante-quinze ans ou plus sur une période de cinq ans, elle a signalé que ceux dont le sommeil était perturbé couraient plus du double de risques de développer la démence des années plus tard[19]. La plupart de ces gens souffraient de problèmes affectant leur sommeil, comme les troubles respiratoires du sommeil, l'apnée du sommeil, la perturbation de leur rythme circadien ou des réveils chroniques durant la nuit.

Un autre problème a trait à la maladie d'Alzheimer qui perturbe *en soi* le sommeil. Vous remarquerez probablement ici le dangereux cycle qui risque de s'installer : un mauvais sommeil empêche le cerveau d'éliminer ses propres débris, ce qui amène plus d'amyloïdes à s'y accumuler et à déclencher la maladie d'Alzheimer. Celle-ci détruit toujours plus de neurones et trouble de plus en plus le sommeil. Entre-temps, le manque de sommeil dérègle le rythme circadien, ce qui affecte tant le métabolisme que les taux hormonaux de mélatonine, amine qui aide le corps à dormir. Or, ce dérèglement du métabolisme et des hormones importantes liées au sommeil exacerbe la perturbation de ce dernier, et le cycle se perpétue. À moins qu'il ne soit rompu, les dommages s'aggraveront.

Toutes ces études commencent à démontrer la probabilité d'une relation bidirectionnelle entre le sommeil et le risque de déclin cognitif. La démence ne rend pas simplement le sommeil difficile, un sommeil de piètre qualité risque aussi d'empirer le déclin du cerveau. Il faut poursuivre les recherches, surtout chez les êtres humains, mais la leçon à tirer devrait aller de soi : le sommeil est un remède. Nous en avons besoin pour fonctionner dans la journée et nous restaurer durant la nuit. Avec cette réalité à l'esprit, tournons-nous vers certaines stratégies favorisant un sommeil nocturne de meilleure qualité.

LES DIX GRANDS SECRETS D'UN BON SOMMEIL

1. ***Respectez un horaire et évitez les longues siestes.*** Levez-vous à la même heure chaque matin, y compris la fin de semaine et les jours de congé. Même si beaucoup de gens tentent de changer leurs habitudes durant le week-end afin de récupérer le sommeil perdu pendant la semaine, cela risque de miner leur rythme circadien. Si vous vous couchez tard les vendredis et les samedis soir pour socialiser, puis vous faites la grasse matinée le lendemain, vous souffrirez de « décalage horaire social ». Or, les cycles irréguliers de sommeil comme ceux-là nuisent à la santé. On ne détient encore

aucune preuve des bénéfices d'une sieste pour la santé du cerveau des personnes âgées. Si les siestes vous sont nécessaires, limitez-les à trente minutes en début d'après-midi. De longues siestes plus tard en journée risqueraient de perturber votre nuit. En 2019, on a rapporté dans *Alzheimer's & Dementia* que la nécessité de faire des siestes peut constituer un signe avant-coureur de la maladie d'Alzheimer[20]. Bien entendu, les siestes ne causent pas la maladie comme telle ; la somnolence durant la journée pourrait néanmoins indiquer que certains réseaux cérébraux censés nous garder éveillés sont endommagés. Plus particulièrement, les régions du cerveau qui favorisent l'état de veille dégénèrent à cause de l'accumulation de tau, ce qui peut se produire de manière silencieuse et précoce. Cela peut également expliquer la tendance des gens atteints de cette maladie à multiplier les siestes avant qu'émergent des signes plus classiques d'une maladie qui nuit à la mémoire, comme les oublis et la confusion.

2. ***Ne soyez pas un oiseau de nuit.*** Le meilleur moment pour vous mettre au lit, c'est quand vous vous sentez le plus somnolent avant minuit. Le sommeil lent tend à dominer les cycles du sommeil durant la première partie de la nuit. À l'approche de l'aube, le sommeil rapide, riche en rêves, commence à prendre le dessus. Bien que les deux types de sommeil soient importants et offrent des bienfaits particuliers, le sommeil lent est plus profond et restaurateur que le sommeil rapide. Remarquez que votre heure idéale du coucher changera probablement avec le temps. Plus vous prendrez de l'âge, plus vous vous coucherez tôt et plus vous vous réveillerez tôt, mais votre moyenne d'heures de sommeil ne devrait pas changer.

3. ***Levez-vous avec le soleil.*** Exposez-vous à la lumière naturelle dès que vous sortez du lit afin de régler votre horloge biologique. Tout dans notre biologie et nos neurosciences évolutives atteste l'importance des matinées. Nous sommes faits pour nous lever tôt et absorber les rayons du soleil levant.

4. ***Activez-vous.*** L'activité physique fréquente favorise un bon sommeil ; elle peut aussi vous aider à atteindre et à maintenir un poids idéal, qui pourrait à son tour améliorer votre sommeil.

5. ***Surveillez ce que vous mangez et buvez.*** Évitez la caféine après l'heure du midi (surtout après 14 h), et évitez de manger et de boire trois heures avant de vous coucher afin de ne pas avoir à vous lever pour aller aux toilettes. Un lourd repas du soir risque aussi de s'avérer perturbateur si vous le prenez trop près du coucher. Veillez également à boire de l'alcool avec modération. Bien que l'alcool puisse vous porte à la somnolence, il perturbe les cycles normaux du sommeil et en particulier le sommeil lent, de nature restauratrice.

6. ***Prenez garde aux médicaments.*** Les produits pharmaceutiques, en vente libre ou sous ordonnance, peuvent contenir des ingrédients qui affectent le sommeil. Par exemple, bon nombre d'antinévralgiques contiennent de la caféine. Certains remèdes contre le rhume peuvent contenir des décongestionnants stimulants (comme la pseudoéphédrine). Les effets secondaires de nombreux médicaments courants (comme les antidépresseurs, les stéroïdes, les bêtabloquants et les traitements contre la maladie de Parkinson) peuvent tous aussi amoindrir la qualité du sommeil. Sachez ce que vous prenez, et s'il s'agit de médicaments nécessaires, voyez si vous pouvez les prendre plus tôt en journée, lorsqu'ils auront moins d'incidence sur votre sommeil.

7. ***Optez pour la fraîcheur, la tranquillité et l'obscurité.*** La température idéale pour dormir se situe entre 15 et 20 °C. Dormez dans le noir, et minimisez les sources de lumière à proximité, y compris celle d'un appareil électronique (*voir le secret n° 8*). S'il est impossible de bloquer la lumière dans votre environnement, envisagez d'utiliser un masque de nuit. Si vous vivez en milieu urbain, essayez d'employer un générateur de bruit blanc pour vous protéger de la pollution sonore. Et gardez vos animaux domestiques

hors de votre chambre à coucher. Fermez-leur la porte, surtout s'ils vous dérangent dans votre sommeil en bougeant ou en faisant du bruit.

8. ***Éliminez l'électronique.*** Réservez la chambre à coucher au sommeil, et évitez d'y regarder tout type d'écran, y compris votre téléphone. Presque toutes les sortes de lumière – naturelle ou artificielle; écran de télévision, d'ordinateur ou de téléphone – renferment une lumière bleue susceptible de supprimer la mélatonine, l'hormone nécessaire au sommeil, et de stimuler le système d'alarme dans le cerveau, ce qui porte un double coup dur au sommeil. En 2015, la neuroscientifique Anne-Marie Chang et des collègues ont démontré que les appareils émetteurs de lumière bleue comme les liseuses électroniques amenaient les gens à mettre plus de temps à s'endormir parce qu'ils se sentaient moins fatigués, qu'ils sécrétaient moins de mélatonine (l'hormone incitant à dormir) et que leur horaire circadien était déréglé. En outre, ils étaient moins alertes le lendemain matin que les gens qui lisaient des livres imprimés[21]. L'ennui, c'est que les diodes électroluminescentes (DEL) produisent beaucoup de lumière bleue, et celle-ci est omniprésente dans les télévisions, les téléphones, les tablettes et les ordinateurs. Évitez de vous exposer à la lumière bleue quelques heures avant de vous coucher, afin d'optimiser votre production de mélatonine. Utilisez des ampoules LED aux couleurs plus chaudes (2700 à 3000 K). Si vous avez toujours du mal à vous endormir, songez à porter des lunettes qui filtrent la lumière bleue. Assurez-vous que vos horloges, vos veilleuses, vos rhéostats et le reste utilisent des lumières rouges, ou « à brillance chaude », plutôt que bleues ou vertes. La lumière rouge est la moins susceptible de changer le rythme circadien et d'affecter la production de mélatonine. Procurez-vous une application qui change la couleur de votre écran afin d'éviter de vous exposer à la lumière bleue, surtout si vous aimez lire au lit.

9. ***Adoptez des rituels du coucher.*** Essayez de réserver de trente à soixante minutes à la détente et à la réalisation de tâches qui aideront votre corps à comprendre qu'il sera bientôt l'heure de

s'endormir. Fermez-vous aux tâches stimulantes (comme le travail, ou l'utilisation d'un ordinateur ou d'un téléphone) et livrez-vous à des activités tranquilles, comme la prise d'un bain chaud, la lecture, la consommation d'une tisane ou l'écoute d'une musique apaisante. Faites des étirements ou quelque chose qui vous détendra. Le port de chaussettes pour garder vos pieds au chaud peut aussi faciliter votre endormitoire. Avant de vous coucher, évitez les conversations tendues et tout ce qui pourrait troubler le calme. Évitez également les querelles et les sujets épineux (de toute façon, les problèmes semblent toujours moins graves le matin).

10. ***Sachez reconnaître les signaux d'alarme.*** Si vous avez plusieurs des symptômes mentionnés ci-après, il se pourrait que vous souffriez d'un véritable trouble du sommeil : vous avez du mal à vous endormir ou à rester endormi trois nuits par semaine pendant au moins trois mois ; vous ronflez souvent ; vous êtes somnolent dans le jour ; vous éprouvez des malaises aux jambes avant de vous endormir ; durant votre sommeil, vous mimez vos rêves et vous grincez des dents, ou bien vous vous levez avec un mal de tête ou les mâchoires douloureuses.

Si vous avez mis à l'essai tous ces secrets sans obtenir une bonne nuit de sommeil ou vous passer de somnifères, consultez votre médecin au sujet de votre sommeil. Il se pourrait qu'on vous recommande de subir un examen du sommeil afin de découvrir si vous souffrez d'apnée du sommeil. Cela exigera que vous passiez la nuit dans un laboratoire du sommeil, où l'on sera en mesure de surveiller et d'enregistrer votre sommeil. Ces centres pourraient ne pas être aussi rares que vous le pensez. Bon nombre de petits et de grands hôpitaux offrent ces services.

LES MOMENTS DE REPOS ET DE DÉTENTE DE JOUR

Le sommeil constitue une activité régénératrice, mais il existe une différence entre le sommeil et le repos nécessaire au corps. Nous avons besoin des deux, comme nous devons inclure des activités favorisant le repos et la détente au quotidien afin de rester alertes d'esprit. Notre santé mentale en dépend aussi – et nous savons qu'une meilleure santé mentale est associée à une diminution des risques de démence. Nous n'ignorons pas non plus que le contraire est aussi vrai : des problèmes comme certains types d'anxiété et de dépression pourraient être des symptômes annonciateurs d'un déclin cognitif et de la maladie d'Alzheimer. Il importe donc de les combattre en abaissant son niveau de stress et en acquérant de la résilience.

Je suis un grand adepte de la méditation. Je pratique tous les jours la méditation de type analytique. Je m'y suis mis il y a quelques années après avoir passé du temps avec le dalaï-lama au monastère de Drepung à Mundgod, en Inde. Je dois avouer qu'au début, je n'étais pas chaud à l'idée d'en faire. J'étais terrifié ! La simple pensée de méditer avec Sa Sainteté me rendait anxieux. Mais qui dirait non à la possibilité de méditer avec le dalaï-lama ? J'ai accepté de me joindre à lui tôt un matin à sa résidence privée[22].

Toutes mes insécurités par rapport à la méditation ont fait surface dès l'instant où je me suis assis en tailleur avec lui, les yeux fermés, à essayer de me concentrer sur ma respiration. Au bout de quelques minutes, j'ai entendu sa voix de baryton profonde et caractéristique : « Des questions ? »

En levant le regard, j'ai vu que son sourire s'élargissait et s'assortissait d'un hochement de tête.

« Je trouve ça difficile », lui ai-je dit.

« Moi aussi ! s'est-il exclamé. Après en avoir fait chaque jour pendant soixante ans, ça m'est encore difficile. »

J'ai trouvé à la fois surprenant et rassurant de l'entendre l'admettre. Le dalaï-lama, ce moine bouddhiste et chef spirituel du Tibet, peut lui aussi avoir du mal à méditer.

« Je crois que vous aimerez un type de méditation analytique », m'a-t-il renseigné. Au lieu de me focaliser sur un objet choisi, comme dans la méditation concentrée, je devais réfléchir à un problème que je m'efforçais de résoudre, à un sujet sur lequel j'avais pu lire dernièrement ou à l'un des domaines philosophiques que nous avions abordés lors de nos conversations. Il voulait que je sépare le problème ou la question de tout le reste en l'insérant dans une grande bulle transparente. Avec les yeux fermés, j'ai pensé à quelque chose qui me turlupinait – un problème que je n'arrivais pas tout à fait à résoudre. Quand j'ai placé la représentation de ce problème dans la bulle, plusieurs choses ont commencé à se produire de manière très naturelle.

Le problème se trouvait maintenant directement devant moi, flottant en apesanteur. Dans mon esprit, je pouvais le faire tourner ou le mettre à l'envers. Cet exercice visait à développer une surconcentration. Tandis que la bulle s'élevait, elle se libérait aussi d'autres attaches, comme les facteurs émotionnels subjectifs. Je pouvais visualiser le problème à mesure qu'il s'isolait et se clarifiait.

Il arrive trop souvent que nous laissions des facteurs émotionnels dissociés du problème nous voiler les solutions pratiques et astucieuses que nous avons sous le nez. Or, cela peut se révéler désolant et frustrant. Sa Sainteté m'a dit qu'au moyen de la méditation analytique, il est possible d'utiliser la logique et la raison pour mieux cerner la question qui se pose, la séparer d'éléments non pertinents, éliminer le doute et mettre les réponses en surbrillance. C'était simple et sensé. Et le plus important pour moi, c'est que cela fonctionnait.

En tant que neuroscientifique, je ne me serais jamais attendu à ce qu'un moine bouddhiste, même le dalaï-lama, m'enseigne à mieux incorporer la déduction et la pensée critique dans ma vie, mais c'est précisément ce qui s'est produit. Cela m'a transformé, et je m'en porte mieux. Je pratique la méditation analytique chaque jour. Les deux premières minutes, durant lesquelles je crée une bulle de pensée que je laisse flotter au-dessus de moi, sont encore les plus ardues. Après cela, j'atteins ce qu'on peut le mieux décrire comme un état de *flow* typique, dans lequel de vingt à trente minutes s'écoulent facilement. Je suis plus convaincu que jamais que la méditation analytique pourrait réussir même aux plus grands des sceptiques.

Pendant les Fêtes, j'ai passé autant de temps que possible à communiquer les enseignements du dalaï-lama à mes proches et à mes amis, ainsi qu'à leur apprendre les principes fondamentaux de la méditation analytique. C'était le cadeau que je désirais le plus leur faire – et vous faire maintenant. Cet ingrédient vous permettra de vous accorder un repos primordial au cours de la journée, qui se distingue du sommeil.

Les pratiques de pleine conscience gagnent en popularité. En 2018, les Centers for Disease Control and Prevention (CDC) ont publié un rapport mentionnant qu'entre 2012 et 2017, la participation au yoga s'est accrue de 50 pour cent, passant d'un taux de 9,5 pour cent à 14,3 pour cent, et que la pratique de la méditation avait plus que triplé, passant de 4,1 pour cent à 14,2 pour cent des gens[23]. Ces pratiques ont un thème en commun: la présence dans l'instant et l'observation de ce qui se passe dans sa vie. On entend souvent dire de manière anecdotique que les formes de pleine conscience peuvent combattre le stress, mais il importe de savoir que la documentation médicale a amplement corroboré cette idée. Ces habitudes font même leur chemin là où l'on s'y attendrait le moins: en zones de combat militaire. En 2014, par exemple, un groupe de marines a reçu une formation en techniques fondées sur la pleine conscience. Or, on a constaté chez eux, par la suite, une meilleure guérison cardiovasculaire et pulmonaire après une exposition à des simulations d'activité militaire à grand stress[24].

Nul besoin d'être soldat pour profiter de cette formation. Parmi les effets de la pleine conscience applicables à tous, mentionnons la réduction du taux de cortisol, l'hormone du stress, dans le sang. Durant l'une des études les plus exhaustives et les mieux connues du domaine, une méta-analyse publiée dans le *Journal of the American Medical Association* (*JAMA*) passait en revue tous les essais cliniques pertinents sur le sujet, nous permettant de découvrir que la pleine conscience réduit considérablement l'anxiété, la dépression et la douleur[25]. Une autre méta-analyse portait sur l'effet de la méditation transcendantale, un type de pratique méditative impliquant l'usage d'un mantra. Elle a été réalisée auprès de 1 295 participants à seize études[26]. Cette méta-analyse a également démontré que cette pratique diminuait de beaucoup l'anxiété, en particulier chez les gens initialement très angoissés.

La méditation possède une longue histoire bien documentée dont on n'a reconnu la validité scientifique que tout récemment. Les chercheurs commencent enfin à comprendre combien elle peut influencer le processus de vieillissement. Cette reconnaissance est née en 2005, lorsque le Massachusetts General Hospital de l'université Harvard a publié une étude au moyen de l'imagerie démontrant que des régions particulières du cortex cérébral, y compris la région préfrontale, étaient plus épaisses chez les personnes qui méditaient souvent[27]. Depuis lors, de nombreuses études de suivi menées par le même groupe et d'autres dans le monde entier ont démontré que les gens au « cerveau épais » ont tendance à être plus intelligents et à avoir une meilleure mémoire. Ces régions du cortex cérébral favorisent l'attention et le traitement sensoriel, et servent à la planification d'actions cognitives complexes.

La présumée réponse de relaxation que l'on obtient au moyen de la méditation peut aussi s'obtenir au moyen de diverses formes de yoga, de tai-chi, d'exercices de respiration, de relaxation musculaire progressive, d'imagerie guidée et même de prières répétitives. Si la respiration profonde est aussi efficace, c'est notamment parce qu'elle déclenche une réponse du système nerveux parasympathique, contrairement à une réponse du système sympathique, qui est sensible au stress et à l'anxiété. En présence de stress, le système nerveux sympathique se met en action, et il en résulte des montées des hormones du stress, à savoir le cortisol et l'adrénaline. Le système nerveux parasympathique peut plutôt déclencher une réponse de relaxation, et la respiration profonde compte parmi les moyens les plus rapides d'y parvenir. Dans un état de relaxation profonde, le rythme cardiaque et la respiration ralentissent, et la tension artérielle baisse.

Il est possible de pratiquer la respiration profonde n'importe où et n'importe quand. Si vous n'avez jamais fait de méditation par le passé, la pratique de la respiration profonde deux fois par jour marquera un début et vous procurera un fondement sur lequel vous appuyer pour mettre à l'essai des techniques plus avancées. Il suffit de vous asseoir confortablement sur une chaise ou à même le sol, de fermer les yeux et de veiller à ce que votre corps soit détendu – en relâchant toute la tension dans votre nuque, vos bras, vos jambes et votre dos. Inspirez par le nez aussi longtemps que vous le pouvez, en sentant votre diaphragme et votre abdomen se soulever à mesure que votre ventre se gonfle. Quand vous croyez avoir les poumons remplis au maximum, inspirez encore un petit peu plus d'air. Puis expirez lentement, jusqu'à vider vos poumons en comptant jusqu'à vingt. Répétez ces respirations profondes au moins cinq fois.

On peut s'y prendre de plus d'une manière pour atteindre la pleine conscience, comme utiliser une application mobile pour se guider lors d'une séance de quinze minutes, ou participer à un cours de yoga régénérateur ou à la sylvothérapie japonaise (ou *shinrin-yoku* – qui signifie simplement « être en présence d'arbres »). Ce bain de forêt est devenu populaire dernièrement en tant que méthode de réduction du rythme cardiaque, de la tension artérielle et de la production d'hormones du stress. Lorsque vous entreprenez cette hyléothérapie et que vous humez « l'arôme de la forêt », vous absorbez des substances chimiques naturelles connues sous le nom de phytoncides, qui protègent les arbres des insectes, parasites et autres facteurs de stress. Comme nous l'avons appris au cours de la dernière décennie, ces phytoncides peuvent aussi nous protéger en augmentant le nombre de nos lymphocytes-tueurs et en réduisant nos taux de cortisol[28]. Bien que l'on recommande depuis longtemps de passer du temps dans la nature ou les espaces verts pour améliorer notre santé mentale, nous comprenons maintenant ce que cet arôme de la forêt fait réellement à notre corps et à notre cerveau. Nul besoin de vous rendre dans une forêt éloignée ; vous parviendrez aux mêmes résultats en creusant dans votre jardin ou en allant dans un parc du quartier. J'ai toujours aimé l'ancien concept indien selon lequel on se crée une vie centenaire harmonieuse en passant l'âge mûr (entre cinquante et soixante-quinze ans) à vivre en forêt en adoptant un mode de vie contemplatif et paisible appelé *Vanaprastha* (la vie d'ascèse en résidant de la forêt). Certaines recherches ont démontré que la marche en nature, contrairement à la marche en milieu urbain, peut aider les gens à mieux gérer leur stress, à réfléchir calmement et à maîtriser leurs émotions[29]. Un certain nombre d'études ont révélé que les espaces verts et les parcs en milieu urbain sont associés à une bonne santé mentale[30]. Je passe beaucoup de temps à l'intérieur – et dans des salles d'opération sans fenêtres –, si bien que je chéris le temps que je peux passer dehors à déambuler, à jouer et à profiter des joies de la nature.

Voici quelques idées de repos et de détente à envisager pour préserver votre santé mentale. Ces stratégies auront pour effet de vous aider à bâtir un cerveau plus résilient et plus productif :

Faites souvent du bénévolat au sein de votre collectivité. Les bénévoles ont tendance à moins souffrir d'anxiété, de dépression, de solitude et d'isolement social, et connaissent mieux le but de leur vie. En 2018, une étude de l'AARP a permis de découvrir que les gens âgés de cinquante ans ou plus qui font du bénévolat au moins une fois par année ont une meilleure santé mentale que leurs semblables qui s'en abstiennent[31]. Envisagez de jouer un rôle de leader dans un groupe ou une organisation dont vous faites partie.

Exprimez votre gratitude. Commencez ou terminez votre journée en réfléchissant à des choses pour lesquelles vous êtes reconnaissant. Envisagez de tenir un journal de gratitude. Des recherches ont démontré que la gratitude réduit la dépression, l'anxiété et le stress, de même qu'elle accroît le bonheur et l'empathie[32]. Il est difficile de céder à la colère ou à la détresse quand on pratique la gratitude. Ma pratique active de celle-ci compte pour beaucoup dans le repos que j'accorde à mon cerveau. Elle agit comme un gros bouton de réinitialisation et laisse les questions moins importantes (qui épuisent le cerveau) se dissiper. Je le fais seul et avec ma famille chaque jour qui me le permet.

Pratiquez l'art du pardon. Des recherches en psychologie positive ont démontré que le fait de se pardonner à soi-même et de pardonner aux autres favorise la satisfaction de vie et une bonne estime de soi[33].

Recherchez des choses qui vous font rire. Choisissez des films, des livres et des vidéos en ligne qui sont humoristiques. Le rire déclenche la sécrétion d'hormones du bonheur comme les endorphines, la dopamine et la sérotonine, qui peuvent réduire le stress, les tensions et l'anxiété – voire diminuer la douleur.

Prenez temporairement congé de votre messagerie et des médias sociaux. Envisagez d'éteindre vos notifications électroniques. Mettez votre téléphone dans une autre pièce et coupez-en le son afin de mieux vous concentrer sur une tâche. Envisagez de consulter les médias sociaux (ex.: Facebook, Instagram) à des heures précises et évitez d'utiliser votre téléphone durant les repas et les moments en famille. Évitez de vérifier vos courriels dès le saut du lit. Les matinées sont précieuses. Occupez-les à faire votre travail le plus créatif, plutôt que routinier.

Récupérez une autre heure de votre journée au moins une fois par semaine. Si vous voulez « créer » une heure supplémentaire durant la journée, montrez-vous très strict dans l'emploi du temps passé devant l'écran (l'ordinateur, le téléphone, la télé, la tablette). Si vous mettez de côté une journée par semaine où vous ne regardez pas d'écran, je parie que vous saurez trouver au moins une heure supplémentaire pour faire tout ce que vous voulez.

Établissez un système de récompenses. Le cerveau et le corps aiment les récompenses ; l'anticipation d'une récompense peut engendrer une petite montée de dopamine. La technique Pomodoro fonctionne pour cette raison. Cette stratégie éprouvée permet de tirer le plus de son temps en s'accordant de petites pauses à intervalles fixes en guise de récompenses. Et c'est un jeu d'enfant : choisissez une tâche – idéalement, la plus importante de la journée – et réglez votre minuterie à vingt-cinq minutes. Travaillez-y sans interruption jusqu'à ce que la minuterie sonne. Puis accordez-vous une pause de cinq minutes, et répétez au besoin.

Ne faites pas de multitâche – abordez votre journée comme un chirurgien. Nous tentons de gérer de multiples tâches en même temps, mais notre cerveau ne s'y plaît pas. Bien sûr que vous pouvez marcher et parler en même temps tout en digérant un repas, mais le cerveau ne peut se concentrer simultanément sur l'exécution de deux activités qui exigent un effort conscient, de la réflexion, de la compréhension ou des compétences. Voudriez-vous que j'opère votre cerveau tout en rédigeant un courriel et en répondant à un appel téléphonique ? Le cerveau exécute des tâches de manière séquentielle, mais peut faire passer si rapidement notre *attention* de l'une à l'autre que nous croyons pouvoir réaliser de multiples tâches à la fois. Donc, si vous souhaitez en accomplir davantage en fournissant moins d'efforts, cherchez à travailler sur les capacités attentionnelles : concentrez-vous sur une seule séquence – une seule tâche – en évitant les distractions. Cela pourrait d'ailleurs constituer une expérience étonnamment joyeuse, une expérience que je vis à chaque présence au bloc opératoire. Ce dernier est l'un des rares endroits où l'on n'autorise pas les distractions. On y entre après s'être désinfecté les mains à fond et dans un état de concentration totale sur la tâche à accomplir sans pouvoir consulter son téléphone. C'est comme laisser aller à plein régime un cerveau turbo sur une route droite et désertique. La plupart du temps, notre cerveau est pris dans une circulation routière qui avance sans cesse par à-coups, à travailler fort sans pour autant aller nulle part. Laissez votre cerveau errer librement de temps à autre. Non seulement vous en accomplirez ainsi plus que vous ne l'auriez cru possible, mais encore vous connaîtrez une joie incroyable. En cherchant à exécuter mentalement de multiples tâches, vous ralentissez votre réflexion et vous mettez plus de temps à réaliser tout ce que vous faites. Le cerveau aime le rythme séquentiel. Celui-ci aide à rester sain d'esprit !

Identifiez vos billes et votre sable, et planifiez en conséquence. Si vous remplissez un bocal de billes et de sable, qu'y mettrez-vous en premier? Les billes. Vous pourrez laisser ensuite le sable combler les interstices. Il s'agit d'une métaphore clé dans la planification de votre journée et la maximisation de votre temps. Voyez dans les billes les plages importantes de votre horaire de la journée (rendez-vous, engagements, projets, tâches majeures incluant l'exercice et le sommeil) et, dans le sable, tout le reste (vérification de courriels, rappels téléphoniques, gestion de choses non urgentes). Ne vous enlisez pas dans le sable. Voici une astuce : planifiez la mise de côté de trente minutes chaque dimanche soir pour consulter votre horaire de la semaine et vous poser cette question des plus pertinentes : *Quels objectifs dois-je atteindre au cours des sept jours à venir, de sorte que je puisse juger cette semaine réussie ?*

Désencombrez votre vie. Faites du rangement dans vos penderies, votre sous-sol, votre remise et votre garage. Donnez les vêtements et les livres qui ne vous procurent plus de plaisir. Débarrassez-vous des vieux magazines et catalogues. Jetez ou déchiquetez le courrier, les factures et les lettres inutiles. Prenez l'habitude de jeter immédiatement les choses qui ne vous avantagent pas sur le plan personnel ou qui ne vous rendent pas plus productif. Dans l'ensemble, gérez bien votre environnement. L'encombrement engendre du stress, car un environnement désorganisé distrait.

Prenez quinze minutes par jour pour vous-même. Utilisez ces instants pour vous livrer à une activité qui vous déstressera comme la méditation, qui peut se résumer à vous asseoir en silence quelques minutes et à vous concentrer sur de profondes respirations qui vous apaiseront. Il existe des applications mobiles et des pages Web consacrées à la méditation guidée susceptibles de vous venir en aide. Ou encore, employez ces moments à écrire dans un journal. Évitez tout ce qui est trop stimulant ou distrayant, comme la fouille des médias sociaux et l'achat en ligne. Le secret consiste à vraiment bien apprendre à se connaître, un art où nos connaissances sont lacunaires. On ne m'a pas enseigné ce secret à la faculté de médecine, mais c'en est venu depuis lors à constituer un élément primordial de ma boussole personnelle. Nous sommes tous différents les uns des autres, et *vous* êtes la personne la mieux placée pour vous guider.

Permettez-vous de rêvasser. L'esprit ne peut rester à la même vitesse toute la journée. Nous avons tendance à obliger notre cerveau à diriger nos pensées dans la mesure du possible, plutôt que de lui laisser libre cours. Néanmoins les rêvasseries pourraient agir comme un bouton de réinitialisation neurale.

N'hésitez pas à demander l'aide d'un professionnel de la santé si votre état mental vous inquiète. Les problèmes comme l'anxiété et la dépression sont monnaie courante et peuvent se traiter.

LES PÉRIODES DE TRANSITION

C'est important de reconnaître que nous traversons tous des phases dans la vie qui nous posent différents défis. Avec l'âge viennent des périodes de transition ponctuées d'événements comme la naissance d'un enfant, la mort d'un être cher, le changement d'état civil, la modification de nos moyens financiers, la retraite, un accident, une maladie, peut-être la perte d'une certaine autonomie comme la capacité de conduire. Les gens qui parviennent à s'adapter aux situations changeantes et aux nouvelles expériences peuvent retrouver plus vite des sentiments presque normaux et un meilleur état d'esprit. Un abattement ou un deuil prolongé ne fait pas partie d'une réponse normale à ces transitions et accroît le risque de développer un problème cognitif.

Il y a toutefois un côté positif au vieillissement. Malgré les deuils qui surviennent souvent lorsque l'on avance en âge, le vieillissement n'est pas nécessairement synonyme d'un moindre bonheur. En gros, la plupart des gens rapportent se sentir plus heureux après avoir passé le cap de la mi-cinquantaine pour entrer dans les derniers stades de leur vie. On dit que le bonheur suit une courbe en *U* pour décrire la tendance à rapporter un bonheur et un bien-être plus grands vers l'âge de dix-huit à vingt et un ans, qui déclinent au fil des années subséquentes et s'accroissent de manière importante vers l'âge de cinquante ans[34]. Les gens tendent à être plus heureux quand ils sont plus jeunes et plus vieux, mais ils le sont moins à l'âge mûr. Un certain nombre d'études ont aussi révélé un côté positif au vieillissement : les adultes plus âgés tendent à se rappeler davantage les informations positives que les négatives, et à y prêter plus attention[35]. Pourquoi l'âge mûr – de trente-cinq à cinquante-cinq ans environ – est-il si déprimant ? Parce qu'en général les agents stressants atteignent un pic dans cette période : on doit composer en même temps avec les exigences d'avoir des parents vieillissants et des enfants à charge, tout en travaillant à l'avancement de sa carrière et à économiser en vue de sa retraite. Cette théorie attire son lot de critiques, et généraliser le bonheur chez différents groupes d'âge est ardu, mais je la porte à votre attention parce qu'on en parle souvent.

Il importe que vous fassiez votre possible pour rester conscient de votre état mental et aller chercher de l'aide si votre stress devient toxique. Bien que les scientifiques ne croient pas que la dépression, surtout celle à l'âge mûr, cause la démence plus tard dans la vie, ils continuent d'étudier ce domaine. La dépression constitue un facteur de risque de démence, mais nous ignorons si on doit parler de causalité ou simplement de corrélation. Nous disposons de preuves indiquant que les gens qui vivent une dépression plus tard dans la vie (à cinquante ans ou plus) risquent au moins deux fois plus de développer une démence vasculaire et 65 pour cent plus de développer la maladie d'Alzheimer que les gens non déprimés[36]. Et les gens qui développent la démence et qui ont des antécédents de dépression souffrent souvent d'un accroissement de nouveaux symptômes de ce problème environ une décennie avant que leur démence devienne apparente.

En 2019, mon émission spéciale à l'antenne de HBO, *One Nation Under Stress*, a été diffusée après deux années passées à parcourir les États-Unis en cherchant à m'expliquer la hausse du taux de « décès par désespoir » au moyen de suicides ou de surdoses. Trop de gens souffrent d'un stress toxique, qui alimente des dépressions d'une gravité inimaginable. Mon documentaire avait pour but d'amener la société à porter son attention sur la nécessité de trouver de meilleurs moyens de gérer les hauts et les bas de la vie. Depuis lors, cela me rassure de voir les gens prêter plus attention aux questions de santé mentale, bien qu'il me soit apparu clairement, au fil de mes pérégrinations partout dans mon pays, que nous avons tous besoin de mieux prendre soin les uns des autres.

Le sommeil et les activités diurnes réductrices du stress peuvent faire des miracles dans le cerveau et le corps, mais ils ne constituent pas les seules habitudes à conserver pour rester alerte d'esprit et en bonne santé mentale. Comme vous êtes sur le point de le découvrir, ce que l'on met dans son assiette détient d'énormes pouvoirs.

CHAPITRE 7

Nourrir sa réflexion

Le meilleur moyen de rester en bonne santé, c'est de manger ce que vous ne voulez pas manger, de boire ce que vous ne voulez pas boire, et de faire des choses que vous n'aimez pas faire.
—MARK TWAIN

Le sens de l'humour de Mark Twain est intemporel. Son bon mot sur la santé peut encore sonner juste en partie aujourd'hui, plus d'un siècle après ce trait d'esprit. Il reste que la remarque spirituelle de Twain renferme une vérité cachée : il est possible que de savoir quoi manger pour rester en bonne santé s'avère déconcertant, même de nos jours. Je trouve amusant de constater combien de livres portant sur des régimes alimentaires et de livres de recettes sortent en librairie chaque année, souvent en même temps que les publicités ayant pour thème « nouvel an, nouveau soi ». Il règne néanmoins une confusion sans borne par rapport à l'alimentation idéale – qu'il s'agisse de perdre du poids « sans effort », de se prémunir contre les maladies du cœur, d'améliorer ses fonctions cérébrales ou de toute autre chose.

Réfléchissez à votre propre expérience. Combien de fois vous êtes-vous demandé pour quel régime opter : paléo, cétogène, sans gluten, à faible teneur en glucides, pauvre en cholestérol, à faible teneur en lipides, végétalien intégral, ou encore le mode d'alimentation du pisci-végétarien ? Et ce ne sont qu'une infime partie des régimes que l'on promeut depuis quelques années. Rarement les médecins discutent-ils de nutrition avec leurs patients. Encore une fois, considérez votre expérience personnelle. Quand pour la dernière fois votre médecin a-t-il pris le temps de vous demander ce que vous mangiez et de vous faire des suggestions reposant sur la science ? Dans un article publié en 2017 dans *JAMA*, le Dr Scott Kahan de Johns Hopkins et la Dre JoAnn Manson d'Harvard abordent le problème relatif à ce sujet important que les médecins évitent durant leurs consultations[1]. Ils affirment qu'en conséquence, « les patients obtiennent la plus grande partie de leur information nutritionnelle d'autres sources, souvent peu fiables ». Ils citent que seulement 12 pour cent des consultations médicales incluent du counselling relatif au régime alimentaire. Si donc votre médecin vous en a parlé (et que vous avez répondu honnêtement à ses questions), estimez-vous chanceux.

Environ une fois l'an, on braque les projecteurs sur un nouveau protocole captivant, souvent accompagné d'une hypothèse hasardeuse émanant d'une science sélective – ce que l'on appelle le « triturage de données ». D'ailleurs ceci explique la multitude de gros titres contradictoires au sujet de la nutrition. Aujourd'hui, on dit que le vin rouge, le café et le fromage protègent contre la démence (ainsi que les maladies du cœur et le cancer), et demain d'autres études argueront qu'ils ont l'effet contraire. Ce qui m'amène à la question de départ que je me suis posée : Quel *est* le meilleur régime possible pour mon cerveau ? Existe-t-il ? *Peut*-il exister ? Mark Twain aurait-il voulu vivre au 21e siècle ?

Pour élucider cette question, j'ai passé d'innombrables heures avec des spécialistes de partout aux États-Unis et j'ai synthétisé énormément d'informations, en raison de la divergence d'opinions sur cette thématique. En venir à n'importe quelle conclusion, c'est comme essayer d'atteindre une cible mouvante en lançant un dard à la pointe émoussée avec un bras blessé. J'étais franchement renversé de constater à quel point le débat sur la nutrition peut devenir litigieux. Un grand nombre de sommités du domaine du cerveau divergent d'opinion quant aux réponses à donner à des questions élémentaires que je croyais pourtant nettes et précises, voire incontestées. Le gluten nuit-il au cerveau ? Surestime-t-on les vertus des régimes cétogènes ? Existe-t-il véritablement des « superaliments » pour le cerveau (et que considère-t-on comme un « superaliment ») ? Y a-t-il un contexte dans lequel les suppléments et les vitamines comblent les carences alimentaires ? À ce sujet, le défunt sénateur Daniel Patrick Moynihan a dit : « Chacun a droit à sa propre opinion, mais pas à ses propres faits.» Or, cette affirmation ne pourrait être plus juste en ce qui a trait au débat relatif à notre assiette. L'ennui, cependant, c'est que nous ne détenons pas tous les faits. Même les spécialistes ne s'entendent pas sur la différence entre une opinion et un fait.

Pour commencer, je suis à l'aise d'affirmer ceci: nous avons des preuves indiquant que ce dont on nourrit son corps peut beaucoup protéger le cerveau. Cette conclusion peut sembler simple, mais elle repose sur des décennies de recherches qui ont enfin porté leurs fruits. La Dre Manson a déclaré: «Je suis impressionnée par les preuves selon lesquelles la nutrition et un mode de vie sain peuvent réduire les risques de souffrir de graves maladies chroniques aux États-Unis – le diabète de type 2, les maladies cardiovasculaires, le cancer, et ainsi de suite [jusqu'à la démence]. Les preuves en ce sens ont atteint une masse critique[2].» Sa passion pour son message l'a encouragée à ne plus se concentrer sur la pratique clinique. Elle s'est plutôt tournée vers les recherches sur la santé de la population et la prévention dans le but d'aborder les facteurs de risque menant à une maladie chronique au lieu de se contenter d'offrir une gestion thérapeutique de la maladie.

Vous pouvez pousser un soupir de soulagement, car je ne vous parle pas de suivre un régime d'une marque particulière. J'évoque *une façon de se nourrir* – un mode alimentaire comportant de grandes lignes directrices. C'est ce qui semble améliorer le plus la santé à court et à long terme. Lorsque Sara Seidelmann, une cardiologue et chercheuse en nutrition au Brigham and Women's Hospital, à Boston, a étudié les habitudes alimentaires de plus de 447 000 personnes dans le monde entier, elle a fait une découverte. Elle a compris que, peu importe où nous vivons et de quoi se compose notre alimentation quotidienne, le fait d'éviter de consommer des groupes d'aliments entiers ou de limiter le recours à certains aliments pour nous assurer une bonne santé ne constitue pas l'approche idéale. Cela pourrait fonctionner pendant un certain temps, mais cette approche pourrait aussi se retourner contre nous et précipiter notre mort. Son conseil, publié en 2018 dans la revue *Lancet*, rappelle un bon vieux conseil pas très éblouissant: la modération a bien meilleur goût[3]. Permettez-moi d'y ajouter un autre rappel: nous sommes tous différents les uns des autres, et il se peut qu'une bonne alimentation pour vous diffère légèrement (ou considérablement) de celle d'autrui. Une partie de la solution consiste à découvrir ce qui vous nourrit le mieux sans vous causer de problèmes digestifs ou d'allergies. Si vous vous concentrez sur ce que vous devriez manger plutôt que sur ce que vous devriez éviter de manger, vous en viendrez à consommer de bonnes calories et à éviter tout naturellement les mauvaises.

Renoncez à suivre des protocoles diététiques stricts irréalistes qui exigent beaucoup de volonté. J'ai intitulé le présent chapitre « Nourrir sa réflexion » pour une bonne raison : vous y obtiendrez un cadre général vous permettant de vous créer des repas qui satisferont vos préférences tout en restant sur le chemin menant à une bonne santé cérébrale. Par ailleurs, si vous vous souciez trop de « bien manger », vous augmenterez votre taux d'anxiété et de cortisol, ce qui pourrait s'avérer plus dangereux et qui irait à l'encontre des bienfaits d'un « bon régime » favorisant la santé du cerveau ! S'il est vrai que la nourriture devrait constituer une source de nutrition, il est tout aussi vrai qu'elle devrait constituer autant une source de plaisir. Il m'arrive de temps à autre de dévier de ma ligne de conduite alimentaire, et je n'en éprouve aucun remords. La culpabilité est néfaste pour le cerveau, et un excès de culpabilité nous fait perdre de notre acuité d'esprit.

Ce qui rend ce domaine médical si épineux et controversé, c'est que les études portant sur la nutrition sont en général limitées. C'est très difficile, voire impossible, de réaliser des études traditionnelles sur des régimes alimentaires selon une répartition aléatoire et des essais comparatifs. Ces enquêtes ne sauraient rivaliser avec les études pharmaceutiques, du fait que l'on ne peut avoir recours à un vrai groupe placébo pour étudier les nutriments essentiels. On ne peut pas priver des gens de certains aliments dont ils ont besoin pour vivre sous prétexte d'effectuer une étude. N'oubliez pas non plus que les aliments contiennent d'innombrables biomolécules différentes. Si l'on trouve des associations entre un type particulier d'aliments et un effet sur la santé, il se révèle difficile, voire impossible, d'isoler les molécules précises qui produisent les effets espérés, en raison de la composition complexe des aliments et des interactions potentielles entre nutriments.

Par ailleurs, il existe des facteurs génétiques sous-jacents dont doivent tenir compte les consommateurs eux-mêmes. En plus de la question pratique consistant à baser une étude nutritionnelle sur les souvenirs exacts que gardent les gens de ce qu'ils ont mangé. (Vous rappelez-vous ce que vous avez mangé mardi soir dernier ? Reconnaîtrez-vous avoir mangé un dessert chocolaté des plus riches hier soir ?) De même pour le suivi de leur mode de vie. (Combien de fois avez-vous fait un exercice vigoureux la semaine dernière ? Avez-vous fumé ? Combien de cigares ou de cigarettes ?) Toutes ces variables et d'autres entrent dans l'équation nutritionnelle.

En 2018, ces complexités ont motivé la rétractation d'une étude faisant école, publiée en 2013 dans le prestigieux *New England Journal of Medicine*, qui vantait les mérites du régime méditerranéen, dont vous avez sûrement entendu parler pour ses bienfaits au fil des ans. Les premières études à avoir mis favorablement en lumière les régimes méditerranéens – riches en huile d'olive, en noix, en protéines végétales, en poisson, en grains entiers, en fruits et légumes, et même en vin avec les repas – incluent le projet de recherche *PREDIMED* (*PREvención con DIeta MEDiterránea*) réalisé en Espagne au milieu des années 2000 et dont les résultats ont été publiés dans les *Annals of Internal Medicine*[4]. Ces recherches ont mené à la conclusion que ce type de régime alimentaire pouvait diminuer les facteurs de risque cardiovasculaire. L'étude de 2013 a démontré que les gens âgés de cinquante-cinq à quatre-vingts ans qui se nourrissent à la méditerranéenne risquent moins de souffrir d'une maladie du cœur et de faire un AVC – jusqu'à 30 pour cent moins – que ceux ayant adopté un régime type, faible en calories. En 2018, les auteurs de l'étude de 2013 ont publié une seconde analyse de leurs données dans le même périodique après que l'on eut critiqué leur méthodologie[5]. En dépit de lacunes dans leur étude initiale, surtout attribuables aux limites du suivi des facteurs que je viens de mentionner, leur conclusion est restée la même dans l'ensemble. De nombreuses autres études ont aussi démontré que les gens qui adhèrent à un régime méditerranéen jouissent d'un cerveau plus volumineux avec l'âge, en comparaison de celui des gens qui n'ont pas la même alimentation.

La D[re] Martha Clare Morris, professeure d'épidémiologie à l'université Rush à Chicago et directrice du Rush Institute for Healthy Aging, a été membre fondatrice du Global Council on Brain Health. Avant son décès en 2020, elle a effectué des travaux novateurs visant à mettre au point des principes directeurs efficaces dans le domaine alimentaire qui permettraient de prévenir la maladie d'Alzheimer. En 2015, elle a publié une étude financée vantant le régime MIND, favorisant un vieillissement sain du cerveau, après des années de recherches passées à étudier la nutrition, le vieillissement et la maladie d'Alzheimer[6]. Cette publication a précédé son livre intitulé *Diet for the MIND*[7]. Ses recherches sont axées sur des études employant autant que possible une méthode scientifique malgré les limites inhérentes aux études d'ordre nutritionnel. Lorsque je me suis entretenu avec elle en 2018 au sujet de son étude, elle était ravie de constater que ses travaux comptaient parmi les premiers à démontrer les effets du régime alimentaire sur le cerveau. Même si elle reconnaissait les limites des études nutritionnelles, elle croyait que nous étions enfin capables de faire des suggestions bien documentées quant à ce que nous devrions manger.

Le régime MIND a été créé en prenant les fondements de deux régimes très connus – le régime méditerranéen et le DASH (*Dietary Approaches to Stop Hypertension*) – et en les modifiant de manière à incorporer des changements alimentaires aux fondements scientifiques qui améliorent la santé du cerveau. MIND constitue une abréviation accrocheuse qui signifie «*Mediterranean-DASH Intervention for Neurodegenerative Delay*». Et ce régime n'a rien d'étonnant: il favorise les légumes (surtout les légumes-feuilles verts), les noix, les baies, les légumineuses, les grains entiers, le poisson, la volaille, l'huile d'olive et, pour ceux que cela intéresse, le vin; il déconseille la viande rouge, le beurre et la margarine, le fromage, les pâtisseries et autres mets sucrés, ainsi que la friture et le prêt-à-manger. Le plus étonnant, c'est à quel point ce régime fonctionne bien. Dans son essai comparatif au suivi adéquat portant sur ce régime qu'elle avait mené sur dix ans auprès de près de mille personnes, Morris a démontré qu'il pouvait, de façon mesurable, prévenir le déclin cognitif et réduire les risques de développer la maladie d'Alzheimer. Les participants dont les résultats se situaient dans le tiers le plus faible par rapport au régime MIND (c'est-à-dire ceux qui l'avaient le moins bien suivi) ont enregistré le rythme de déclin cognitif le plus rapide. Ceux dont les résultats se rangeaient dans le tiers le plus élevé ont enregistré le rythme de déclin cognitif le plus lent. La différence entre ceux du tiers le plus élevé et ceux du tiers le plus faible par rapport à leur déclin cognitif équivaut à environ sept ans et demi de vieillissement. J'aimerais bien effacer sept ans et demi de vieillissement, et je suis convaincu que c'est aussi votre cas. Les participants qui étaient dans le tiers le plus élevé ont enregistré une réduction de 53 pour cent des risques de développer la maladie d'Alzheimer, et ceux qui étaient dans le tiers du milieu ont joui encore d'une réduction de 35 pour cent des risques de développer cette maladie.

Ainsi, malgré les difficultés que l'on éprouve à mener des études nutritionnelles, on dispose de données qui démontrent l'influence directe de la nutrition sur le cerveau et l'on arrive aux meilleurs moyens de le nourrir. On possède suffisamment de preuves fondées sur les résultats d'essais cliniques sur les êtres humains, de modèles murins et d'études épidémiologiques pour affirmer certaines choses avec assurance. Et je sais que vous saviez déjà en votre tréfonds que le fait de manger chaque matin des muffins avec un mokaccino au petit déjeuner ne vous amènerait probablement pas là où vous souhaitez aller. Il se peut que les régimes vous semblent déroutants, mais ce n'est pas le cas des aliments.

MYTHE : Les superaliments comme le chou frisé, les épinards, les noix et les graines protégeront votre cerveau.

VÉRITÉ : Le terme *superaliment* n'a pas la moindre signification médicale. Bien qu'il laisse entendre qu'un aliment profite à la santé, il s'agit d'un terme de marketing que l'industrie alimentaire utilise pour vendre plus de produits. Certains aliments considérés comme des superaliments peuvent être bons pour vous, comme les myrtilles fraîches et une poignée de noix du Queensland riches en oméga-3, mais méfiez-vous des déclarations selon lesquelles ils auraient un effet précis sur le cerveau. Et l'on vend des « superaliments » qui sont loin d'en être ; les jus faits de « 100 pour cent de fruits » contiennent surtout du sucre et sont privés des fibres qui rendaient ces fruits bénéfiques en premier lieu.

CE QUI EST BON POUR LE CŒUR VAUT POUR LE CERVEAU

Au cours de ma carrière, j'ai vu les perceptions changer du tout au tout quant à la relation entre le régime alimentaire et la santé du cerveau. Dès que la science a parlé et les médecins ont écouté, le mantra est devenu celui-ci : « Ce qui est bon pour le cœur l'est aussi pour le cerveau. » Or, cette affirmation ne dit pas toute la vérité, mais c'est un bon point de départ. Des problèmes de santé courants influencés par le régime alimentaire, comme l'hypertension, un taux de cholestérol élevé et le diabète, nuisent tant à la santé cardiovasculaire qu'à la santé cognitive. Étant donné que vous lisez mon livre, vous le savez déjà, surtout si vous souffrez de l'un de ces problèmes de santé.

Des études récentes ayant évalué l'incidence de la démence observée chez un grand groupe de personnes sur plusieurs décennies ont signalé que, dans la mesure où la santé cardiovasculaire s'améliorait, on remarquait une diminution de la démence. L'étude *Brain Health and Nutrition* menée en 2017 par l'AARP et publiée au début de 2018 a également démontré que beaucoup plus d'adultes âgés de cinquante ans ou plus ne souffrant pas de maladies du cœur obtenaient les résultats « excellent » ou « très bien » pour leur santé cérébrale ou leur acuité d'esprit en comparaison avec ceux qui en souffraient[8]. Le lien entre le cœur et le cerveau transcende de loin le fait que le cerveau reçoit le sang provenant du cœur. Il ne faut toutefois pas oublier que le cerveau fonctionne de manière distincte, et souvent séparément du reste du corps. Même qu'une barrière – la barrière sang-cerveau (BSC) – agit comme un portail ; seules certaines molécules essentielles aux fonctions neuronales peuvent pénétrer dans le cerveau par le sang. Cela rend le fonctionnement du cerveau indépendant du corps jusqu'à un certain point.

Mes recherches visant à en apprendre plus sur le régime alimentaire et la santé du cerveau m'ont conduit précisément au Dr Richard Isaacson, le directeur de l'Alzheimer's Prevention Clinic (APC) à la Weill Cornell Medicine – une clinique de prévention novatrice à la fine pointe de la médecine dans le domaine de la santé cérébrale. Il est aussi coauteur de *The Alzheimer's Prevention & Treatment Diet*[9]. Au départ, le doyen de la faculté de médecine croyait qu'Isaacson était fou de fonder une clinique de « prévention », étant donné qu'on avait toujours considéré la maladie d'Alzheimer comme impossible à prévenir. Il reste que les temps – et les opinions – ont changé. Les essais cliniques se multiplient maintenant autour du globe pour étudier les interventions dans le mode de vie produisant des effets protecteurs chez les gens plus exposés à un déclin cognitif ou à la démence. La Finnish Geriatric Intervention Study to Prevent Cognitive Impairment and Disability (FINGER), menée par la D^re^ Miia Kivipelto, membre fondatrice du CA du Global Council on Brain Health, et réalisée en 2014, a rapporté ceci : une thérapie combinée de deux ans qui prescrivait surtout une saine alimentation et l'exercice nous a permis de découvrir que ces stratégies peuvent effectivement préserver la cognition. Aux États-Unis, l'Alzheimer's Association mène la U.S. Study to Protect Brain Health Through Lifestyle Intervention to Reduce Risk (U.S. POINTER), qui implique également un essai clinique de deux ans. Et à New York, le Dr Isaacson se distingue dans ce champ antérieurement inconnu.

Impressionné par le Dr Isaacson bardé de diplômes à un si jeune âge (il avait à peine trente ans lorsqu'il a plaidé la cause de sa clinique), le doyen de Cornell a pris un risque en acceptant de le laisser « faire ses tests ». Aujourd'hui, le Dr Isaacson supervise des équipes qui créent des applications technologiques, l'assistent dans ses programmes de recherche et développent de nouvelles méthodes d'évaluation cognitive. Vers la fin de 2018, ses travaux ont fait la couverture d'*Alzheimer's & Dementia*, l'un des plus prestigieux journaux de son domaine et le journal phare de l'Alzheimer's Association[10]. L'année suivante, on a présenté son étude qui fait école au congrès annuel de cette association et l'on en a publié les résultats dans le même journal[11]. Cette étude a fait la une dans le grand public pour une bonne raison: le Dr Isaacson a démontré que les gens peuvent retarder le déclin cognitif dû au vieillissement de *deux ou trois ans* en moyenne grâce à de simples interventions dans leur mode de vie, malgré des antécédents familiaux de l'alzheimer. Il m'a répété ceci: «La maladie d'Alzheimer prend naissance dans le cerveau avant que les premiers symptômes de la perte de mémoire n'apparaissent, ce qui laisse amplement le temps aux personnes exposées pour exercer de meilleurs choix pour la santé de leur cerveau.» À cela, il a ajouté: «Notre étude a démontré que les gens peuvent être proactifs et travailler avec leur médecin non seulement à améliorer leurs fonctions cognitives, mais aussi à réduire leurs risques de développer la maladie d'Alzheimer et une maladie cardiovasculaire. Les participants ont reçu en moyenne vingt et une recommandations personnalisées. Compte tenu des résultats de cette étude, ainsi que de la totalité des preuves recueillies par le passé, les gens devraient se sentir capables de prendre en main leur santé cérébrale dès aujourd'hui. Il est possible de prévenir un cas sur trois de maladie d'Alzheimer si la personne en question fait tout correctement, et je crois que cette gestion individuelle constitue le moyen le plus prometteur de favoriser la lutte contre cette maladie.» Ses méthodes provoquent une révolution en médecine cérébrale. Contrairement à ses prédécesseurs, qui ne faisaient aucun cas des effets du régime alimentaire sur le cerveau, le Dr Isaacson «prescrit» à ses patients la consommation de certains aliments parce qu'il sait que la nutrition importe. Et il constate l'amélioration qu'elle apporte à la qualité de vie de ses patients. Il leur prescrit également d'autres stratégies fondamentales de mode de vie comme l'exercice, le sommeil et la gestion du stress – que je décrirai en détail à la fin de la deuxième partie de mon livre. Je crois véritablement qu'il établit un nouveau modèle permettant de favoriser la santé du cerveau et de diminuer les risques de maladie au 21e siècle. Les gens à qui l'on a diagnostiqué un TLC au début de cette étude et qui en ont suivi au moins 60 pour cent des recommandations ont connu une amélioration de leur cognition.

Le Dr Isaacson opte pour une approche novatrice quant aux façons traditionnelles de gérer la maladie et fait le lien entre ses méthodes et les moyens de prévenir et de traiter d'autres maladies chroniques comme l'hypertension et le diabète. La prévention – et le traitement – de la démence requiert un plan personnalisé pour chaque individu, à cause des différences entre patients. Bien qu'ils puissent avoir des symptômes et une pathologie similaires, les forces motrices de leur maladie et leurs facteurs de risque peuvent varier considérablement de l'un à l'autre, si bien que ce qui fonctionne pour une personne pourrait ne pas en aider une autre. Sa philosophie s'aligne sur les principes de la médecine du futur pour nous tous : la médecine de précision par laquelle on nous fournit des protocoles exhaustifs ainsi que des ordonnances personnalisées selon notre physiologie et nos besoins. Les soins personnalisés tiennent compte de nos gènes, de notre environnement et de notre mode de vie. Le Dr Isaacson aime concentrer ses efforts sur la prévention, car il sait que la maladie se déclenche des décennies avant l'apparition de tout symptôme. Pour soutenir sa mission, il a lancé AlzU.com, sur lequel sont offerts des cours en ligne gratuits que les néophytes (et les médecins) peuvent suivre pour en apprendre sur la santé du cerveau et sur les recherches actuelles, dont les résultats sont vulgarisés. Dans la troisième partie de mon livre, je détaillerai plus en profondeur les résultats étonnants de ses études. Le Dr Isaacson compte parmi les premiers scientifiques à avoir documenté les effets bénéfiques des saines habitudes de vie sur les risques de déclin cognitif et les moyens d'en atténuer les symptômes. Mieux encore, il relève des améliorations en aussi peu que dix-huit mois suivant l'adhésion de ses patients à ses programmes – dont certains sont dans la vingtaine et n'affichent aucun signe de problèmes cognitifs –, mais qui souhaitent mettre toutes les chances de leur côté pour éviter de souffrir de démence plus tard.

Le Dr Isaacson a concentré la majeure partie de sa pratique sur la réduction des risques (les antécédents médicaux de leur famille ont suscité chez son frère et lui le désir de se faire neurologues). L'expérience qui a vraiment frappé Isaacson implique son oncle Bob. Lorsque Isaacson avait trois ans, il est tombé dans la piscine de son oncle et a sombré au fond.

L'oncle Bob, qui était à l'époque dans la Marine américaine, a plongé et l'a sauvé. Quand Isaacson était au lycée et qu'il cherchait à se faire admettre à des programmes médicaux, on a diagnostiqué l'alzheimer à Bob, alors âgé de soixante-dix ans. Ce diagnostic a atterré Isaacson, qui n'a cessé par la suite de se demander s'il pouvait développer un traitement susceptible d'aider cet homme qui lui avait un jour sauvé la vie. Il a ainsi découvert sa mission de vie.

La mission du Dr Dean Ornish n'en diffère pas tellement. À son Preventive Medicine Research Institute, situé dans la baie de San Francisco, lui et ses collègues, dont le Dr Bruce L. Miller, directeur de l'UCSF Memory and Aging Center, réalisent des essais cliniques contrôlés et à répartition aléatoire. Ceux-ci ont pour but de déterminer s'il est possible d'inverser la progression de la maladie d'Alzheimer au stade initial ou modéré au moyen d'un programme médical exhaustif fondé sur le mode de vie – sans avoir recours aux médicaments, à des appareils ni à la chirurgie. Au cœur de ses protocoles, réside le régime alimentaire, parmi d'autres changements fondamentaux (non invasifs et peu coûteux) que toute personne peut apporter. Le Dr Ornish prône depuis longtemps les interventions alimentaires pour traiter, et parfois inverser, un vaste éventail de maladies chroniques comme les maladies coronariennes, le diabète de type 2, le cancer de la prostate à ses premiers stades, l'hypertension, l'hypercholestérolémie et l'obésité. Auteur de plusieurs ouvrages à succès, y compris son plus récent écrit avec Anne Ornish, *UnDo It!*, c'est un pionnier de la médecine du mode de vie qui s'attaque maintenant à la maladie d'Alzheimer[12]. Il croit que nous en sommes rendus à produire des preuves scientifiques à un stade très similaire à celui auquel nous en étions il y a quarante ans relativement aux maladies coronariennes. Autrement dit, les données épidémiologiques, les preuves cliniques anecdotiques et les études sur des animaux démontrent qu'il est possible de prévenir ou de ralentir la maladie d'Alzheimer en changeant à fond son mode de vie.

Toute l'idée de prévenir cette maladie ou même d'en atténuer les symptômes après la tombée d'un diagnostic constitue un concept du 21e siècle. Maintenant que j'ai entendu des chercheurs du monde entier, j'en suis venu à croire qu'une telle réalisation est à notre portée et qu'elle s'amorce probablement par le mode d'alimentation de notre corps. Il se pourrait très bien que votre alimentation compte parmi les bienfaits influençant le plus votre santé dans le présent et l'avenir. Après tout, vous mangez tous les jours et la façon dont votre corps réagit à ce que vous ingérez influence en définitive votre entière physiologie – jusqu'à votre cerveau.

Bien qu'aucun aliment ne constitue à lui seul le secret d'une bonne santé cérébrale, la combinaison d'aliments sains contribuera à protéger le cerveau contre des assauts, et il n'est jamais trop tôt pour s'y mettre. Pensez-y. La nourriture que vous consommez étant jeune peut préparer le terrain en vue de la protection de votre cerveau lorsqu'il vieillira.

Il n'y a rien d'étonnant à ce que le régime alimentaire typiquement occidental – à haute teneur en sel, sucre, calories et acides gras saturés – nuise au cerveau. Comme les recherches le concluent, un régime à base de plantes étant riche en toutes sortes de fruits et de légumes frais, surtout les baies et les légumes verts, est associé à une meilleure santé cérébrale. Je sais que vous l'avez entendu dire d'innombrables fois déjà et que vous vous y êtes un peu désensibilisé. C'est aussi mon cas. Cependant quelques statistiques simples que je communique souvent à mes patients leur prouvent ce que j'avance, comme ceci: « On estime qu'accroître sa consommation quotidienne de fruits d'une seule portion par jour a le potentiel de réduire de 8 pour cent ses risques de mourir d'un AVC, ce qui équivaudrait à 60 000 décès de moins chaque année aux États-Unis et à 1,6 million de décès de moins à l'échelle planétaire[13]. »

La bonne nouvelle, c'est que des changements minimes peuvent produire un effet surprenant. Qui pourrait se plaindre de manger une pomme bien juteuse ou une poignée de myrtilles bien sucrées ? Rappelez-vous que nous parlons d'un mode alimentaire, pas d'un régime strict imposant de *manger ceci et pas cela*. Seulement 10 pour cent des Américains consomment chaque jour le nombre recommandé de fruits et de légumes. En 2018, on a rapporté que plus d'un tiers des gens consomme quotidiennement du prêt-à-manger[14]. Au moins un repas par jour provient d'une boîte de pizza ou d'un service au volant. Et voici de quoi s'étonner: la consommation de nourriture rapide croît avec les revenus.

Pourtant, bien se nourrir revient à manger de vrais aliments – et non à prendre des pilules et des suppléments alimentaires. Bien que l'idée d'avaler un comprimé renfermant des micronutriments nous plaise, cette approche ne se révèle ni efficace ni réaliste. Le flacon affichant du brocoli sur son étiquette ne contient pas véritablement de brocoli en comprimés. On a démontré avec preuves à l'appui que les micronutriments comme les vitamines et les minéraux s'avèrent plus bénéfiques lorsqu'on les consomme dans le cadre d'un régime alimentaire équilibré, car tous les autres composants d'une saine alimentation permettent à ces micronutriments d'être bien absorbés et plus bénéfiques. Voyez-y un «effet entourage». Même s'il peut exister certains ingrédients vedettes, ils ne sont pas aussi bénéfiques en l'absence d'autres ingrédients. Autrement dit, il vaut mieux obtenir ses vitamines B des œufs et ses oméga-3 des poissons que de prendre simplement des vitamines et des suppléments.

Je suis conscient qu'il vous faudra un peu de temps pour modifier votre régime alimentaire dans le but d'optimiser vos fonctions cérébrales – et c'est bien ainsi. Nous avons pour la plupart une idée générale de ce qui est bon pour nous, et nous savons ce que nous aimons et n'aimons pas. Il y a quelques années, j'ai tenu un journal alimentaire pour découvrir ce qui me réussissait le mieux. Or, il se peut que les cornichons soient une arme secrète pour moi, mais pas pour vous. Il m'arrive parfois d'en manger quelques-uns pour augmenter ma productivité. Découvrez ce qui fonctionne pour vous et intégrez-le à votre routine. Au chapitre 9, je vous proposerai des idées de planification alimentaire qui vous permettront de choisir les bons types d'aliments à consommer tout au long de la journée et d'individualiser cette planification. Voici une idée que je tiens à vous communiquer: essayez de consommer chaque jour sept aliments aux couleurs différentes (de vrais aliments – pas des dragées). Cela vous procure généralement tout le nécessaire en matière de macronutriments et de micronutriments. Il se pourrait que cela vous soit un peu plus difficile que vous le croyiez. Pouvez-vous me nommer d'emblée sept aliments aux couleurs différentes?

Au cours des dernières années, je me suis concentré sur la création d'un mode alimentaire pouvant facilement me soutenir, même en déplacement, mais il requiert de la planification et de la détermination. Vous devriez vous efforcer d'en faire autant, ce qui pourrait exiger que vous appreniez de nouvelles façons de faire votre épicerie et que vous trouviez les aliments les plus nutritifs et les plus frais pour vous et votre famille selon votre budget. Vous devriez toutefois, dès maintenant, mettre fin aux attaques externes sur votre cerveau. Je ne vous recommande plus gentiment de réduire votre consommation de sucre et de boissons aux saveurs artificielles, de repas rapides, de viandes transformées, d'aliments très salés et de friandises ; je vous confie un mandat. Cessez d'acheter des aliments qu'un jardinier ou un agriculteur (ou votre arrière-grand-mère) ne reconnaîtrait pas. En remplaçant les chips et la trempette au fromage transformé par des noix ou des carottes avec houmous, vous réduirez votre consommation de gras trans et de graisses saturées tout en vous accordant une collation qui vous rassasiera. Cette option facile s'avère incroyablement bénéfique pour votre cerveau.

Selon l'étude d'ensemble *Brain Health and Nutrition*, menée par l'AARP en 2017, les adultes âgés de cinquante ans ou plus qui consomment la quantité recommandée de fruits et de légumes au cours d'une journée normale rapportent avoir un cerveau en bien meilleur état en comparaison avec ceux dont ce n'est pas le cas (70 pour cent contre 61 pour cent[15]). Cette étude a permis de démontrer que plus les gens consomment de fruits et de légumes, plus ils sont portés à dire que leur cerveau est en bonne santé. Parmi ceux qui ont dit ne manger aucun légume, moins de la moitié (49 pour cent) considérait que leur cerveau était en « excellente » ou « très bonne » santé.

MON GUIDE ALIMENTAIRE

Compte tenu de la diversité des pratiques culturelles et des habitudes de vie des gens du monde entier, il existe de nombreuses manières d'aborder les choix alimentaires. Je sais que mes trois filles mangent différemment de moi et ont des goûts culinaires différents, mais nous prenons tous le temps de consommer de vrais aliments plutôt que de la nourriture provenant d'une boîte, d'un sac ou d'une bouteille. En dépit de l'aura de sainteté de certains aliments, aucun ne peut améliorer ou préserver la santé du cerveau comme par magie. N'oubliez pas que c'est la combinaison d'aliments et de nutriments dans nos repas (l'effet entourage) qui procure probablement des bienfaits. Pour rendre ce principe aussi facile et mémorable que possible, j'ai résumé mon guide alimentaire pour le cerveau en ayant recours à l'acronyme S.H.A.R.P.

S : Sachez couper le sucre et respecter votre ABC

On ne peut nier que nous aurions tous intérêt à réduire notre consommation de sucre. Il s'agit du moyen le plus facile de tendre en général vers les aliments les plus sains et de limiter sa consommation de nourriture transformée. L'Américain moyen consomme 163 grammes de sucre raffiné (652 calories) par jour, et de cette quantité, quelque 76 grammes (302 calories) proviennent d'une forme très transformée de fructose, extraite du sirop de maïs[16]. À mon avis, une grande partie du sucre absorbé se présente sous forme liquide – les sodas, les boissons énergisantes, les jus, les thés aromatisés et le reste – ou on le consomme dans des produits transformés. Lorsque j'ai éliminé le sucre ajouté de mon régime alimentaire après avoir produit un épisode de l'émission *60 Minutes* portant sur la toxicité du sucre pour le corps, il m'a manqué pendant une minute, et je n'ai maintenant aucun problème à éviter la nourriture généralement riche en sucre (sans mentionner d'autres ingrédients que l'on ne devrait pas ajouter à la nourriture). J'ai gagné sur toute la ligne. Mon poids demeure stable même durant les périodes où je suis moins actif, et nul doute qu'un régime alimentaire riche en sucre réduit la « longueur de ma journée cognitive ». Quand je mange du sucre, je ne peux rester productif aussi longtemps, car une baisse d'énergie est inévitable.

La consommation de sucre est liée à la santé cérébrale d'un vaste éventail de manières – trop nombreuses pour que je les détaille sans risquer de vous endormir. Je vous offre néanmoins quelques raisons pour lesquelles une consommation excessive de sucre peut se révéler aussi toxique pour le cerveau, et elles se résument à notre relation avec le contrôle de notre glycémie.

Dans la première partie de mon livre, j'ai abordé la façon dont il est aujourd'hui possible de considérer la maladie d'Alzheimer comme un diabète de type 3, du fait que le cerveau ne parvient pas à utiliser normalement l'insuline. J'ai également fait remarquer qu'une normalisation de son taux de sucre dans le sang revient à soutenir sa santé cérébrale. De multiples études bien conçues ont démontré que les gens qui souffrent d'hyperglycémie enregistrent un déclin cognitif plus rapide que ceux à la glycémie normale – que leur taux de glycémie révèle ou non la présence du diabète. L'hyperglycémie pourrait être insidieuse chez les personnes dont le poids est normal, mais chez les obèses, elle va pratiquement de soi. Non seulement l'excès de graisse rend les gens résistants à l'insuline, mais encore la graisse libère des hormones et des cytokines, à savoir des protéines accroissant l'inflammation, qui allument un feu à combustion lente dans le corps et le cerveau en plus d'aggraver la détérioration cognitive.

Si vous respectez votre ABC (j'y reviens sous peu), vous réduirez automatiquement votre consommation de sucre et votre risque de déséquilibrer votre taux de sucre, d'accentuer votre insulinorésistance et de souffrir de démence. Je ne vous demande pas d'éliminer entièrement le sucre ; nous aimons tous avoir un peu de douceur dans la vie. Par contre, le changement à apporter à son régime alimentaire exige une réduction de sa consommation et un choix plus approprié de ses sources de sucre. Le sucre contenu dans une tablette de chocolat au lait ou dans un jus de fruits n'est pas le même que celui du chocolat noir et du melon miel Honeydew. Si vous souhaitez édulcorer légèrement un plat, mettez-y une pincée de stévia, un filet de miel ou une cuillérée à soupe de vrai sirop d'érable.

Et qu'en est-il des sucres artificiels ? Désolé, mais ce ne sont pas de bons remplaçants. Bien que nous nous plaisions à croire que nous nous faisons une faveur en remplaçant le sucre raffiné par des substituts comme l'aspartame, la saccharine ou même des produits semi-naturels comme le sucralose, ce ne sont pas des solutions idéales. Le corps humain ne peut pas bien les digérer, ce qui explique qu'ils ne contiennent pas de calories, mais ils doivent néanmoins passer par le tractus gastro-intestinal. Nous avons longtemps présumé que les édulcorants artificiels étaient composés, en grande partie, d'ingrédients inertes qui n'affectaient pas notre physiologie. On a cependant publié en 2014 dans la revue *Nature* un article de référence souvent cité depuis, qui prouvait que les édulcorants artificiels affectent les bactéries de l'intestin (le microbiome intestinal). Ils mènent à un dysfonctionnement métabolique, comme l'insulinorésistance et le diabète, et contribuent à l'embonpoint et à l'obésité épidémique pour lesquels on les a mis sur le marché, au lieu de les contrer[17]. Comme vous le savez maintenant, il s'agit des mêmes problèmes de santé qui accroissent les risques de déclin cognitif et d'un grave dysfonctionnement du cerveau. Essayez d'éviter ces substituts du sucre. En règle générale, il est tout indiqué de réduire sa consommation de farines et de sucres raffinés – vrais comme artificiels. Cela veut dire d'éliminer ou de considérablement limiter les chips, les biscuits, les pâtisseries, les muffins, les desserts cuisinés, les friandises, les céréales et les bagels. Méfiez-vous des produits portant l'étiquette « diète » ou « sans sucre », car cela signifie le plus souvent qu'ils sont édulcorés de manière artificielle. Rappelez-vous que les meilleurs aliments ne viennent pas avec un étiquetage nutritionnel ou des énoncés relatifs à la santé. Ce sont les vrais aliments entiers que l'on trouve en périphérie des épiceries.

Passons maintenant à l'ABC que je viens de mentionner. Il s'agit d'une méthode pour repérer les aliments de haute qualité, ceux qui apparaissent sur la liste A, ainsi que ceux que l'on devrait inclure (liste B) et limiter (liste C). Dans son rapport de 2019 intitulé *Brain Food: GCBH Recommendations on Nourishing Your Brain*, le Global Council on Brain Health (GCBH) a décrit les meilleurs régimes alimentaires pour le cerveau provenant de partout dans le monde et a fourni un guide pratique des aliments à prôner ou à limiter. Plus loin dans le présent chapitre, quelques idées vous permettent de voir comment cet ABC fonctionne dans la vraie vie ; il présente des similitudes avec le régime méditerranéen.

LA LISTE A : LES ALIMENTS À CONSOMMER SOUVENT

Les légumes frais (surtout les verts comme les épinards, les blettes ou poirées, le chou frisé, la roquette, le chou cavalier, les feuilles

de moutarde, la laitue romaine, les bettes à cardes et les feuilles de navet)
Les baies entières (et non en jus)
Les poissons et les fruits de mer
Les lipides sains (ex.: l'huile d'olive extra vierge, les avocats, les œufs entiers)
Les noix et les graines

LA LISTE B: LES ALIMENTS À INCLURE

Les légumineuses
Les fruits entiers (en plus des baies)
Les produits laitiers faibles en sucre et en gras (ex.: le yaourt nature, le fromage blanc)
La volaille
Les grains entiers

LA LISTE C: LES ALIMENTS À LIMITER

Les fritures
Les pâtisseries et les aliments sucrés
Les aliments traités
La viande rouge (ex.: le bœuf, l'agneau, le porc, le buffle, le bison d'Amérique, le canard)
Les produits de viande rouge (ex.: le bacon)
Les produits faits de lait entier et de graisses saturées, comme le fromage et le beurre[2*]
Le sel

2* Les graisses saturées ont fait couler beaucoup d'encre. Qu'y a-t-il de pire pour causer une maladie du cœur: les graisses saturées ou le sucre? Les graisses saturées, surtout celles provenant de produits animaux, ne sont pas inoffensives. Si vous mangez beaucoup de viandes grasses, de beurre, de saindoux et de fromage, votre grande consommation de graisses saturées pourrait augmenter vos risques de précipiter votre mort de toutes sortes de causes, y compris la démence. Des recherches ont toutefois démontré que le remplacement du beurre, du fromage et de la viande rouge par des glucides hautement raffinés (comme la farine blanche et le riz blanc) ne diminue aucunement les risques de souffrir d'une maladie du cœur. Je préférerais que vous savouriez une assiette de fromages artisanaux avec du pain ou des craquelins à grains entiers plutôt que des ailes de poulet trempées dans une sauce avec des frites. Je crois que vous comprenez où je veux en venir.

H : Hydratez-vous intelligemment

Avec l'âge, notre capacité à ressentir la soif diminue. Cela aide à expliquer que la déshydratation soit si courante chez les personnes âgées. Par ailleurs, la déshydratation est l'une des principales raisons pour lesquelles on admet certaines d'entre elles à l'urgence et dans les hôpitaux. Voici un bon indice : vous avez soif parce que vous avez déjà attendu trop longtemps pour boire. (De même, si vous vous sentez rassasié, vous avez déjà trop mangé.)

Voici l'un de mes mantras : « Bois plutôt que de manger. » On prend souvent la soif pour de la faim. Même un degré modéré de déshydratation peut vous faire perdre de votre énergie et de votre rythme cérébral. Étant donné que notre cerveau n'arrive pas très bien à distinguer la soif de la faim, s'il y a de la nourriture à proximité, nous avons tendance en général à manger. Résultat : nous avons l'estomac surchargé et le corps sans cesse déshydraté.

Le lien entre le degré d'hydratation, les facultés cognitives et l'humeur est bien connu. La déshydratation conduit souvent à des problèmes cognitifs chez les personnes âgées, ce que l'on peut constater en examinant les changements s'opérant dans la mémoire à court terme, les aptitudes numériques, les fonctions psychomotrices et l'attention soutenue. Les chercheurs ont découvert que même une déshydratation modérée engendre de la confusion, de la désorientation et un déficit cognitif[18]. On étudie sans cesse dans quelle mesure la gravité de la déshydratation affecte le raisonnement comme la réhydratation peut inverser l'altération des facultés cognitives et de l'activité neuronale. La leçon à retenir est qu'il faut bien s'hydrater, et que le meilleur moyen d'y parvenir consiste à boire de l'eau. Vous pouvez également prendre votre café du matin ou votre tisane (ou thé).

La plupart des gens tirent leur dose d'antioxydants de la caféine. Plusieurs études ont démontré l'association entre la consommation de café et de thé et la réduction des risques de déclin cognitif et de démence[19]. Nous ne savons toutefois pas précisément comment l'expliquer. Nous savons que les effets à court terme de la caféine ont été prouvés : elle accroît la vivacité d'esprit et l'efficacité cognitive (ainsi que les performances athlétiques), mais on comprend moins ses effets à long terme. Plusieurs études ont suggéré que les buveurs de café bénéficient d'une meilleure fonction cognitive au fil du temps que les non-consommateurs. Il se peut cependant que la caféine ou les composés de café et de thé n'expliquent pas les résultats améliorés. Plutôt, les gens qui boivent du thé et du café pourraient être plus instruits ou en meilleure santé, deux facteurs liés à une plus grande efficacité cognitive et à de moindres risques de souffrir de démence. La bonne nouvelle, c'est que vous ne nuirez pas à votre cerveau en buvant du café ou des tisanes, à moins que vous buviez à tort une grande quantité de boissons énergisantes. Veillez simplement à ce que votre consommation de caféine n'interfère pas avec votre sommeil. Pour la plupart des gens, il est préférable de diminuer sa consommation de caféine en après-midi et de ne plus en consommer après 14 h.

L'alcool ne compte pas pour une source d'hydratation, mais il peut s'inscrire dans un bon régime alimentaire. On entend aux actualités des messages contradictoires quant aux bienfaits (ou aux méfaits) de l'alcool. Bien qu'il existe des preuves substantielles qu'une consommation modérée d'alcool puisse favoriser la protection du cœur et de la cognition, certaines études indiquent que la consommation d'alcool produit également des effets néfastes sur le cerveau. On a associé une consommation même modérée à une mauvaise santé cognitive chez certaines personnes. Voici justement la différence : *chez certaines personnes*. Il se peut que la consommation d'un verre de vin par jour aide votre cœur et votre cerveau à mieux fonctionner avec le temps, mais que pour votre ami, le contraire prévaille. L'ennui avec l'alcool, c'est que les gens risquent d'en venir à trop en boire, à en tolérer la consommation de quantités excessives et à acquérir une mauvaise habitude – ou pire encore, à développer une dépendance. Des risques à court et à long terme sont associés à une consommation excessive d'alcool, y compris des problèmes d'apprentissage et de mémoire. Tout excès produira des effets néfastes sur les organes. Et en vieillissant, notre capacité à métaboliser l'alcool décroît. En 2017, un rapport publié dans *JAMA Psychiatry* a révélé une tendance choquante : le taux d'alcoolisme est en hausse chez les personnes d'âge mûr[20]. Les chercheurs l'expliquent par diverses raisons allant d'une anxiété accrue en général à la possibilité que les personnes âgées plus robustes se croient encore capables de porter l'alcool comme lorsqu'elles étaient jeunes.

Le débat entourant l'analyse des risques et des bienfaits de l'alcool – ainsi que les études connexes – ne manquera pas de se poursuivre, mais voici ce que je vous suggère : si vous ne buvez pas d'alcool, ne vous y mettez pas, ne serait-ce que pour protéger votre santé cérébrale. Si vous en buvez, faites-le avec modération, car on ne sait pas avec certitude quel degré de consommation serait bénéfique pour la santé du cerveau. Chez les hommes, une consommation modérée va jusqu'à deux verres d'alcool par jour (un verre de bière de 355 ml, un verre de vin de 148 ml ou un verre de liqueur de 45 ml) ; chez les femmes, elle se limite à un verre d'alcool. Bien que cela s'explique en partie par la taille plus petite des femmes, n'oublions pas qu'une plus grande consommation d'alcool augmente leurs risques de souffrir d'un cancer du sein. L'idéal serait de choisir de boire surtout du vin rouge, car il contient des polyphénols, des micronutriments qui peuvent agir comme antioxydants favorisant une bonne tension artérielle et qui ne sont généralement pas contenus dans les liqueurs et les bières.

A : Ajoutez plus d'oméga-3 provenant de sources alimentaires

Ces temps-ci, on entend beaucoup parler des bienfaits des oméga-3 – une merveilleuse nourriture pour le cerveau provenant des fruits de mer, des noix et des graines. Malheureusement, le régime alimentaire américain est extrêmement riche en un autre genre d'oméga – les oméga-6, qui abondent dans les huiles de maïs et végétales employées dans tant de nourriture transformée ou frite et de produits de boulangerie. Il en résulte que nous consommons une quantité disproportionnée d'oméga-6. Selon des recherches anthropologiques, nos ancêtres chasseurs et cueilleurs consommaient des oméga-6 et oméga-3 dans un rapport approximatif de un pour un. Aujourd'hui, l'Américain moyen consomme une quantité d'oméga-6 disproportionnée comparativement aux oméga-3 : allant de douze oméga-6 pour un des oméga-3 à vingt-cinq oméga-6 pour un seul. Comme vous pourriez le deviner, cela s'explique surtout par une surconsommation d'oméga-6, tandis que notre consommation d'oméga-3 plus sains et énergisants pour le cerveau a terriblement chuté par rapport aux normes évolutionnaires.

Les poissons gras sont une merveilleuse source d'oméga-3 (surtout le saumon, le maquereau et les sardines), et même la viande sauvage comme la venaison et le buffle contient ces gras sains. Les sources végétales d'oméga-3 incluent les graines de lin, les huiles dérivées des plantes (olives, canola, lin, soja), les noix et les graines (de chia, de citrouille et de tournesol). Les sources alimentaires – *non pas* les suppléments – sont les meilleures pour obtenir des oméga-3. En fait, on en est venu dernièrement à examiner à la loupe les suppléments d'huile de poisson en raison des résultats mitigés des études réalisées. Bien que l'on ait reconnu aux suppléments d'huile de poisson la propriété de protéger le cœur, de réduire l'inflammation et d'améliorer la santé mentale, les preuves obtenues sont loin d'être définitives et concluantes (et pourtant, les Américains dépensent plus de 1 milliard de dollars par année en huile de poisson en vente libre).

En janvier 2019, par exemple, des chercheurs d'Harvard ont rapporté dans le *New England Journal of Medicine* que les suppléments d'oméga-3, aussi connus sous le nom d'huile de microalgues marines, ne permettaient aucunement de réduire les risques d'infarctus ni chez les hommes d'au moins cinquante ans ni chez les femmes d'au moins cinquante-cinq ans ne prsentant aucun facteur de risque de maladie cardiovasculaire[21]. D'autres études ont aussi démontré qu'une consommation excessive d'huile de poisson, facilitée par la prise de suppléments, peut avoir des effets néfastes surprenants, comme l'hyperglycémie, des risques accrus de saignements à cause de ses effets sur la coagulation du sang, ainsi que la diarrhée et le reflux gastrique (les brûlures d'estomac)[22]. À moins que vous souffriez d'une véritable carence, mieux vaut tirer vos oméga-3 de la nourriture, et non des suppléments. On ne saurait trop consommer de poisson et de noix ! Et rappelez-vous que presque toutes les études qui lient les oméga-3 à la santé cérébrale ont été largement réalisées en se servant de sources alimentaires, non au moyen de suppléments. Ce seul fait est révélateur.

On a énormément étudié l'incidence des oméga-3 sur le cerveau, et l'on dispose d'une mine d'informations relatives au lien entre ces acides gras et un vieillissement sain du cerveau. Des études ayant examiné le rôle des oméga-3 les ont surtout considérés dans l'ensemble plutôt que d'examiner des types spécifiques d'oméga-3 : l'AEP (acide eicosapentaénoïque), l'acide alpha-linolénique (ALA) et l'ADH (acide docosahexaénoïque). L'ADH est le type d'oméga-3 le plus répandu dans le cerveau et il joue un rôle important dans la préservation des membranes neuronales ; or, le poisson et les algues en contiennent beaucoup. Il n'y a donc rien d'étonnant à ce que, dans des études à grande échelle, ceux qui mangent du poisson ou d'autres produits de la mer chaque semaine se retrouvent avec une meilleure santé cérébrale que ceux qui n'en mangent jamais.

Je crois qu'il y a tout lieu d'affirmer que nous aurions avantage à manger plus de poisson. Dans certaines régions du pays, il arrive que le poisson soit moins cher que la viande. Reste à savoir d'où il provient. Évitez de consommer ceux pêchés en eaux polluées ou dont le taux de mercure serait trop élevé. Le mercure est un métal lourd susceptible de nuire au cerveau et que le corps n'élimine pas facilement. Le site Web de Monterey Bay Aquarium Seafood Watch (https://www.seafoodwatch.org) est une bonne ressource à consulter. Ce site peut vous aider à choisir des poissons (sauvages ou d'élevage) que l'on a pêchés dans les eaux les plus propres tout en veillant au respect de l'environnement.

MYTHE : C'est une bonne chose d'ajouter à son alimentation vitamines, huile de poisson oméga-3 et vitamine D, car cela contribuera à combler les carences alimentaires.

VÉRITÉ : Les suppléments ne peuvent remplacer les vrais aliments, et certains peuvent se révéler néfastes. L'industrie des suppléments est malheureusement non réglementée ; ses fabricants ne sont tenus de tester ni l'efficacité ni la sécurité de leurs produits. Bien que l'excellente réputation de certains fabricants ne soit plus à faire, on devrait n'y avoir recours que sur recommandation de son médecin.

Permettez-moi de vous parler plus en détail des suppléments en transcendant le cadre des huiles de poisson. Il existe une règle fondamentale à respecter : si vous vous alimentez correctement, vous ne devriez pas avoir à prendre de suppléments. Bien que le fait de prendre une multivitamine par jour puisse conférer un effet placébo (vous croyez qu'elle vous procure un certain bienfait ou comble d'une certaine manière vos déficits nutritionnels), elle ne vous permettra probablement pas de prévenir n'importe quelle maladie ou le déclin cognitif, à moins que vous ayez véritablement une carence alimentaire. Or, même si les déficits nutritionnels sont extrêmement rares en Occident, certains neurologues recommandent la prise de certains suppléments selon l'état et la biologie de chaque patient. Le régime alimentaire de la plupart d'entre nous est enrichi. Aujourd'hui, même les champignons frais nous sont vendus « enrichis » de vitamine D par irradiation. Des chercheurs, y compris le Dr Pieter Cohen, d'Harvard, ont fait remarquer que, même avec un régime américain standard, nous ne risquons probablement pas de manquer de la plupart des vitamines grâce à l'enrichissement des aliments. La problématique découle davantage de la quantité de nourriture que nous consommons que des carences alimentaires.

En travaillant à un documentaire portant sur l'industrie des suppléments, j'ai constaté avec stupéfaction à quel point elle n'est pas réglementée. Jusqu'ici, en 2019, la Food and Drug Administration a émis vingt avertissements à l'attention d'entreprises qui commercialisaient cinquante-huit suppléments alimentaires en disant qu'ils prévenaient, traitaient ou guérissaient la maladie d'Alzheimer ou d'autres graves problèmes de santé. Les fabricants de suppléments ne sont pas contraints de prouver que leur produit est sécuritaire ou efficace avant de le rendre disponible. Et comme l'explique le Dr Dean Sherzai, de l'université de Loma Linda, auteur du livre *The Alzheimer's Solution*, il est en fait plus difficile qu'on le croit de retirer ce qu'il y a de bon des aliments et de le mettre en comprimés[23]. Bien qu'il soit possible d'obtenir des ingrédients actifs isolés et même synthétisés, les vrais aliments se composent d'une multitude de molécules, et nous commençons à peine à déterminer ce qu'ils font tous. Certaines molécules semblant inertes peuvent aider les ingrédients actifs à voyager dans le corps, en leur servant de véhicules. D'autres molécules peuvent contribuer à déverrouiller des récepteurs, qui leur permettent d'activer leurs cibles. Comme je l'ai mentionné auparavant, on y fait référence en tant qu'*effet entourage* qui aide à expliquer pourquoi les vrais aliments constitueront toujours une meilleure option qu'un supplément alimentaire.

Gardez à l'esprit que la plupart des études portant sur l'utilité des suppléments s'appuient sur l'auto-évaluation tant de l'usage que des symptômes. Elles laissent place à beaucoup d'interprétations et d'idées préconçues. C'est d'ailleurs pourquoi l'on publie tant d'études aux résultats contradictoires – un jour, les suppléments ont la cote, et le lendemain, on ne leur reconnaît aucun bienfait. Si vous envisagez de prendre des suppléments, faites-le sous supervision d'un médecin. Il est nécessaire de personnaliser leur consommation.

MYTHE : La prise de suppléments commercialisés pour améliorer la santé cérébrale – comme le Ginkgo biloba, la coenzyme Q10 et l'apoaéquorine (une protéine de méduse) – est un excellent moyen de prévenir la démence.

VÉRITÉ : Nous aimerions tous croire qu'il est possible de préserver nos pouvoirs cognitifs en prenant quelques comprimés par jour. Ces suppléments anti-démence reposent sur des publicités ingénieuses et sont souvent vendus par de grands détaillants, ce qui convainc le consommateur de leur entière légitimité. Ils ne reposent toutefois pas sur la science. Aucun supplément alimentaire connu n'améliore la mémoire ni ne prévient le déclin cognitif ou la démence, et cela, peu importe ce que les fabricants ont l'audace de promettre sur Internet, dans les journaux ou à la télé. On en fait souvent la promotion au moyen de témoignages qui captent l'intérêt des gens soucieux de leur santé cérébrale. Ne vous laissez pas avoir. Mettez l'argent que vous gaspilleriez en suppléments sur quelque chose qui profitera à votre cerveau : une bonne paire de chaussures de marche ou un nouvel oreiller qui améliorera la qualité de votre sommeil.

R : Réduisez vos portions

Vous avez déjà entendu cette leçon : limiter ses portions est très efficace et une excellente stratégie préventive inhérente à tout objectif relatif à la santé. Les Américains, dont je suis, aiment les assiettes gigantesques et les montagnes de nourriture. Il suffit pour le constater de regarder les repas de l'Action de grâces et du dimanche du Super Bowl (en tant que peuple, nous mangeons plus ce dimanche-là que tout autre jour de l'année). Les excès de table occasionnels ne les tueront pas (ni leur cerveau), mais ils doivent bien surveiller leur consommation calorifique tous les jours dans l'intervalle. Tous les experts avec qui je me suis entretenu au cours de l'écriture de ce livre ont évoqué la réduction des portions et de leur apport calorifique. Ce sujet s'impose dans toutes les conversations portant sur la santé du cerveau.

Les meilleurs moyens de veiller sur la taille de vos portions et de votre apport calorifique consistent à préparer vous-mêmes vos repas à la maison, à en mesurer les aliments avec justesse et à ne pas vous resservir. Vous savez ce que vous mettez dans les plats que vous cuisinez et vous pouvez décider des ingrédients et de la taille des portions. Des recherches sont également révélatrices : le fait de cuisiner souvent à la maison conduit effectivement à améliorer la qualité de son régime alimentaire, ainsi que sa santé et son poids. Par contre, nous oublions souvent de penser au mode de cuisson et à ses conséquences sur la nutrition. Par exemple, on a avantage à faire cuire nos aliments lentement et à basse température au lieu d'une cuisson rapide à haute température comme la friture. Celle-ci peut engendrer des composés chimiques nuisibles qui risquent de favoriser l'inflammation et d'être néfastes pour la santé du cerveau. Si possible, choisissez de faire bouillir, pocher, cuire à la vapeur ou au four vos aliments. Voici une autre raison de cuisiner à la maison : vous pouvez choisir votre mode de cuisson. On a tendance à manger des mets frits ou grillés au restaurant. À la maison, toutefois, en plus de choisir votre mode de cuisson, vous pouvez éviter de consommer des huiles, des sauces et des ingrédients dont vous ne connaissez pas la nature. Si votre temps est compté et que vous pouvez vous permettre quelques folies, profitez des services de livraison d'épicerie à domicile.

Qu'en est-il du jeûne ? Au cours des dernières années, on a recommencé à se pencher sur le jeûne intermittent comme moyen de réduire sa consommation calorifique, un autre sujet souvent abordé durant mes recherches dans le cadre de l'écriture de mon livre. Il existe deux approches courantes relatives au jeûne. L'une consiste à consommer très peu de calories certains jours, puis à manger normalement le reste du temps. L'autre implique de manger seulement entre certaines heures et de sauter des repas le reste de la journée. Je connais beaucoup de médecins qui ne prennent que deux repas par jour et qui se passent de nourriture sur de longues périodes. Ils ne mangent pas du repas du soir au petit déjeuner, jeûnant pendant douze à seize heures consécutives. Cela réduit leur consommation calorifique (à moins, bien entendu, qu'ils mangent trop lors de ces repas). Bien que nous ne disposions toujours pas d'études à grande échelle et de longue durée portant sur les bienfaits du jeûne, il existe quelques preuves chez les cobayes animaux indiquant que le jeûne peut ralentir la progression de certaines maladies liées au vieillissement ainsi qu'améliorer la mémoire et l'humeur. On a également constaté qu'il favorise la sensibilité à l'insuline, une bonne chose pour le métabolisme et, en définitive, la santé cérébrale[24].

Le Dr Mark Mattson est professeur de neurosciences à la faculté de médecine de Johns Hopkins et est également le directeur du Laboratory of Neurosciences au National Institute on Aging. Il a consacré une grande partie de sa vie à étudier le cerveau et les effets de la réduction de la consommation calorifique résultant d'un jeûne allant jusqu'à plusieurs jours par semaine[25]. Dans des expériences de laboratoire, le professeur Mattson et ses collègues ont découvert que le jeûne intermittent, ce qui signifie à ses yeux la limitation de sa consommation calorifique au moins deux jours par semaine, peut contribuer à améliorer les connexions neuronales dans l'hippocampe tout en protégeant les neurones contre l'accumulation de dangereuses plaques amyloïdes[26]. Selon sa théorie, le jeûne oblige le cerveau à réagir en activant les réponses adaptatives au stress qui l'aident à gérer la maladie. Dans une perspective évolutionnaire, c'est logique. Nous savons qu'un jeûne bien fait peut accroître la production du facteur neurotrophique dérivé du cerveau (BDNF), une protéine décrite plus tôt qui contribue à protéger et à renforcer les connexions neuronales tout en favorisant la croissance de nouvelles cellules cérébrales. L'effort physique et les tâches cognitives peuvent aussi élever le taux de BDNF.

Le jeûne ne sied pas à tout le monde (il peut exiger une certaine adaptation, un peu comme l'exercice pour le sédentaire), mais je vous donnerai certaines idées au chapitre 9 au cas où vous souhaiteriez vous y essayer après avoir consulté votre médecin. J'en ai fait à plusieurs reprises, et après la première fois, cela devient plus facile qu'on le croit.

P : Planifiez vos repas

Autrement dit, ne vous laissez pas mourir de faim au point de vous tourner vers la malbouffe (simples hydrates de carbone, insuffisance de fibres, graisses saturées). Tant de nourriture nous environne, surtout les aliments vides. Lorsque la faim nous surprend, des instincts animaux bien ancrés nous poussent dans la mauvaise voie. Nous gravitons autour des mets rapides, goûteux et satisfaisants (allô hambourgeois au fromage, frites et boissons gazeuses !).

Une ou deux fois par semaine, essayez de planifier vos repas principaux et faites votre épicerie en conséquence. Essayez d'enrichir vos repas de fibres en y ajoutant des fruits et des légumes entiers (parmi les fruits, les bananes, les pommes, les mangues et les baies en sont riches ; quant aux légumes, plus leur couleur est foncée, plus ils en contiennent) ; des haricots et des légumineuses ; des grains entiers ;

des graines, y compris riz sauvage et riz brun. Je me suis peu arrêté aux fibres alimentaires, mais elles sont essentielles à la bonne santé du cerveau, car elles changent toute la chimie d'un repas. Si vous souffrez d'une carence en fibres, les glucides que vous consommez seront plus vite absorbés, accroissant de ce fait vos taux de glucose et d'insuline, et intensifiant potentiellement l'inflammation. On sait depuis longtemps que la consommation de fibres contribue à prévenir la dépression, l'hypertension et la démence par une variété de voies biologiques[27]. On les a également associées à un sain vieillissement en général. Il existe deux types de fibres alimentaires : les solubles et les insolubles. Les fibres solubles se dissolvent dans l'eau, et se transforment ainsi en un genre de gel qui réduit le taux de cholestérol et de glucose ; on les trouve dans les flocons d'avoine, les pois, les haricots, les pommes, les carottes et les agrumes tels que les oranges. Les fibres insolubles ne peuvent se dissoudre dans l'eau – ces fibres alimentaires permettent aux autres sucs digestifs de circuler dans les intestins. On en trouve dans les noix, les grains entiers, le son de blé et les légumes comme les haricots verts. Ce sont les matières solides que les intestins ne dégradent pas et que la circulation sanguine n'absorbe pas (elles demeurent intactes en circulant dans le système digestif).

Il n'existe pas de façon plus facile de consommer davantage de fibres que de planifier nos repas, en prenant soin de mettre plus de plantes fibreuses dans notre assiette. Évitons de consommer des aliments sans fibres en mangeant au restaurant ou des boîtes de prêt-à-manger.

Quelques conseils supplémentaires

Bio ? Nourri au fourrage ?

Contrairement à ce qu'on rapporte dans les médias, rien ne prouve hors de tout doute que les produits de culture biologique sont plus nutritifs que ceux cultivés de manière conventionnelle. La plupart des gens qui préfèrent la culture biologique à la culture conventionnelle se disent que les pesticides, les herbicides et les petites quantités d'hormones et d'antibiotiques peuvent nuire à la santé, même si cela n'a pas encore été adéquatement prouvé. Quand on me demande si l'idéal est de ne manger que des produits bio, je leur réponds que, étant donné ce que nous en savons à l'heure actuelle, ce n'est pas nécessaire en règle générale. En revanche, si vous vous inquiétez de vous exposer aux produits chimiques employés dans l'agriculture traditionnelle, essayez de ne pas acheter des produits apparaissant sur la *Dirty Dozen*, la liste des douze néfastes, publiée chaque année par l'Environmental Working Group (EWG). Cette liste résulte des recherches du département de l'Agriculture des États-Unis portant sur les produits cultivés de manière traditionnelle plus susceptibles de contenir des résidus de pesticides : fraises, épinards, nectarines, pommes, raisins, pêches, cerises, poires, tomates, céleri, patates et poivrons doux. Les fruits et les légumes à la pelure plus épaisse ont tendance à renfermer moins de résidus de pesticides, car leur pelure en protège la chair. Pelez-les, comme vous le feriez d'une banane ou d'un avocat, et vous éliminerez ainsi une bonne partie de ces résidus. L'EWG publie également une autre liste de produits alimentaires, appelée Clean 15 (les 15 propres) : avocats, maïs sucré, ananas, choux, oignons, pois de senteur, papayes, asperges, mangues, aubergines, melons Honeydew, kiwis, cantaloups, choux-fleurs et brocolis.

Si vous avez envie à l'occasion d'un bon steak, le bœuf nourri au fourrage est préférable aux bovins d'élevage conventionnel. La viande du premier, qui provient de bétail non nourri aux grains comme le maïs, a une composition différente. Elle contient moins de gras, plus d'oméga-3 qui sont bons pour la santé du cerveau et du cœur, plus d'acide linoléique conjugué (un autre type de gras sain) et plus d'antioxydants, comme la vitamine E. Une autre stratégie qui fonctionne pour moi consiste à ne pas garder de viande à la maison ; je n'en consomme que lorsque je mange ailleurs. Cela m'aide à respecter un régime alimentaire à base de plantes et faible en viande rouge.

Épicer ses repas

Mon héritage alimentaire indien est riche en épices. On considère notamment le curcuma, ou safran des Indes, comme l'une des sept épices essentielles à la cuisine indienne traditionnelle. Les Indiens l'aiment beaucoup, et les scientifiques en vantent de plus en plus les propriétés. La curcumine, le principal ingrédient actif du curcuma qui donne au cari indien sa couleur vive, fait actuellement l'objet de recherches scientifiques intenses, surtout en lien avec le cerveau. On l'utilise dans la médecine chinoise et indienne depuis des millénaires. Des études en laboratoire ont démontré maintes fois que la curcumine a des propriétés antioxydantes, anti-inflammatoires, antifongiques et antibactériennes, bien que l'on ne sache pas précisément comment elle produit ces effets. Ses vertus curatives attirent l'attention des scientifiques du monde entier, y compris les épidémiologistes à la recherche d'indices pouvant expliquer pourquoi la démence est beaucoup moins répandue chez les communautés qui ajoutent constamment du curcuma à leur cuisine.

En 2018, une étude menée à l'UCLA par le Dr Gary Small, un médecin et chercheur reconnu dans le domaine du cerveau vieillissant que je vous ai présenté auparavant, a fait beaucoup parler de lui dans les médias en raison de ses résultats stupéfiants : les gens souffrant de légers problèmes mnémoniques qui prenaient 90 milligrammes de curcuma deux fois par jour pendant dix-huit mois enregistraient une importante amélioration de leur mémoire et de leur attention[28]. On remarquait aussi des effets positifs sur leur humeur. Il s'agissait d'une étude bien conçue, en double aveugle contre placébo impliquant quarante adultes âgés de cinquante à quatre-vingt-dix ans. Trente de ces bénévoles ont subi des tépographies (TEP) visant à déterminer les taux d'amyloïdes et de tau dans leur cerveau au début de l'étude et au terme de dix-huit mois. (Les protéines tau, rappelons-le, sont un composant microscopique des cellules cérébrales essentiel à la survie des neurones. Lorsqu'elles subissent des changements chimiques, elles peuvent toutefois s'altérer et s'agglutiner, et devenir ainsi nocives.) Après les essais cliniques, les tomodensitomètres crâniens pour tomographie par positrons (bref, les scanographies) ont révélé un taux considérablement plus faible d'amyloïdes et de tau dans les régions du cerveau assurant les fonctions mnémoniques et émotionnelles que chez les participants ayant pris des placébos. Jusqu'ici, aucun médicament homologué ne peut donner le même résultat avec fiabilité. Les chercheurs amorcent actuellement une étude complémentaire auprès d'un plus grand nombre de participants.

Le curcuma compte parmi les nombreuses épices qui peuvent relever le goût des mets. Il est une de mes préférées, et nous l'employons beaucoup chez moi. En plus des épices et des herbes classiques, les assaisonnements et les condiments font souvent partie des ingrédients de nos repas. Ils peuvent se révéler une source de saveur et de nutrition, mais attention : on y ajoute souvent du sucre, du sel, des graisses saturées et d'autres ingrédients dont nous aurions avantage à limiter la consommation. Tout particulièrement avec certains condiments, sauces et vinaigrettes sur le marché. Lisez leur étiquette.

Le débat entourant le gluten

Je suis certain que vous avez déjà entendu parler du gluten ou, plus précisément, du régime sans gluten. Le gluten constitue le principal composant protéinique du blé, du seigle et de l'orge. On le retrouve dans beaucoup de produits alimentaires, y compris le pain et les pâtes, les biscuits, les muffins et les céréales du petit déjeuner (et c'est souvent pour cela que ces produits sont délicieux et ont une texture moelleuse). Vous avez probablement aussi entendu parler des gens qui évitent le gluten pour toutes sortes de raisons, de la perte de poids à la protection de leur flore intestinale. Le régime sans gluten est le seul traitement efficace contre la maladie cœliaque, communément appelée intolérance au gluten, une maladie d'origine immunitaire qui atteint près d'un pour cent de la population américaine. Chez ceux qui en souffrent, le gluten déclenche une réaction immunitaire qui endommage l'intestin. Ces personnes doivent éviter le gluten, sans quoi leur santé risque d'en souffrir énormément. Il peut déclencher des douleurs abdominales, la diarrhée et même des symptômes non intestinaux comme la céphalée, l'ostéoporose et une grande fatigue. De manière anecdotique, bon nombre de patients souffrant d'intolérance au gluten rapportent que, lorsqu'ils en ingèrent à leur insu, ils développent des symptômes récurrents qui incluent souvent des problèmes cognitifs passagers, y compris la difficulté de trouver le mot juste ou de bien se rappeler les choses. Ce phénomène, souvent désigné par le syntagme « brouillard cérébral », est mal compris, et le mécanisme par lequel le gluten déclenche ces symptômes cognitifs reste inconnu.

Outre ceux qui souffrent de la maladie cœliaque, il s'en trouve qui décrivent des symptômes comprenant le « brouillard cérébral » dont l'état s'améliore grâce à un régime sans gluten, mais qui ne souffrent pourtant pas de cette intolérance. On dit de ces personnes qu'elles sont sensibles au gluten sans souffrir de la maladie. Étant donné qu'aucun test officiel ne permet le diagnostic de ce problème de santé, on le pose d'ordinaire après avoir obtenu un résultat négatif à un test de dépistage. Bien que l'on dise souvent que le gluten favorise les problèmes cognitifs au sein de la population générale, rien ne prouve qu'il affecte les fonctions cérébrales chez les gens qui ne souffrent pas de la maladie cœliaque ou qui n'ont pas de sensibilité au gluten. Compte tenu du principe selon lequel ce qui est bon pour le cœur l'est aussi pour le cerveau, je devrais vous faire remarquer que l'on n'a établi aucun lien entre les régimes riches en gluten et les risques d'infarctus. En fait, un régime faible en gluten, s'il est faible en bons grains entiers, pourrait *accroître* les risques de maladie coronarienne[29]. J'ajouterais que les gens qui disent se sentir beaucoup mieux après avoir adopté un régime sans gluten ont tendance à faire un ménage dans leur régime qui, en fait, leur profite, mais qui n'a rien à voir avec le gluten. Ils mangent des aliments complets et des produits frais. Ils adoptent d'autres bonnes habitudes comme l'exercice, le mouvement. Et ils constatent une perte de poids et une énergie accrue, qui les motivent à persévérer.

Si vous ne souffrez pas de cette intolérance, vous n'avez pas à éliminer le gluten de votre régime alimentaire. Le secret réside dans le choix éclairé d'aliments contenant du gluten. Évitez les farines raffinées contenant du gluten que l'on retrouve dans le pain blanc, les craquelins et les pâtisseries, car elles ne vous feront pas grand bien, et préférez-leur des aliments plus fibreux et à grains entiers qui renforcent le cœur et qui, en sus, améliorent la santé du cerveau.

Bien nourrir son cerveau

- Utilisez des assiettes plus petites pour limiter la taille de vos portions.
- Mangez du poisson (non frit) au moins une fois par semaine.
- Vérifiez le taux de sodium des plats précuisinés que vous sélectionnez. Les produits de boulangerie comme le pain, les soupes en conserve et les plats congelés contiennent en général beaucoup de sel, dont vous pourriez ne pas être au courant.
- Lorsque vous cuisinez des repas au lieu d'acheter des plats préparés ou congelés, choisissez des légumes et des fruits congelés, qui contiennent en général peu de sel et beaucoup de nutriments essentiels.
- Mangez une grande variété de légumes aux couleurs différentes. Les nutriments qui donnent leur couleur aux poivrons verts, par exemple, diffèrent de ceux qui donnent leur attrait aux poivrons rouges ou orange. Lorsque vous consommez « un arc-en-ciel » de légumes, vous ingérez une plus grande variété de nutriments, dont un grand nombre sont de bons antioxydants pour le cerveau. Efforcez-vous d'ajouter de nouveaux légumes à votre régime, et testez de nouvelles façons de les cuisiner.
- Recourez au vinaigre, au citron, aux herbes aromatiques et aux épices pour relever le goût de votre nourriture sans accroître sa teneur en sodium.
- Vérifiez les étiquettes des mélanges d'herbes pour voir s'ils contiennent du sel.
- Cuisinez avec des gras monoinsaturés et polyinsaturés, comme les huiles d'olive extra vierge, de colza,

de tournesol ou de sésame. Pour la cuisson à feu vif, essayez l'huile d'avocat.

- Évitez les huiles partiellement hydrogénées. C'est une façon de parler des gras trans, qui disparaissent de la chaîne alimentaire, mais qui se retrouvent encore dans beaucoup d'aliments traités incluant les produits frits comme les beignets ; les produits de boulangerie comme les gâteaux, les pizzas congelées et les biscuits ; de même que les margarines et autres pâtes à tartiner. Les gras trans augmentent le taux de mauvais cholestérol (LDL) et réduisent le taux de bon cholestérol (HDL). La consommation de gras trans accroît les risques de développer une maladie du cœur, de faire un AVC ou du diabète de type 2. Or, toutes ces maladies sont susceptibles de nuire au cerveau et d'augmenter les risques de déclin cognitif.
- Cuisinez vos repas à la maison. Cela vous permettra de décider de la quantité de sel, de sucre et de gras que vous y mettrez, contrairement aux plats précuisinés et aux repas du restaurant.

Une dernière perle de sagesse au sujet de l'alimentation : *passez la soie dentaire*. Le Dr Gary Small a précisé ce point durant notre entrevue, et il vaut la peine d'être soulevé. Le fait de passer la soie dentaire – et de se brosser les dents – deux fois par jour permet d'éliminer les dépôts de nourriture et l'accumulation de bactéries qui mènent en définitive à des maladies comme la maladie des gencives et à un risque accru de faire un AVC. Quel est le lien avec le cerveau ? La maladie des gencives crée de l'inflammation. La parodontite est une infection des gencives, le tissu mou se trouvant à la base des dents et qui soutient l'ossature. Au fur et à mesure que la barrière naturelle entre les dents et les gencives s'érode, les bactéries issues de l'infection entrent dans la circulation sanguine.

Or, ces bactéries risquent d'accroître l'accumulation de plaques dans les artères, ce qui pourrait conduire à la formation de caillots. D'où la nécessité de passer la soie dentaire, car cette habitude agit favorablement sur le cerveau.

CHAPITRE 8

La socialisation : un moyen de protection

Soyons reconnaissants aux personnes qui nous donnent du bonheur ; elles sont les charmants jardiniers par qui nos âmes sont fleuries.
— Marcel Proust

Après la mort soudaine du mari de Helen d'une défaillance cardiaque au terme de plus de quarante ans de mariage, la santé et la cognition de sa veuve ont décliné en quelques mois à peine. Comme il était sa principale relation sociale et elle avait très peu d'amis, elle avait rarement l'occasion d'interagir en son absence. Il y avait longtemps que Helen n'avait pas socialisé hors de son cercle familial. Elle s'est isolée et a déprimé de plus en plus, vivant seule dans une grande maison encombrée, sans grand-chose à faire sinon végéter devant la télé. Si ses enfants n'avaient pas insisté pour qu'elle aille vivre dans une maison de retraite afin de s'y créer un réseau social et d'y participer à des activités collectives, Helen risquait de péricliter mentalement et de connaître une mort précoce.

La santé d'un conjoint ou d'une conjointe influence celle de l'autre. On a étudié l'incidence que les relations étroites, surtout conjugales, ont sur la santé tant physique que psychologique d'une personne. Dans les six premiers mois suivant la mort de l'âme sœur, la veuve ou le veuf est 41 pour cent plus exposé à la mort. Il ne fait aucun doute que ce risque accru est attribuable en partie à la perte de l'être cher. Une relation étroite apporte amour, bonheur et réconfort. On a découvert qu'en plus d'influencer le bien-être psychologique, les relations sont associées à un vaste éventail de fonctions inhérentes à la santé qui sont liées aux systèmes cardiovasculaire, endocrinien et immunitaire.

De nombreuses recherches confirment la nécessité de socialiser pour bien se porter, surtout sur le plan cérébral. Un examen des résultats obtenus démontre que le fait d'entretenir des liens étroits avec des amis et des proches, ainsi que de participer à des activités sociales constructives, peut nous aider à rester alertes d'esprit et à entretenir la mémoire[1]. Et il n'est pas question uniquement de la variété de relations sociales que nous entretenons. Leur type, leur qualité et leur raison d'être influent aussi sur nos fonctions cérébrales. Même notre état civil influence nos risques de démence. Des chercheurs de l'université d'État du Michigan ont découvert que les gens mariés risquent moins de développer la démence en vieillissant, et que les gens divorcés risquent environ deux fois plus qu'eux d'en souffrir (le pourcentage de risque des veufs et des veuves ainsi que des célibataires se situe entre celui des gens mariés et celui des individus divorcés[2]).

Il se peut que l'interaction sociale et les relations cordiales protègent contre les effets néfastes du stress sur le cerveau. Je vois chaque jour l'évidence anecdotique de cette causalité dans mon travail en tant que neurochirurgien et journaliste. Les gens que je rencontre qui ont le plus d'entrain, sont les plus joyeux et semblent savourer la vie malgré leur âge avancé sont ceux qui entretiennent de chaleureuses amitiés, des liens familiaux empreints d'amour ainsi qu'un réseau social vaste et dynamique. Quand je rencontre un patient ou une patiente qui n'a ni famille immédiate ni ami intime, j'en ai le cœur brisé. Il n'y a rien de plus navrant que de regarder quelqu'un souffrir d'un grave problème de santé ou même contempler la mort, sans aucun soutien.

L'isolement social et le sentiment de solitude augmentent au sein de notre société. Voici le paradoxe de notre époque : nous sommes hyperbranchés au moyen des médias numériques, mais en même temps nous nous éloignons de plus en plus les uns des autres et souffrons toujours plus de solitude du fait que nous ne tissons pas assez de liens authentiques. Or, cette absence de liens sincères est épidémique, et les professionnels de la santé reconnaissent de plus en plus ses graves conséquences physiques, mentales et émotionnelles, notamment chez les personnes âgées, car environ le tiers des Américains de plus de soixante-cinq ans et la moitié des Américains de plus de quatre-vingt-cinq ans vivent maintenant seuls[3]. Une nouvelle étude du GCBH portant sur la socialisation et la santé cérébrale chez les adultes de quarante ans ou plus a démontré que, même si la plupart des gens socialisent au moins un peu (ayant en moyenne dix-neuf personnes dans leur réseau social), 37 pour cent disaient manquer parfois de compagnie, 35 pour cent avaient du mal à socialiser et près de 30 pour cent se sentaient isolés[4]. Dans l'ensemble, cette étude a révélé que 20 pour cent des adultes de plus de quarante ans étaient socialement isolés. Ce fait est important, car les adultes qui se disaient heureux de leurs amitiés et de leurs activités sociales étaient plus susceptibles de rapporter une amélioration de leur mémoire et de leurs capacités de réflexion au cours des cinq années antérieures, alors que les gens qui se disaient insatisfaits de leur vie sociale rapportaient le contraire – c'est-à-dire que leurs facultés cognitives avaient décliné. Michelle C. Carlson, professeure de la Johns Hopkins Bloomberg School of Public Health à Baltimore et spécialiste du domaine auprès du GCBH, qui a pris part à la révision de cette étude, qualifie ces statistiques de « problème de santé publique ».

Chez les gens qui entretiennent moins de relations sociales, on remarque un sommeil perturbé, un système immunitaire déficient, plus d'inflammation et un plus haut taux d'hormones du stress. Une étude menée en 2016 a permis de déterminer que l'isolement accroissait le risque de maladies du cœur de 29 pour cent et d'AVC de 32 pour cent[5]. Une autre analyse réunissant les données issues de soixante-dix études menées auprès de 3,4 millions de personnes a établi que les gens vivant presque sans entourage courent 30 pour cent plus de risques de mourir au cours des sept années suivantes et que cet effet est le plus prononcé à l'âge moyen (moins de 65 ans[6]). Et l'on a démontré que la solitude en particulier accélère le déclin cognitif chez les personnes âgées[7]. Ces données me poussent à nourrir mes relations autant que je nourris ma santé au moyen de mon régime alimentaire et de l'exercice physique. Une excellente socialisation semble synonyme de vitalité.

Les études de neuro-imagerie s'avèrent particulièrement révélatrices dans ce nouveau domaine des sciences du cerveau. Quelques enquêtes ont été conduites par l'*AARP Foundation Experience Corps*, un projet jumelant des gens âgés et des enfants du primaire n'ayant pas encore atteint le niveau de lecture de leur classe. Ce programme vise des bénéfices mutuels: il aide les gens âgés à s'impliquer dans leur communauté à titre de tuteurs alors que les enfants acquièrent des compétences qui leur sont nécessaires pour réussir à l'école. L'imagerie par résonance magnétique fonctionnelle (IRMf) a remarquablement démontré que les adultes participant à cette initiative ont amélioré leur cognition sur deux ans et ont même inversé l'atrophie des régions cérébrales vulnérables à la démence (par ex.: l'hippocampe[8]). Une autre étude, le *Synapse Project*, a également utilisé l'IRMf dans un essai à répartition aléatoire visant à comparer un groupe de personnes âgées soumises à des activités collectives exigeantes, comme l'assemblage de courtepointes ou la photographie numérique, avec un autre groupe qui se contentait de socialiser[9]. Résultat: l'analyse IRMf a révélé que ceux qui participaient à des activités exigeantes amélioraient leur cognition et leurs fonctions cérébrales, au contraire des autres. Finalement, le *Rush University Memory and Aging Project* a démontré que ceux qui faisaient partie de réseaux sociaux plus larges étaient mieux protégés contre le déclin cognitif associé à la maladie d'Alzheimer que ceux qui avaient un cercle d'amis plus restreint[10]. Le fait de s'impliquer socialement dans un groupe plus grand, surtout s'il se centre sur une activité exigeante, semble procurer la meilleure protection.

Les effets nocifs de l'isolement se ressentent tôt. Les enfants isolés socialement sont en moins bonne santé vingt ans plus tard, même après que d'autres facteurs ont été contrôlés. Les histoires que j'ai entendues durant mes propres recherches sur la solitude m'ont arrêté net, en partie parce que je n'aurais jamais cru les entendre des gens se trouvant devant moi – eux qui semblaient n'avoir aucun problème –, surtout parce qu'ils me décrivaient un sentiment d'isolement des plus bouleversants: «Il est incessant, toxique et brutal.» «Je me sens invisible.» «C'est comme vivre avec un creux dans la poitrine.» «Ma solitude magnifie chaque douleur dans mon corps.» Oprah [Winfrey] m'a demandé de parler et d'écrire sur le sujet dans son magazine[11]. À n'importe quel moment, au moins une personne sur cinq, ou environ 60 millions d'Américains, souffre de solitude – et près de la moitié des Américains se sentent toujours seuls ou laissés de côté[12]. Ils vivent tellement de graves épisodes de mélancolie qu'un manque chronique d'intimité leur fait ressentir vivement l'absence d'un intime capable de les comprendre.

La souffrance que cause la solitude a vraiment capté mon attention. Une étude remarquable menée par Naomi Eisenberger, professeure agrégée de psychologie sociale à l'UCLA, a mis au jour ceci : l'exclusion déclenche de l'activité dans certaines des régions du cerveau qui enregistrent la douleur physique[13]. Le sentiment d'exclusion mène au sentiment de solitude. Cela a du sens sur le plan évolutionnaire, car durant toute son Histoire, la survie du genre humain a tourné autour de la socialisation et de la compagnie de ses semblables. L'appartenance à une tribu nous a donné accès à un abri, à de la nourriture, à de l'eau et à une protection. La séparation du groupe était synonyme de danger. Tout le monde peut souffrir de solitude ; elle peut affecter les célibataires vivant seuls comme les personnes bien entourées vivant en famille. Et elle affecte les citadins tout autant que les gens des régions rurales.

« Intégrez un ***moai*** ! »

À Okinawa, au Japon, où vit un nombre impressionnant de centenaires (dans une zone bleue, une région qui compte des gens parmi les plus vieux au monde), le *moai* fait partie des traditions de longévité de la population. Ce sont des groupes de soutien qui se créent durant l'enfance et qui s'émancipent pendant toute la vie. Ce terme japonais a vu le jour il y a des centaines d'années pour décrire le système de soutien financier d'un village. On établissait des *moais* pour mobiliser les ressources des villageois en vue de projets communs et de travaux publics. Quelqu'un qui avait besoin de capitaux pour acheter un terrain ou régler une urgence, par exemple, pouvait se tourner vers le *moai* pour obtenir de l'aide. Aujourd'hui, le concept du *moai* englobe les réseaux de soutien social, une tradition culturelle assurant une communauté intégrée. Les gens se réunissent pour prodiguer et recevoir des conseils, solliciter de l'aide et papoter. Oui, le bavardage a ses bons côtés dans un contexte social; il donne accès à un réseau sécuritaire d'amis que l'humanité utilise depuis ses origines tribales.

LA SAUCE SECRÈTE D'UNE LONGUE VIE ACTIVE

Depuis plus de quatre-vingts ans, l'Harvard Study of Adult Development, maintenant célèbre, observe l'influence que les relations sociales exercent sur la santé. Ses chercheurs ont commencé à recueillir des données en 1938 durant la Grande Dépression, en évaluant la santé de 268 étudiants de deuxième année de l'université Harvard, et ce qu'ils ont découvert comporte des leçons pour nous tous. (Seulement dix-neuf des participants initiaux sont encore vivants; à l'origine, le groupe de recrues comptait le président John F. Kennedy et le rédacteur en chef entre 1965 et 1991 du *Washington Post*, Benjamin Bradlee. L'étude originale portait exclusivement sur des hommes parce qu'Harvard leur était encore réservée à l'époque, mais depuis lors, les chercheurs ont étendu la portée de leur étude aux descendants des participants initiaux.) Le Dr Robert Waldinger, psychiatre au Massachusetts General Hospital et professeur de psychiatrie à la faculté de médecine d'Harvard, dirige actuellement l'étude. Sa conférence TED sur le sujet «What Makes a Good Life?» (Qu'est-ce qui fait une belle vie?) a eu droit à plus de 29 millions de visionnages[14].

Les découvertes du Dr Waldinger sont attrayantes en ce qu'elles démontent des mythes que les gens entretiennent souvent au sujet de la santé et du bonheur. Elles reposent sur un examen exhaustif de la vie et de la biologie des participants. Non seulement ces derniers ont répondu à des questionnaires, mais encore on a passé leur dossier médical au peigne fin, analysé leur sang, examiné leur cerveau par balayage et interviewé leurs proches. On en a déduit que la santé et le bonheur ne reposent ni sur la fortune, ni sur la célébrité, ni sur un travail acharné, mais sur de bonnes relations. Voilà tout. À ce sujet, le Dr Waldinger a déclaré : « Nous avons tiré trois grandes leçons par rapport aux relations. La première : les relations sociales nous sont vraiment bénéfiques, et la solitude tue. Il se trouve que les gens qui interagissent davantage avec leurs proches, leurs amis et leur collectivité sont plus heureux et en meilleure santé physique et vivent plus longtemps que ceux qui socialisent moins. Or, souffrir de solitude s'avère toxique. Les gens plus isolés qu'ils ne le voudraient s'estiment moins heureux, leur santé décline plus tôt à l'âge moyen, leurs fonctions cérébrales s'altèrent plus tôt et ils vivent moins longtemps que ceux qui ne se sentent pas seuls[15]. »

La Study of Adult Development de Harvard a aussi permis de découvrir que ce n'est pas tant le nombre d'amis ni nécessairement le fait d'être dans une relation exclusive qui importe, que la qualité de ses relations étroites. En ce qui a trait spécifiquement aux fonctions cérébrales, il se trouve que, « pour les personnes âgées de quatre-vingts ans ou plus, le fait d'être dans une relation sûre procure une protection ». Voici ce que le Dr Waldinger a exprimé dans sa présentation TED : « Parmi les ingrédients clés se trouve le fait que les gens étant en relation avec une personne sur qui ils sentent qu'ils peuvent vraiment compter lorsqu'ils en ont besoin jouissent d'une mémoire restant aiguisée plus longtemps. Et les gens qui ont l'impression de ne pas pouvoir compter sur l'autre souffrent d'un déclin cognitif plus hâtif. Soit dit en passant, ces relations ne doivent pas être forcément sans heurts. Certains de nos couples dans les quatre-vingts ans pouvaient se chamailler souvent, mais tant que l'un avait le sentiment de pouvoir vraiment compter sur l'autre lorsque les choses se corsaient, ces querelles n'affectaient pas leur mémoire[16]. »

Le Dr Waldinger encourage les gens à s'appuyer sur leurs relations familiales, d'amitié et communautaires. Il pourrait s'agir simplement de passer plus de temps avec nos êtres chers ou de communiquer avec quelqu'un à qui nous n'avons pas parlé depuis des années, mais qui nous tient à cœur. Et nous pouvons nous faire de nouveaux amis à n'importe quel âge. En vieillissant, nous perdons naturellement des relations à cause d'un décès, d'une mobilité réduite et d'une séparation physique. Nos réseaux sociaux peuvent diminuer de taille à cause de la retraite ou d'une maladie. Or, nous pouvons contrer cette détérioration en tissant de nouveaux liens.

MYTHE : L'argent et la célébrité feront votre bonheur toute votre vie.

VÉRITÉ : Les relations étroites protègent les gens des mécontentements de la vie, contribuent à retarder le déclin mental et physique, et sont de meilleurs garants d'une vie longue et heureuse que la classe sociale, le QI, la situation financière et même la génétique.

Bien qu'il soit possible que les médias sociaux isolent les gens, ils offrent aussi aux personnes âgées de nouvelles occasions de socialiser si elles en font un bon usage. Plus de 80 pour cent des Américains, y compris les personnes âgées, utilisent Internet tous les jours. Il ne fait aucun doute que la socialisation numérique devrait compléter plutôt que remplacer la communication en personne, tandis que les courriels, la messagerie instantanée, la cybercommunauté, les sites de réseautage social et les blogues peuvent nous aider à entretenir de bonnes relations avec nos proches et nos amis, tout en élargissant notre horizon social. Des études effectuées auprès de communautés virtuelles de personnes âgées ont démontré que ces dernières apportent de nombreux bienfaits, y compris une stimulation intellectuelle, des expériences ludiques et un soutien émotionnel.

Un tel engagement social peut s'avérer particulièrement précieux pour les personnes âgées qui vivent en région éloignée ou qui ne peuvent se déplacer. Dans une certaine mesure, les liens virtuels peuvent compenser les relations perdues et procurer un soulagement et une distraction en situation stressante. De plus, grâce à l'anonymat, à l'invisibilité et à la possibilité de lire des communications et d'y répondre en fonction de son emploi du temps, l'engagement numérique permet aux gens de communiquer plus facilement avec d'autres personnes et d'exprimer leurs sentiments, leurs opinions et leurs compétences. Nous croyons que cela a pour effet de donner de l'assurance ainsi que l'impression d'être aux commandes de sa vie – toutes de bonnes choses pour la santé.

J'ai observé beaucoup de disparités au cours de mes voyages. Lorsque les besoins de base ont été satisfaits, c'est le fait qu'une personne ait ou non accès à Internet qui accentue le plus les disparités. J'admets que je n'encouragerais pas les tribus en bordure du fleuve Amazone aux membres étroitement unis, auxquelles j'ai rendu visite, à installer le WiFi. Il me faut toutefois ajouter que la vaste majorité des gens vivant dans le monde développé ont avantage à rester connectés et à continuer d'acquérir de nouvelles connaissances en informatique. Les personnes âgées qui apprennent à utiliser un ordinateur et des outils informatiques comme les courriels, les médias sociaux et les fonctions de recherche semblent avoir un bien plus grand sentiment d'autonomie et être en général bien plus heureuses que celles qui n'utilisent pas Internet. Je sais que cela contraste avec la perception que beaucoup de gens ont de la technologie, mais de nombreuses études confirment ce fait. Internet nous offre bon nombre d'occasions d'en apprendre et de socialiser. Il existe même des preuves démontrant que la présence en ligne peut avoir des effets positifs sur les facultés cognitives plus tard dans la vie équivalant à ceux de la communication en personne. Une étude menée en Australie impliquant plus de cinq mille hommes âgés a permis de découvrir que ceux qui vont sur l'ordinateur peuvent retarder un diagnostic de démence jusqu'à huit années et demie[17]. Par ailleurs, une étude menée aux États-Unis a révélé que les personnes âgées réussissaient environ 25 pour cent mieux les tâches de mémoire après avoir appris à utiliser Facebook[18].

Quelques conseils pour rester engagé socialement

- Concentrez-vous sur les relations et les activités qui vous plaisent le plus, comme un sport d'équipe, des groupes d'intérêt ou des activités politiques.
- Demandez de l'aide pour éliminer ce qui fait obstacle à vos interactions sociales – par exemple, la difficulté de vous déplacer à cause de limitations physiques ou parce que vous ne conduisez plus.

- Veillez à entrer souvent en contact avec vos proches, vos amis et vos voisins. Les contacts numériques ont aussi leur importance.
- Entretenez des liens avec des gens de différents âges, à savoir des gens plus vieux et plus jeunes que vous.
- Faites du bénévolat dans une école ou un centre communautaire.
- Recherchez des programmes communautaires qui vous permettraient de faire profiter les autres de vos compétences, comme cuisiner ou devenir l'entraîneur d'une équipe sportive. Vous pouvez vous informer des activités que propose le centre communautaire de loisir de votre quartier ou un collège communautaire.
- Trouvez au moins un confident ou une confidente digne de confiance avec qui vous pouvez communiquer souvent (disons chaque semaine).
- Ajoutez à votre liste une nouvelle relation ou activité. Mettez-vous en position de rencontrer des gens et d'interagir avec eux (par ex. : dans des magasins ou des parcs).
- Lancez-vous le défi d'intégrer un club organisé comme un club de voyage ou un cercle de lecture.
- Envisagez d'adopter un animal domestique. Le fait de prendre soin d'un chat, d'un chien ou d'un oiseau peut vous ouvrir une porte sur des interactions sociales. Cela pourrait vous procurer un sentiment d'appartenance et structurer votre journée en tant que maître d'un animal. Les adultes qui interagissent avec des animaux en retirent des bienfaits précis : réduction de la dépression, de l'anxiété et de l'isolement social, diminution de la tension artérielle et du risque de faire un infarctus ; de plus, une activité physique accrue. Les chiens peuvent

aider à casser la glace en favorisant une conversation entre inconnus ou de simples connaissances. Résultat: ceux qui promènent leur chien ont plus de chances de socialiser que ceux qui prennent l'air sans animal domestique.

- Si vous vous sentez isolé, consultez des professionnels susceptibles de vous venir en aide, y compris des leaders religieux, des intervenants de ligne téléphonique d'urgence et des thérapeutes.

Lorsque j'ai interviewé le Dr Gary Small (celui qui prône l'usage de la soie dentaire) de l'UCLA, il m'a suggéré un remède en trois étapes : faites une promenade avec un ami ou un voisin et parlez-lui de ce qui vous inquiète. La combinaison de l'exercice, d'une interaction en personne et de la discussion de ses angoisses constitue un remède miracle pour le cerveau. Dan Johnston, de BrainSpan, a ajouté un bon point au sujet du fondement des relations en général : « On doit avoir un bon cerveau pour avoir de bonnes relations. » Il y a ici un beau cercle de réussite : les bonnes relations renforcent le cerveau et le cerveau sain favorise les relations.

Cependant, comme le savent les gens qui souffrent d'une démence du premier stade, il n'est pas nécessaire que l'esprit soit exceptionnellement alerte pour continuer d'entretenir de bonnes relations. Trop de gens craignent d'être stigmatisés en raison de leur mémoire défaillante ou de leur déclin cognitif et se mettent soit à vivre en retrait, soit à renoncer à des relations de toute une vie parce que leurs vieux amis ne savent pas quoi leur dire. Or, c'est tout à l'opposé du beau cercle décrit auparavant. Il est particulièrement important que ceux qui souffrent de démence et que ceux qui en prennent soin s'entourent de gens qui s'intéressent assez à eux pour veiller à ce que leurs relations perdurent ou à ce qu'ils en tissent de nouvelles. N'oubliez pas que la démence n'est pas contagieuse, de même que le sourire et le rire peuvent constituer le meilleur remède qui soit.

Pour terminer, ne sous-estimez pas le pouvoir d'un toucher approprié. On a découvert que le fait de se tenir par la main a pour effet de réduire le taux de cortisol, une hormone du stress. Un toucher amical peut aussi apaiser. Autrement dit, le simple fait de toucher un autre être humain constitue un moyen de créer des liens de manière à se protéger soi-même – ainsi que l'autre.

CHAPITRE 9

Assimiler les connaissances acquises

Douze semaines pour aiguiser son esprit

Un, n'oubliez pas de regarder les étoiles et non pas à vos pieds. Deux, n'abandonnez jamais le travail. Le travail vous donne un sens et un but et la vie est vide sans lui. Troisièmement, si vous avez la chance de trouver l'amour, souvenez-vous qu'il est là et ne le jetez pas.

— STEPHEN HAWKING

J'ai eu la chance de passer quelques jours en compagnie de Stephen Hawking vers la fin des années 1990. Je travaillais alors à la Maison-Blanche, où j'aidais à planifier plusieurs soirées pour le président et la Première dame. Comme nous réfléchissions au meilleur moyen de célébrer les sciences, nous étions convenus d'un commun accord d'accueillir ce célèbre physicien théoricien à titre d'invité d'honneur. Atteint de sclérose latérale amyotrophique (SLA), Hawking a dactylographié (à un doigt) tout son discours à l'ordinateur et en a fait la présentation à l'écran après être monté en scène. Nous avions même préparé la période de questions de la soirée. Je savais que l'auditoire y participerait et que Hawking le divertirait par son génie en matière de physique. Ce sont toutefois ses leçons de vie qui me restent encore en tête vingt ans plus tard. La maladie de Hawking l'a lentement privé de sa capacité de marcher, de parler et de vivre comme la plupart d'entre nous le peuvent, mais il avait un état d'esprit que rien ni personne ne pouvait lui enlever. Il a conservé son esprit alerte jusqu'à sa mort paisible, qui s'est d'ailleurs produite le jour du 139e anniversaire de naissance d'Einstein.

Depuis ma jeunesse, j'aime l'idée que chacun « possède » son cerveau. Et comme Hawking, je n'ai jamais tenu le mien pour acquis. Quand j'étais enfant, mon père s'est fait agresser et voler. Cet incident nous a tous vraiment traumatisés dans la famille, et je n'ai pas compris alors l'ampleur du sentiment que j'avais intériorisé ; décidément ma famille avait été meurtrie. Je me sentais presque comme si l'on *m'*avait maltraité – le coupable m'avait enlevé quelque chose. Un jour que j'en parlais à un professeur, il m'a dit (en montrant sa tête du doigt) : « Ils peuvent te prendre tout ce que tu as, mais ils ne pourront jamais t'enlever *ça*. »

C'est vrai. Il y aura toujours des gens mauvais qui chercheront à nous voler nos biens et à bouleverser momentanément notre vie, mais sans pouvoir nous dérober notre esprit. Celui-ci nous appartient en propre, et il en va conséquemment de notre perception du monde. Quand nous sommes exposés à des stimuli sensoriels – au moyen de l'odorat, de la vue, de l'ouïe, du toucher ou du goût –, ceux-ci passent par des centaines de relais qui modifient légèrement ces stimuli, de sorte que l'interprétation finale de ces derniers s'avère des plus individuelles. C'est également ce qui rend chaque vie différente des autres. J'ai l'intention de continuer de mener une vie pleinement unique, faite d'aventures et de découvertes, aussi longtemps que possible. Cela me dotera d'un esprit qui, pareillement à des empreintes digitales, sera différent de celui de n'importe quel autre. J'en espère autant pour vous.

Dans la deuxième partie de cet ouvrage, je vous fournis beaucoup d'informations, dont bon nombre visent à vous enseigner des stratégies qui vous permettront de garder l'esprit alerte. Je vous offre maintenant le plan en douze semaines d'un programme à utiliser pour mettre ses idées en pratique jour après jour. N'oubliez jamais que le cerveau est exceptionnellement plastique ; il peut se refaçonner selon vos expériences et vos habitudes de vie, et une grande partie de ce remodelage peut se produire en seulement douze semaines. C'est comme affermir n'importe quel autre muscle.

Vous pourriez vous sentir dépassé ou même paniqué à l'idée de suivre ce programme s'il vous impose de renoncer à vos mets préférés, d'amorcer un entraînement après avoir été longtemps sédentaire, d'essayer d'apprendre à méditer et de sortir de la maison plus souvent pour socialiser. Je comprends que certaines personnes puissent avoir beaucoup de mal à s'affranchir d'une dépendance au sucre et à faire de l'exercice plus souvent. Il est difficile de changer ses habitudes établies de longue date. Si vous manquez de volonté, vous vous demanderez si c'est réellement faisable.

Eh bien, sachez que oui. Jetez-vous à l'eau et profitez des effets initiaux de ce programme. Après quelques semaines, vous serez moins anxieux, vous dormirez mieux et vous aurez plus d'énergie. Vous aurez les idées plus claires et moins de sautes d'humeur, vous résisterez mieux au stress quotidien. Au fil du temps, vous en viendrez probablement à perdre du poids, et des tests de laboratoire ciblés démontreront une amélioration sensible de votre biochimie à maints égards – pour ce qui se passe dans votre cerveau, le fonctionnement de votre métabolisme et de votre système immunitaire.

Il serait judicieux de parler à votre médecin de votre intention d'amorcer ce nouveau programme, surtout si vous avez un problème de santé comme le diabète. Ne changez rien à votre médication ni aux recommandations du médecin. Demandez-lui toutefois de vous faire passer des tests de base pour voir comment réduire vos risques, d'un point de vue métabolique. Comme je l'ai souligné, on doit tenir compte de facteurs comme la tension artérielle, ainsi que le taux de cholestérol, de glycémie et d'inflammation, dans la gestion du déclin cognitif. Vous pouvez ramener vos résultats à la normale soit en modifiant votre mode de vie, soit par une combinaison de médicaments. Les analyses sanguines sont routinières lors des bilans de santé. Le programme proposé ci-après pourrait vous motiver davantage et il vous aidera automatiquement à gérer ces importants éléments. Je vous encourage d'ailleurs à demander de passer ces tests après avoir suivi le programme. Selon moi, vous constaterez des améliorations.

Allez-y un jour à la fois, un changement à la fois. Vous n'avez pas à suivre ce programme à la lettre. Tout ce que je vous demande, c'est de faire votre possible et de chercher à adopter au moins une nouvelle habitude par semaine tout au long des douze prochaines.

Au fil de ce programme, vous réaliserez cinq grands objectifs:

1. Vous bougerez davantage durant la journée et vous intégrerez un entraînement à votre vie.

2. Vous trouverez de nouvelles façons de stimuler votre cerveau en acquérant des connaissances et en aiguisant votre esprit.

3. Vous ferez du repos une priorité, adopterez une routine à l'heure du coucher et incorporerez des pratiques d'évacuation du stress à votre journée.

4. Vous adopterez une nouvelle façon de nourrir votre corps.

5. Vous serez authentique dans vos relations et entretiendrez une vie sociale active.

Au cours de la première semaine, vous adopterez cinq nouvelles habitudes fondées sur les cinq piliers, puis vous répéterez cette série d'habitudes la semaine suivante. Durant la troisième semaine, vous intégrerez plus d'habitudes dans votre journée, jusqu'à la douzième semaine ; votre rythme de vie aura alors complètement changé. Il se peut qu'il vous faille un peu plus de temps pour pleinement établir ces comportements sains et les entretenir le reste de votre vie, mais les douze premières semaines vous mettront sur la bonne voie. Elles vous serviront de tremplin. Aucune préparation n'est nécessaire ; vous pouvez commencer dès aujourd'hui. Bien que ce programme exige une certaine planification – comme la prévision de plages horaires réservées à l'exercice, l'achat des aliments propres à votre nouveau menu ou l'organisation d'une escapade d'un week-end avec des amis –, vous pourrez intégrer ces suggestions à votre vie comme vous le jugerez bon.

Je ne vous demanderai pas d'acheter quoi que ce soit pour que ce programme fonctionne. J'aimerais beaucoup que vous vous impliquiez en vous inscrivant à un cours de techniques d'écriture, par exemple, ou en adhérant à un studio de yoga de votre quartier, mais ces suggestions pourraient ne pas correspondre à vos préférences. Personnalisez ce programme selon vos besoins et vos inclinations. Si l'une de mes recommandations vous déplaît, n'en tenez pas compte ou remplacez-la par une autre. Je tiens à ce que ce programme soit flexible, réalisable et personnalisé. Ne doutez pas de votre réussite ; j'ai conçu ce programme en vue de le rendre le plus pratique et facile à suivre possible. Surtout, il finira par être personnalisé et très individualisé.

1RE ET 2E SEMAINES : ADOPTEZ CINQ RECOMMANDATIONS

Au cours des deux prochaines semaines, vous pourrez apporter des changements dans cinq sphères de votre vie et commencer à améliorer votre cerveau.

Bougez plus

Si vous faites déjà souvent de l'exercice, continuez, mais essayez de varier la formule pendant ces deux semaines pour surprendre votre corps et utiliser de nouveaux muscles. Si vous joggez, essayez-vous à la natation ou au cyclisme. Cherchez à augmenter votre entraînement à un minimum de trente minutes par jour, au moins cinq jours par semaine. N'oubliez pas la musculation deux ou trois fois par semaine, en évitant d'en faire deux jours de suite afin de permettre à vos muscles de se reposer. Les jours où vous ne désirez pas vous prêter à des exercices intenses, entreprenez une longue promenade à pied ou suivez un cours de yoga réparateur.

Quant à ceux qui ne s'étaient pas activés depuis un moment, l'heure est venue de bouger. Si vous avez été entièrement sédentaire, commencez par cinq à dix minutes d'entraînement fractionné (trente secondes d'effort maximal et quatre-vingt-dix secondes de repos) et arrivez-en à vingt minutes au moins trois fois par semaine. Vous pouvez y arriver de toutes sortes de façons : marcher dehors et varier votre vitesse et le degré d'intensité de l'exercice en y intégrant des pentes ; utiliser des appareils de mise en forme classiques comme un tapis roulant ou un engin de StairMaster ; suivre un cours de condition physique en ligne pour suivre une routine dans le confort de votre foyer (la plupart des sites imposent des frais possiblement mensuels, mais offrent des séances d'essai gratuites, si bien que vous pouvez trouver ce qui vous plaît le plus, avant de vous abonner). Mettez à profit votre agenda, et inscrivez-y vos activités physiques.

Si vous n'avez absolument pas de temps à consacrer à une séance continue d'exercice un certain jour, réfléchissez aux moyens d'y intégrer plus de minutes d'activité physique. On ne marche pas assez, on ne se tient pas assez debout et l'on ne bouge pas assez souvent en général pour contrer tout le mal qu'on se fait en restant assis la majeure partie de la journée. Toutes les recherches démontrent que l'on peut retirer les mêmes bienfaits pour la santé en s'entraînant pendant dix minutes à trois reprises qu'en s'entraînant pendant trente minutes. Lorsque le temps vous manque une journée, divisez votre entraînement et réfléchissez aux moyens de combiner vos exercices avec certaines tâches ; par exemple, tenez une réunion avec un collègue tout en marchant dehors ou regardez votre émission préférée tout en réalisant un ensemble de postures de yoga au sol. Limitez le nombre de minutes que vous passez assis. Chaque fois que vous êtes sur le point de vous asseoir, demandez-vous : *Est-ce que je peux rester debout et bouger à la place ?* Marchez en parlant au téléphone, empruntez les escaliers plutôt que l'ascenseur et garez-vous à une certaine distance de la porte de votre immeuble. Veillez à vous lever toutes les heures pour marcher ou jogger sur place pendant cinq minutes. Plus vous bougerez dans la journée, plus votre corps et votre cerveau en bénéficieront.

Plaisez-vous à apprendre

Au chapitre 5, j'ai abordé l'importance de participer à des activités cognitives stimulantes. À quelle fréquence lisez-vous des livres et en apprenez-vous sur des sujets sortant du cadre de votre profession ? Avez-vous déjà voulu apprendre une nouvelle langue ? Suivre un cours de peinture ou de cuisine ? Vous joindre à un groupe de rédacteurs pour terminer l'écriture de votre livre ? Le temps est venu de passer à l'action. Je ne m'attends pas à ce que vous vous inscriviez dans l'immédiat, mais commencez à explorer les possibilités qui s'offrent à vous au sein de votre collectivité. Vérifiez les cours d'éducation aux adultes qu'offre l'université de votre ville et les programmes que propose le centre récréatif de votre quartier. Vous pourrez probablement faire la plupart de vos travaux en ligne.

Soignez votre sommeil

Je vous ai donné au chapitre 6 de nombreux conseils relatifs à un bon sommeil. Si vous dormez moins de six heures par nuit, vous pouvez commencer par passer à sept heures. Il s'agit du strict minimum à respecter si vous souhaitez optimiser vos fonctions cérébrales. Si vous ignorez par où commencer pour acquérir de meilleures habitudes de sommeil, concentrez-vous sur ce qui suit :

- ***Choisissez judicieusement l'heure de votre dernier repas de la journée***. Laissez s'écouler trois heures entre le repas du soir et le coucher, pour permettre à votre estomac de digérer et de vous laisser dormir. Évitez de vous goinfrer tard en soirée. Cessez de consommer de la caféine à 14 h.

- ***Optez pour un rituel de sommeil.*** Couchez-vous et levez-vous environ à la même heure chaque jour. Dans l'heure qui précède le coucher, faites quelque chose d'apaisant : prenez un bain chaud ou lisez un livre. Gardez votre chambre à coucher silencieuse, sombre et libre d'appareils électroniques.

De plus, choisissez une stratégie de réduction du stress à mettre en pratique une fois par jour pendant au moins quinze minutes. Il pourrait s'agir de respiration profonde, de méditation ou d'écriture dans un journal intime. Quinze minutes suffiront.

Mangez à la mode Sanjay

J'essaie de ne manger que lorsqu'il fait jour. Certains en parlent comme de l'alimentation chrono – « chrono », en ce sens qu'elle respecte le rythme circadien du corps durant une journée solaire de vingt-quatre heures. Je crois que non seulement *ce que* l'on mange a son importance, mais aussi *le moment* où l'on mange. Je mange comme un roi au petit déjeuner, comme un prince au déjeuner et comme un paysan au dîner. Faire le plein de calories dès le matin me sert bien, et des études attestent que l'on tend ainsi à moins manger à condition de faire preuve de constance. Je prends rarement des collations, qui pour la plupart des gens sont simplement une habitude de confort ou de récréation.

Quand j'ai vécu avec la tribu indigène des Tsimané dans la forêt tropicale amazonienne pendant quelques jours à l'été 2017, j'ai fait l'une des constatations les plus curieuses de ma vie. Depuis La Paz, en Bolivie, nous nous sommes d'abord rendus en avion jusqu'à Rurrenabaque, une petite ville en bordure de l'Amazone. De là, nous nous sommes enfoncés le plus possible dans la forêt pluviale à bord d'un véhicule tout-terrain. Puis nous avons passé des heures à voguer dans des pirogues sur les affluents du fleuve jusqu'à ce que nous trouvions la tribu en question. J'ai fait ce voyage parce que j'avais entendu dire que les Tsimané ne souffraient presque pas de maladies coronariennes, de diabète et de démence. Une chose extraordinaire, si l'on considère qu'aux États-Unis, on consacre un milliard de dollars par jour au traitement des maladies du cœur, et qu'elles restent les plus meurtrières chez les hommes comme chez les femmes. Au beau milieu de l'Amazone, même sans système de santé, ils semblaient avoir fait une découverte qui nous avait échappé, à nous les Américains, citoyens d'un des pays les plus riches au monde. J'étais déterminé à apprendre les secrets de leur bonne santé. Je suis allé à la pêche au harpon avec un membre de la tribu qui croyait avoir quatre-vingt-quatre ans, sans en être sûr. Il se tenait torse nu en équilibre dans la pirogue, à scruter l'eau et harponner des poissons. Il avait la vue et l'ouïe parfaites. Or, la tribu entière sortait du même moule. J'ai appris que l'alimentation des Tsimané se compose en général de 70 pour cent de glucides (non raffinés et non transformés), de 15 pour cent de matières grasses et de 15 pour cent de protéines, un pourcentage que je m'efforce de respecter moi aussi.

Les Tsimané effectuent environ dix-sept mille pas (non de course) par jour, s'assoient rarement et dorment neuf heures par nuit, se réveillant au chant du coq. Je tiens à préciser que leur espérance de vie n'est pas supérieure à la nôtre, du fait qu'ils meurent d'ordinaire d'un traumatisme : un accident, une morsure de serpent, en accouchant, etc. N'empêche qu'ils conservent généralement une très bonne santé jusqu'à leur décès.

Lorsque vous amorcez le programme SHARP, évitez de manger au restaurant au cours des deux premières semaines afin d'assimiler le protocole alimentaire. Cela vous préparera en vue du jour où vous sortirez manger et où vous devrez prendre de judicieuses décisions. Ces deux premières semaines réduiront aussi de beaucoup vos fringales, si bien que vous serez moins tenté lorsque vous consulterez un menu rempli de nourriture néfaste pour le cerveau. Si vous avez peu de temps pour manger et que vous n'avez pas accès à une cuisine, ce qui est souvent le cas au travail, emportez-y votre repas du midi. Rappelez-vous le concept de SHARP (*revoir les détails au chapitre 7*) :

S Sachez couper le sucre.
H Hydratez-vous intelligemment.
A Ajoutez plus d'oméga-3 provenant de sources alimentaires.
R Réduisez vos portions.
P Planifiez vos repas.

Vous trouverez ci-après quelques idées de confection de repas :

Un meilleur petit déjeuner

Au lieu de manger des pâtisseries, des bagels ou des céréales, essayez l'une de ces possibilités :

- Une frittata avec beaucoup de légumes aux couleurs variées, accompagnée d'une tranche de pain complet grillée et tartinée au beurre d'amandes
- Du gruau coupe épointée avec cannelle, myrtilles, noix hachées et un filet de miel
- Un yaourt grec (nature, 2 %) parsemé de graines de lin et de baies fraîches, et édulcoré avec une cuillérée à soupe de vrai sirop d'érable (et non de sirop de maïs riche en fructose)

- Des gaufres ou des crêpes de céréales entières parsemées de myrtilles, de noix hachées et édulcorées d'une cuillérée à soupe de vrai sirop d'érable

Évitez les jus, les boissons fouettées et les boissons au café glacées de style Frappuccino, et optez plutôt pour un grand verre d'eau, un café noir ou une tisane. En règle générale, je ne bois pas beaucoup de jus et de *smoothie*s, malgré leur popularité. Étant donné que la digestion s'amorce dans la bouche, les jus et les boissons frappées – même ceux qui sont excellents pour la santé – ne sont pas très bien absorbés parce qu'ils traversent l'estomac et la première partie du petit intestin avant que leur digestion s'entame véritablement. Résultat: on ne retire pas les bons nutriments aussi facilement de ces aliments. Je compte sur la vraie nourriture pour les obtenir.

Depuis quelques années, je « bois » un jus qui se mâche, appelé Chuice (il y a quelques autres marques sur le marché). Comme cette boisson contient des noix et des plantes entières, on est forcé de la mâcher, en libérant de l'amylase salivaire (ou ptyaline) et en lançant ainsi le processus de digestion. Pendant que l'on mâche cette boisson, l'estomac et le tube digestif s'apprêtent à la recevoir, ce qui rend son absorption beaucoup plus efficace et complète. Par conséquent, si vous aimez boire des jus et des *smoothies* – et qu'ils peuvent vous être très utiles lorsque vous êtes pressé le matin –, choisissez l'une des variétés qui se mâchent. Assurez-vous toutefois qu'elles contiennent peu de sucre.

Un déjeuner mieux choisi

Au lieu de passer par le service au volant d'un restaurant rapide ou d'acheter un repas aux aliments très transformés, essayez ceci:

- Une salade verte avec légumes aux multiples couleurs et une portion de protéines saines comme du poulet, du saumon ou du tofu, parsemée de graines et de noix, et mouillée d'un filet d'huile extra vierge et de vinaigre balsamique
- Un sandwich à la dinde ou au poulet grillé sur pain complet ou au levain accompagné d'une portion de légumes-feuilles

Remplacez votre consommation quotidienne de soda ou de boissons énergisantes sucrées par de l'eau, du thé non sucré ou du kombucha. Pour une douceur après le déjeuner, servez-vous une portion de fruits ou deux carrés de chocolat noir.

Mon genre de dîner

Encore une fois, évitez d'opter pour le menu d'un restaurant-minute et efforcez-vous d'engager une conversation animée autour de la table avec des amis ou des proches. Essayez ce qui suit :

- Un chili à la dinde accompagné d'une salade riche en légumes
- Du poisson ou du poulet grillé assaisonné des épices de votre choix (comme vous le savez, je choisirais personnellement le curcuma !), accompagné de légumes rôtis et de zizanie des marais (riz sauvage)
- Une assiette de pâte au pesto maison accompagnée d'une salade

Contentez-vous de boire de l'eau, et si vous le voulez, vous pouvez y ajouter un verre de vin, rouge de préférence. Voyez si vous parvenez à vous passer de dessert.

En prime **:** Si votre médecin vous donne le feu vert pour jeûner par intermittence, vous pouvez choisir une version modérée une ou deux fois par semaine en veillant à cesser de manger après 19 h ou 20 h et à ne manger que le lendemain matin à compter de 9 h ou 10 h, respectivement. Vous ferez ainsi un jeûne de douze heures, dont vous passerez une grande partie à dormir. Vous pourriez opter aussi pour une version stricte de seize heures, ce que vous réussirez en sautant complètement le petit déjeuner. Vous devrez cependant vous assurer, une fois de plus, que votre état de santé vous le permet. Si vous souffrez du diabète, veillez à consulter votre médecin quant à la marche à suivre.

Communiquez avec des gens

Au chapitre 8, je vous ai suggéré plusieurs moyens d'améliorer la qualité de votre vie sociale. Bravo si vous vous considérez déjà comme quelqu'un d'actif sur le plan social. Ne lâchez pas. Si vous êtes de ceux qui se sentent plus isolés, donnez-vous pour objectif de téléphoner à quelqu'un avec qui vous n'avez pas parlé depuis un moment et invitez un ami à manger à la maison.

3[E] ET 4[E] SEMAINES

Ajoutez à votre nouvelle routine en choisissant au moins deux des options suivantes:

- Allez marcher d'un pas rapide pendant vingt minutes après le déjeuner la plupart des jours de la semaine.
- Invitez un voisin à manger un soir à la maison.
- Mangez au moins deux fois par semaine du poisson d'eau froide comme du saumon ou de la truite.
- Téléchargez une application de méditation, si ce n'est déjà fait, et commencez à l'utiliser chaque jour.
- Si vous buvez encore des boissons non alcoolisées, diète ou ordinaires, essayez de les éliminer de votre régime alimentaire au profit de l'eau. Vous pouvez boire de l'eau gazéifiée et aromatisée, pour autant qu'elle ne contienne ni sucre ni édulcorants artificiels. En matinée, il n'y a aucun problème à boire du café, du thé ou de la tisane.

5[E] ET 6[E] SEMAINES

Ajoutez à votre routine au moins trois des options suivantes:

- Si vous n'avez pas encore essayé de tenir un journal de gratitude, mettez-vous-y. Chaque matin, passez cinq minutes à y énumérer au moins cinq personnes ou situations pour lesquelles vous êtes reconnaissant. Si la température le permet, faites-le en plein air et sous le soleil du matin. Il n'y a pas de problème à ce que vous répétiez certains éléments de votre liste antérieure. Réfléchissez à des choses qui se sont produites la veille et que vous pourriez ajouter à votre liste. Elles peuvent être aussi mineures que de vous montrer reconnaissant du fait de vous sentir bien ou d'avoir atteint vos objectifs de la journée.

- Ajoutez au moins quinze minutes à votre entraînement.
- Essayez un cours de yoga ou de méthode Pilates, ou allez en randonnée avec un ou une ami/e.
- Évitez tous les aliments transformés.
- Ajoutez une activité relaxante à votre routine du coucher comme prendre un bain chaud avec sel d'Epsom ou engagez-vous dans une méditation réfléchie durant laquelle vous resterez simplement assis confortablement en silence, à prendre conscience de vos pensées et sentiments. Voilà tout ! Sans porter de jugement, sans résoudre de problème, sans dresser de liste – passez seulement un moment tranquille à vous concentrer sur votre respiration.

7E ET 8E SEMAINES

Ajoutez à votre nouvelle routine les cinq idées suivantes :

- Recherchez des occasions de faire du bénévolat au sein de votre collectivité ou à l'école de vos enfants ou de vos petits-enfants. Trouvez-en le temps. Cela en vaut la peine.
- Explorez votre marché fermier local et achetez-y des produits frais.
- Si vous n'avez pas consulté votre médecin dans la dernière année, prenez rendez-vous avec lui ou elle pour un bilan de santé. Discutez des médicaments que vous prenez et abordez franchement vos facteurs de risque de déclin cognitif.
- Écrivez à la main une lettre que vous adresserez à un ou une proche plus jeune que vous, pour lui communiquer une leçon de vie importante que vous avez apprise.
- Lisez un livre portant sur un sujet qui vous intéresse, mais sur lequel vous n'avez pas l'habitude de lire. Si vous lisez généralement des ouvrages à sensations, mais que vous avez aimé la comédie musicale *Hamilton : An American Musical*, essayez de lire la biographie de Ron Chernow au sujet d'Alexander Hamilton [un des Pères fondateurs des États-Unis].

9^E ET 10^E SEMAINES

À ce stade-ci, je vous encourage à vous poser certaines questions et à adapter votre routine en fonction de vos réponses :

- Est-ce que je fais de l'exercice au minimum trente minutes au moins cinq jours par semaine, en y incluant de la musculation au moins deux jours par semaine ?
- Est-ce que j'apprends quelque chose de nouveau qui stimule mon esprit et qui exige l'acquisition de différentes compétences ?
- Est-ce que je dors plus souvent d'un sommeil réparateur et est-ce que je gère mieux mon stress ?
- Est-ce que je suis le protocole alimentaire SHARP ?
- Est-ce que je communique souvent avec mes amis et mes proches ?

Si vous ne pouvez pas répondre à toutes ces questions par l'affirmative, relisez le chapitre portant sur le sujet pertinent et voyez si vous êtes en mesure d'apporter à votre mode de vie les changements qui s'imposent. Si vous n'obtenez toujours pas de résultats, il serait peut-être temps de solliciter une aide professionnelle. Par exemple, si votre sommeil vous préoccupe encore, demandez à votre médecin de vous faire subir un test de dépistage et assurez-vous qu'aucun de vos médicaments ne nuit à votre sommeil. Si le stress chronique vous pose problème ou si vous croyez souffrir de dépression, consultez un psychiatre ou un thérapeute qualifié, ou les deux.

Comme votre environnement influence plus votre acquisition d'habitudes que toute autre chose, y compris votre génétique, prêtez-y une attention particulière. En 2019, deux essais cliniques prometteurs en phase 3 pour le traitement médicamenteux de la maladie d'Alzheimer ont été abruptement interrompus quand on a constaté que les patients n'en bénéficiaient pas davantage que du placébo. Le médicament en question était censé éliminer les plaques amyloïdes. Après avoir nourri les espoirs, ces essais cliniques ont démontré encore une fois la complexité de cette maladie et la possibilité que nous ne puissions pas compter sur un remède miracle pour nous sauver. Par contre, la prévention et la gestion dans notre environnement de ce qui relève de notre volonté épargneront à beaucoup de cerveaux de tomber malades et favoriseront une meilleure santé cérébrale. Réfléchissez aux endroits où vous passez le plus clair de votre temps. Ces milieux sont-ils favorables à une vie saine ?

11E SEMAINE

Au cours de cette semaine, réfléchissez à la manière dont vous voudriez que vos proches réagissent à un diagnostic de démence, y compris l'alzheimer. Il s'agit d'un sujet délicat que personne ne souhaite aborder. Il n'en est pas moins important de tenir ces conversations à l'avance, de manière à s'y préparer. Comme Maria Shriver me l'a rappelé, une maladie comme celle d'Alzheimer constitue un périple émotionnel, financier et physique. Parlez-en à vos enfants. Mettez vos souhaits par écrit en étant aussi explicite que possible quant aux éventualités. Dans la troisième partie de mon livre, je vous propose plus d'idées pour agir dans ce domaine et découvrir les options qui pourraient s'offrir à vous.

12E SEMAINE

Félicitations ! Vous avez atteint la dernière semaine. Dressez la liste de toutes les choses que vous avez faites différemment au cours des dernières semaines et posez-vous ces questions : *Qu'est-ce qui a fonctionné ? Qu'est-ce qui ne m'a pas servi ? En quoi pourrais-je m'améliorer ?* Puis consacrez votre douzième semaine à la planification. Allez marcher d'un pas rapide avec un ami et discutez avec lui de ce qui vous dérange.

Fixez-vous des engagements réguliers non négociables, comme faire de l'exercice quotidien, vous coucher à la même heure chaque soir et suivre le guide alimentaire SHARP. Envisagez le recours à des applications qui vous permettront de vérifier le nombre de pas que vous faites par jour et la qualité de votre sommeil. Ces outils ne conviennent pas à tous, mais vous pourriez trouver quelques programmes qui vous aideront à maintenir un mode de vie favorable à votre santé cérébrale. N'oubliez pas de rester flexible, mais constant. Lorsque vous dérogez momentanément à votre programme, ne vous mettez pas martel en tête et contentez-vous d'y revenir. Trouvez des objectifs susceptibles de beaucoup vous motiver et prenez-en note. Il peut s'agir de n'importe quoi allant de la participation au marathon de 10 km de votre ville au pas de marche ou au pas de course, à un voyage de tourisme écologique avec votre famille. Les gens qui décident de se concentrer sur leur santé le font souvent pour des raisons précises, comme celles-ci: «Je veux être plus productif et plus énergique», «Je veux vivre plus longtemps sans être malade» et «Je ne veux pas connaître la même fin que ma mère». Gardez toujours l'image d'ensemble à l'esprit. Cela vous aidera non seulement à maintenir un mode de vie sain, mais aussi à revenir dans la bonne voie, si vous vous en écartez occasionnellement. Il est aussi vrai que la progression vaut mieux que la perfection.

TROISIÈME PARTIE

LE DIAGNOSTIC

QUOI FAIRE,
COMMENT S'ÉPANOUIR ?

Selon une étude menée par le Marist Institute for Public Opinion (MIPO), la maladie d'Alzheimer suscite plus de peur que toute autre maladie potentiellement mortelle, y compris le cancer et l'AVC. Il arrivera à tous de connaître une personne aux prises avec une forme de démence – un proche, un ami ou soi-même –, et son diagnostic sera probablement le plus sombre que la personne ait jamais reçu. À la tombée du diagnostic, elle commence à vraiment saisir les terribles réalités inhérentes à la maladie d'Alzheimer. Il n'y existe aucun remède, et on n'a homologué aucun nouveau médicament pour en traiter les symptômes depuis quinze ans, car 99,6 pour cent des essais cliniques échouent et bien plus que quatre cents expériences scientifiques ont coûté des milliards de dollars. (La FDA continue de vérifier l'efficacité de médicaments expérimentaux, et il se pourrait que l'un d'eux ait été homologué au moment où vous lirez mon livre.)

On a découvert la maladie d'Alzheimer il y a plus d'un siècle, sans pour autant parvenir à la traiter facilement, et encore moins la guérir. Cette maladie complexe et pénible reste meurtrière. La démence affecte aussi énormément la vie émotionnelle, financière et physique des familles dont un membre est atteint. En 2016, près de 16 millions de proches et d'amis ont fourni plus de 18 milliards d'heures de soins non rémunérés aux personnes souffrant de cette maladie ou de tout autre type de démence.

Tout cela est bien triste, mais tandis que j'écrivais mon livre, beaucoup de gens m'ont rappelé les lueurs d'espoir qui commencent à émerger. N'oubliez pas que toutes les formes de cancer étaient incurables il y a quarante ans, mais que des gens y survivent aujourd'hui. En 1981, le virus de l'immunodéficience humaine (VIH) est entré en scène, et il est maintenant possible de lui survivre – et certains diraient qu'il est presque curable. Les chercheurs croient fermement que nous découvrirons non seulement de nouveaux traitements pour la démence dans un avenir proche, mais encore des méthodes diagnostiques novatrices qui permettront de la dépister, d'intervenir beaucoup plus tôt et d'obtenir ainsi de meilleurs résultats. Ils sont convaincus que des changements radicaux à venir amélioreront tant la longévité que la qualité de vie des gens qui souffrent de démence. Ce diagnostic n'est pas la fin de l'histoire; il faut recadrer l'ancienne notion « diagnostic puis adieux ». Le diagnostic de démence ne signe pas l'arrêt de mort de la personne qui le reçoit. Bien au contraire, beaucoup de gens peuvent trouver un nouveau sens à leur vie et reprendre goût à la vie après la tombée de ce diagnostic, même si la plupart doivent traverser une période de deuil durant laquelle ils acceptent le diagnostic et planifient un avenir qui leur paraît rempli d'incertitudes. Chacun a un parcours de vie différent, mais il peut le personnaliser de manière que celui-ci corresponde à ses besoins et à ses ressources.

Dans cette dernière partie de mon livre, j'aborde les difficultés propres au diagnostic et au traitement d'une maladie cérébrale, surtout les diverses formes de démence. Je vous offrirai aussi des moyens de tirer le meilleur parti possible de ce que nous savons déjà pour gérer au mieux ces diagnostics alarmants et continuer de mener une vie épanouie. Pour le patient et les gens qui en prennent soin, la démence ne constitue pas forcément une sentence de mort et elle ne doit pas leur en donner l'impression. Je souhaite vous donner de l'espoir. Dans à peine dix ans, les premiers milléniaux arriveront à la cinquantaine, la génération X (dite nexus) commencera à atteindre soixante-cinq ans et les premiers bébé-boumeurs et boumeuses atteindront l'âge de quatre-vingt-quatre ans – celui où la démence est le plus répandue. L'heure est venue d'asséner le coup de grâce à cette maladie.

CHAPITRE 10

Diagnostiquer et traiter un cerveau malade

Une longévité accrue et l'augmentation du nombre de nos concitoyens âgés offrent à notre nation des opportunités accrues : l'occasion de faire appel à leur savoir-faire et leur sagacité – et celle de leur apporter le respect et la reconnaissance qu'ils méritent. Il ne suffit pas à une grande nation d'ajouter de nouvelles années à la vie – nous devons aussi chercher à insuffler une nouvelle vie à ces années.

—JOHN F. KENNEDY

À mes débuts dans le journalisme, je croyais que j'allais réaliser des reportages sur les politiques en matière de santé et la direction de nos systèmes de santé. C'était le genre de travail que j'avais accompli à la Maison-Blanche et qui avait composé la majeure partie de mes écrits au cours de ma carrière. Par contre, j'ai eu beau planifier ma vie, ses tournants se sont tout de même présentés de façon totalement inattendue. J'ai commencé à travailler à CNN en août 2001, et trois semaines plus tard, les attentats tragiques du 11 septembre se sont produits. Or, j'étais le seul médecin à l'emploi d'une chaîne d'information internationale durant cette crise. Peu après, je me suis mis à couvrir le conflit en Afghanistan, les attaques à l'anthrax et la guerre en Iraq. Ces événements se produisant coup sur coup m'ont désarçonné sur les plans professionnel et privé.

Étant originaire d'une ville minuscule du Michigan et n'ayant été aucunement exposé aux zones de guerre ni à l'armée, il m'a été très difficile de me retrouver complètent plongé dans un monde étranger aux enjeux si élevés où ma sécurité personnelle était mise en péril. J'ai été instantanément frappé de voir si souvent les premiers intervenants, les infirmiers, les infirmières et les médecins, se précipiter pour sauver la vie des gens sans égard à la leur. Je n'ai jamais oublié la première fois que j'ai témoigné de cet altruisme sincère et total. Les gens dont ils sauvaient la vie étaient en général de parfaits inconnus et parfois même des ennemis capturés ; et pourtant, ils se disaient : *Aujourd'hui, je suis prêt(e) à risquer ma vie pour sauver une personne que je ne connais même pas*. Cela demeure à ce jour l'histoire la plus humaine que j'ai couverte. J'ai alors résolu de toujours faire des reportages sur les premiers intervenants, et durant les deux dernières décennies, j'ai couvert presque toutes les guerres, catastrophes naturelles et épidémies dans le monde. Même au cœur de la dévastation et de la noirceur la plus complète, j'ai tenu à raconter l'histoire des lumières éclatantes qui nous rappellent notre humanité.

L'écriture de ce livre portant sur la santé cérébrale n'est pas différente de celle de mes expériences sur le champ de bataille ni dans une région sinistrée. Quand il s'agit de démence, nous sommes en guerre. Certaines personnes se hérissent lorsqu'elles entendent des métaphores qui évoquent les combats. J'ai pu toutefois constater que cette maladie cause autant de ravages et de ténèbres chez les familles que n'importe quel autre type de calamité. Les maladies neurodégénératives font beaucoup de victimes. Non seulement le patient souffre lui-même, mais aussi tous ceux qui l'entourent – des proches et amis aux autres personnes qui leur prêtent main-forte (dont quantité de bénévoles). C'est épuisant sur les plans émotionnel et physique. Sans compter le coût en temps et en argent. Il y a en plus la grande frustration que cause le manque de progrès réalisés en général dans les cercles de scientifiques cherchant à y trouver un remède. Les victimes vivent dans le flou propre à une maladie qui traîne en longueur pendant des années, voire des décennies, sans espoir d'en guérir un jour. Les conversations vacillent toujours maladroitement entre l'espoir et l'honnêteté. Par contre, comme je la décrirai plus loin, la démarche de traitement contre la démence commence à changer. La conversation ne tourne plus uniquement autour du désespoir. Nous pouvons plutôt nous concentrer sur les améliorations apportées aux soins prodigués et refaçonner l'expérience vécue – surtout en matière de diagnostic et d'intervention précoce –, en montrant aux bénéficiaires de soins atteints de démence et à leurs aides-soignants qu'il est possible de bien vivre avec cette maladie jusqu'à ce qu'on y trouve enfin un remède.

J'ai récemment eu la chance de discuter avec Bill Gates des recherches sur la maladie d'Alzheimer. Il voulait me parler de sa contribution financière personnelle à la découverte d'un traitement ou d'un remède. Il m'a révélé que la perte de sa mémoire compte parmi ses pires craintes, comme d'ailleurs la plupart des gens. Nous avons parlé surtout de la trajectoire des recherches sur le cerveau et des moyens de l'améliorer. Dans le cas précis de l'alzheimer, on a dépensé énormément d'énergie à chercher le moyen de la guérir. C'est compréhensible, mais cela signifie également qu'on y a consacré des ressources au détriment d'objectifs plus simples, comme un dépistage hâtif et des stratégies d'adaptation, qui ont aussi leur importance. N'oubliez pas que l'accumulation de protéine amyloïde s'amorce dans le cerveau des décennies avant l'apparition des symptômes. Malheureusement, cela signifie que la maladie est avancée et beaucoup plus difficile à traiter lorsque le patient finit par en développer des symptômes cliniques. Cela offre toutefois des occasions d'empêcher la maladie de devenir symptomatique même si elle n'est pas guérie. Il s'agirait essentiellement d'une « maladie d'Alzheimer asymptomatique ». Et cette possibilité m'enthousiasme au plus haut point. Dans le monde de la neurochirurgie, nous nous rappelons toujours que notre objectif ne consiste pas à faire en sorte qu'une scintigraphie (ou gammagraphie) cérébrale donne un meilleur résultat, mais que l'état du patient s'améliore. L'idée est la suivante : même si une personne avait des plaques amyloïdes au cerveau sans pour autant souffrir de mémoire défaillante ou d'autres symptômes, ce serait un résultat des plus enviables. En fait, nous savons que beaucoup de gens ont des amyloïdes et des tau au cerveau sans malgré tout développer de symptômes de la démence. La science commence à peine à explorer la raison pour laquelle il en est ainsi. Il reste que l'on a prouvé qu'un mode de vie sain retarde le développement de la maladie ou atténue la gravité de ses symptômes, et constitue une bonne stratégie pour réduire les risques de démence. Ainsi, je veillerais d'abord à ce que les recherches sur le cerveau soient axées en premier lieu sur les patients, même si cela ne donnait pas lieu à une nouvelle thérapie couronnée de succès. Il est vrai que les patients désirent obtenir un traitement efficace, voire un remède, mais il demeure important de favoriser et de célébrer de petites réussites au fil des recherches sur le cerveau.

L'écriture de mon livre m'a amené à comprendre combien la pensée de groupe peut nuire aux recherches scientifiques. Dès lors qu'un scientifique reconnu met de l'avant une théorie et reçoit du financement pour en prouver la véracité, beaucoup d'autres laboratoires se mettent à le suivre. L'ennui, c'est qu'ils concentrent la plupart de leurs essais cliniques sur le même mécanisme, qui, relativement aux recherches sur la maladie d'Alzheimer, a porté jusqu'ici sur l'amyloïde dans le cerveau. (Nous avons fait la même constatation dans les essais cliniques sur le VIH. À un moment donné, près d'une douzaine des essais cliniques les plus sérieux et les plus onéreux dans le monde cherchaient à prouver la même chose. Or tous étaient dans l'erreur.) L'AARP et Bill Gates investissent actuellement dans le Dementia Discovery Fund, le fonds de capital-risque le plus important au monde axé entièrement sur la découverte et le développement de thérapies révolutionnaires relatives à la démence. Par conséquent, il en émergera davantage d'approches audacieuses quant à la maladie d'Alzheimer qui auront de bonnes chances d'être considérées. Parmi ces approches, se trouve celle selon laquelle il se pourrait que les cellules gliales activent le système immunitaire ou que la durée de vie énergique des cellules cérébrales contribue à la maladie, ou encore qu'une cause complètement différente soit à l'origine de cette maladie. L'AARP a investi 60 millions de dollars et a inspiré à UnitedHealthcare et à Quest Diagnostics le désir d'investir à leur tour. Il se peut que le plus important soit la nécessité de créer une plateforme de recherche permettant de mettre les données recueillies en commun – sans quoi tout le monde risquerait d'étudier les mêmes hypothèses ou de fausses théories – ainsi qu'un filet de sécurité permettant aux chercheurs de courir plus de risques. Des gens se penchent actuellement sur cette question, y compris Bill Gates, le National Institute on Aging et l'AARP.

En tant que neuroscientifique et journaliste, j'ai souvent l'occasion de passer du temps avec les personnes qui se cachent derrière les statistiques. Il importe de le faire et de vraiment comprendre à quoi ressemble la vie d'une personne atteinte de la maladie d'Alzheimer. Il arrive parfois que l'expérience soit surprenante, et elle façonne toujours les opinions et les pensées quant à la meilleure approche à adopter face à cette maladie. Alexander « Sandy » Halperin l'a fait en particulier pour moi.

APPORTER DE L'ESPOIR

Sandy m'a dit : « Tout ce que nous sommes en réalité, ce sont nos pensées et notre cerveau. » C'était au printemps 2013, et il menait une vie autonome au sein d'une communauté de retraités en Floride avec sa femme, Gail. Or c'était étonnant, car on lui avait diagnostiqué un stade léger de la maladie d'Alzheimer en 2010, quand il avait soixante ans. Ce qu'il ne pouvait pas savoir à l'époque, c'est qu'il n'avait probablement que trente-cinq ans quand son cerveau a amorcé sa lente descente dans la maladie. Voilà un fait important, car lorsque le diagnostic est tombé après qu'il eut commencé à perdre ses mots et à oublier ses intentions, la maladie était déjà avancée. Sandy reconnaît que ses symptômes avaient débuté en douce quelques années avant son diagnostic, mais qu'il hésitait à se les admettre, et que sa famille n'en remarquait pas les signes.

Il n'est pas rare que les gens fassent fi de leurs symptômes et tardent à consulter un médecin. Des données recueillies par les Centers for Disease Control and Prevention laissent entendre que près de 13 pour cent des Américains ont rapporté avoir vécu une plus grande confusion ou perte de mémoire après soixante ans, mais que la majorité d'entre eux – 81 pour cent au total – n'avaient pas consulté de professionnel de la santé au sujet de leurs problèmes cognitifs[1]. Pour la plupart des gens, les trous de mémoire ne sont que cela, mais il vaut quand même la peine de parler de cette question avec votre médecin. S'il s'agit de la déclaration de la maladie d'Alzheimer, c'est dire qu'il y a des années qu'elle a débuté. Évitez de perdre plus de temps précieux qui pourrait vous servir à intervenir par de bonnes stratégies, parfois combinées avec des médicaments, pour en freiner la progression et vous soulager de certains symptômes.

J'ai suivi Sandy pendant plusieurs années au fil du développement de sa maladie. Il a eu le courage de nous ouvrir sa maison et son cœur, à mon équipe et à moi. Nous avons donc pu observer directement les effets que produit le diagnostic d'une maladie aussi débilitante sur le patient qui ignore ce que lui réserve l'avenir.

En 2016, Sandy m'a affirmé : « Ce n'est pas douloureux. » Je m'en étais alors informé parce que des articles récents avaient indiqué que l'inflammation au cerveau constituait un grave problème au moment où la maladie d'Alzheimer se déclarait. Sandy avait beaucoup de mal à trouver les bons mots. Il a dit qu'il avait l'impression qu'on lui avait enfoncé du coton hydrophile dans la partie préfrontale du cerveau. Il s'est mis à décrire éloquemment ce sentiment avec la précision du professeur adjoint de dentisterie d'Harvard qu'il avait été autrefois. Puis Sandy s'est arrêté parce qu'il avait complètement oublié de quoi nous étions en train de discuter. Il a posé un regard vide sur moi. « Le devant de votre cerveau », lui ai-je alors doucement indiqué. « Ah oui ! » s'est-il rappelé. Et l'espace de quelques minutes, il avait retrouvé sa lucidité.

Sandy a également prêté sa vie et son cerveau à la science. Il tient à contribuer aux avancées transformatrices visant une meilleure compréhension et un meilleur traitement de la maladie d'Alzheimer, même s'il ne sera plus là pour en bénéficier. Refusant d'être relégué au second plan à cause de son diagnostic, et de ne plus représenter qu'un homme dont la santé se détériore dans un établissement d'hébergement pour personnes âgées dépendantes[3*] (EHPAD), Sandy a plaidé la cause de l'augmentation du financement et de la diminution de la honte (associée à sa maladie). Il a également milité pour que les patients restent aussi actifs et socialisent autant que lui. Il a entretenu un réseau

---

3* L'expression vaut pour la France, mais on les nomme Centres d'hébergement de soins de longue durée (CHSLD) au Québec, et foyers de soins (de longue durée ou personnels) dans les autres provinces du Canada. La présente narration a trait à un bénéficiaire de soins d'un *nursing home* aux États-Unis.

LinkedIn de patients, de défenseurs et de médecins s'intéressant à la maladie d'Alzheimer jusqu'à ce que sa santé finisse par l'obliger à passer le flambeau. L'histoire de Sandy n'aura pas connu une fin heureuse, mais l'homme aura laissé un grand héritage.

C'est lorsque Sandy travaillait au département de la Santé de la Floride qu'il a remarqué un problème de mémoire pire que la perte de ses clés et l'oubli du nom des gens. Il avait alors pour tâche de réviser des dossiers dentaires pour des avocats afin de déterminer le bien-fondé des plaintes des patients. Il transmettait ensuite un rapport écrit ou verbal audit département. Cet emploi requérait le souci du détail. Puis un jour, le souvenir d'un dossier récent qu'il aurait dû avoir encore en tête s'est tout simplement évanoui. Quand ces oublis ont commencé à se produire de plus en plus souvent, Sandy a eu de la difficulté à composer avec eux. Lorsqu'un avocat entrait dans son bureau afin de discuter avec lui d'un dossier, Sandy se trouvait une excuse pour le rencontrer quelques minutes plus tard dans l'espoir de se rafraîchir la mémoire entre-temps. Ce jeu de cache-cache n'a pas duré longtemps, car il ne parvenait plus à dissimuler ses symptômes[2].

Au moment de l'écriture de ce livre, Sandy se trouvait au stade le plus avancé de la maladie, surmontant dans la mesure du possible les symptômes et les douleurs chroniques d'autres problèmes de santé. Sa famille s'occupait de lui, y compris sa femme depuis plus de quarante ans, leurs deux filles et leurs petites-filles (60 pour cent des proches aidants sont des femmes). Voici l'une des leçons les plus percutantes qu'il souhaite laisser derrière lui : « Nous connaissons tous une fin. [...] Il se peut que je connaisse la mienne plus vite que d'autres, mais je dois vivre ma vie pour l'instant. Je tiens donc à ce que les gens sachent qu'il y a encore une belle vie qui attend toute personne recevant un diagnostic de démence. Ce qu'elle doit savoir, c'est qu'elle peut encore avoir une belle qualité de vie. »

Ses propos m'ont frappé. Trop de gens renoncent à vivre lorsqu'on leur diagnostique une démence. Vous vous étonneriez toutefois de constater combien l'espoir et l'optimisme peuvent jouer sur la santé et n'importe quel pronostic. Durant toutes mes années de médecine et de journalisme, j'ai remarqué que les gens qui vivent le mieux – et le plus longtemps – sont ceux qui ne perdent pas espoir. Ils gardent la tête haute et s'investissent souvent à fond dans le service auprès d'autrui. C'est ce qu'a fait Sandy Halperin.

MIEUX VAUT PRÉVENIR QUE GUÉRIR

La prévention est la clé du traitement de la démence. Il se trouve justement que les mêmes choses que l'on peut faire pour réduire ses risques de souffrir de cette maladie sont celles qui servent à améliorer sa qualité de vie malgré elle. Voici l'un des faits saillants sur lesquels le Dr Richard Isaacson insiste : en général, la maladie d'Alzheimer naît de vingt à trente ans avant l'apparition des symptômes. J'ai souligné ce fait quelques fois déjà, parce qu'il est très important (et qu'il nous oblige à réfléchir à nos enfants). Cela nous offre l'occasion d'intervenir et de retarder ou même de prévenir la maladie d'Alzheimer. Ne l'oubliez pas, car tous les experts avec lesquels je me suis entretenu durant mes recherches ont mentionné le laps de temps qui s'écoule entre la période où les changements s'opèrent dans le cerveau et celle où les symptômes font surface. On en parle comme de la période préclinique, et c'est à elle que le Dr Isaacson et bon nombre d'autres ont commencé à prêter le plus leur attention.

Comme je l'ai mentionné plus tôt, lors du congrès international annuel de l'Alzheimer's Association qui s'est tenu en 2019, le Dr Isaacson a présenté un article comptant parmi les premiers à avoir documenté ses études révolutionnaires sur l'intervention dans le mode de vie ; or, cette thérapeutique a apporté des améliorations en aussi peu que dix-huit mois. Ses programmes sont conçus en fonction de chaque personne selon ses examens médicaux et ses évaluations, mais ils impliquent tous des stratégies similaires ciblant différentes sphères de la vie. Ils incluent une attention particulière accordée au régime alimentaire, à l'exercice, au sommeil, à la prise de suppléments et de médicaments lorsque nécessaire, à la stimulation intellectuelle et à la réduction du stress – toutes les stratégies que j'ai mises en évidence dans la deuxième partie du livre que vous lisez. Le cerveau des personnes qui ne montraient aucun signe de maladie cérébrale au début de son programme pouvait, au terme de celui-ci, avoir rajeuni de trois ans, selon certaines mesures. Surtout, le Dr Isaacson a démontré des améliorations mesurables chez ceux à la mémoire défaillante auxquels on a déjà diagnostiqué la maladie d'Alzheimer. Il est d'avis qu'il les aide à revenir en arrière. Et ceux dont le cerveau présente des signes de maladie sans qu'ils en aient les symptômes pourraient retarder le développement de la maladie de plusieurs années. Si vous ne pouvez pas empêcher entièrement la maladie de se développer, vous pourrez à tout le moins en différer le développement le plus longtemps possible. Comme je l'ai mentionné au chapitre 7, le Dr Isaacson a fait en moyenne vingt et une recommandations personnalisées aux 176 participants à son étude, dont l'âge variait de vingt-cinq à quatre-vingt-six ans. Certaines de ses recommandations étaient des plus simples : consommer certains types de poisson, ajouter des baies à leur régime alimentaire et faire fréquemment de l'exercice. Voilà les « médicaments » naturels nécessaires pour vaincre la maladie. Par ailleurs, le fait que les gens déjà aux prises avec des signes de faible trouble cognitif pouvaient améliorer leur état en ne suivant que 60 pour cent du protocole en dit long.

Tous ces participants avaient un ou des proches souffrant de la maladie d'Alzheimer, même s'ils ne se plaignaient d'aucun ou d'un léger déclin cognitif au début de l'étude. Le Dr Isaacson appelle son approche l'ABC de la gestion préventive de la maladie d'Alzheimer : A désigne les mesures anthropométriques comme les réserves lipidiques de l'organisme et la masse musculaire ; B désigne les biomarqueurs comme les taux de cholestérol et d'inflammation, la glycémie, ainsi que les tests génétiques ; et C désigne l'efficacité cognitive par rapport à la mémoire, à la rapidité de traitement des informations, à l'attention et au langage. Ayant ces données en main, il met au point des protocoles individuels et réévalue l'ABC des participants tous les six mois, en l'adaptant au besoin.

Pour le Dr Isaacson, comme c'est le cas dans mon travail, les résultats des patients constituent la preuve scientifique la plus importante. Il en dit ceci : « En tant que clinicien ayant des antécédents familiaux, ma méthode diverge du consensus en ce que je prends le temps de vider la question et d'élaborer un plan. Les gens qui corrigent d'emblée leurs faiblesses biologiques sous-jacentes seront plus susceptibles de bien répondre aux thérapies typiques. Nul besoin d'être neurologue pour faire ce que je fais. N'importe quel médecin devrait en être capable.» Et il a raison. Personne ne devrait avoir à se rendre dans une clinique réputée pour recevoir une formation de base en prévention du déclin cognitif ou en promotion d'habitudes de vie fondamentales visant à retarder le développement de la maladie ou, à tout le moins, à en diminuer les symptômes déjà manifestes. Bon nombre des stratégies d'intervention que le Dr Isaacson appuie et « prescrit » dans sa clinique sont les mêmes que celles dont vous pouvez bénéficier en lisant mon livre.

Le Dr Dean Ornish est également un pionnier de cette approche. Vous vous rappellerez que j'ai mentionné les essais à répartition aléatoire auxquels il s'emploie actuellement avec des collègues de l'UCSF pour voir en quoi les interventions dans le mode de vie peuvent modifier le développement de la maladie d'Alzheimer. Il va jusqu'à employer le mot *renverser* pour parler des possibilités de tuer la maladie dans l'œuf. Son programme, pas très différent du plan SHARP en douze semaines, inclut ce qui suit : un régime alimentaire riche en aliments entiers et à base de plantes, de même que faible en gras et en sucre ; un exercice modéré ; des techniques de gestion du stress comme la méditation ; et un soutien psychosocial. Il a également obtenu l'aide d'autres scientifiques pour créer une image d'ensemble durant l'étude. Le généticien de renom David Sinclair, d'Harvard, mesure les changements qui s'opèrent dans l'expression génique ; le laboratoire de Rob Knight, de l'UCSF, fait le suivi des changements s'opérant dans le microbiome ; le laboratoire d'Elizabeth Blackburn, de l'UCSF, documente les changements s'opérant dans la longueur du télomère, qui est le segment chromosomique relié au vieillissement ; et Steve Horvath, de l'UCLA, mesure les changements s'opérant dans l'horloge biologique. Toutes ces données nous aideront à mieux comprendre une maladie aussi complexe que l'alzheimer et nous indiqueront de nouvelles directions vers la progression des thérapies et des stratégies préventives.

Devrais-je me faire dépister pour les gènes de l'Alzheimer ?

On sait que certains gènes augmentent les risques de développer la maladie d'Alzheimer. Bien qu'un quart des patients qui en souffrent possèdent de fâcheux antécédents familiaux en la matière, seulement un pour cent ou moins hérite d'une mutation génétique responsable d'une déclaration précoce de cette maladie, aussi connue sous le nom de maladie d'Alzheimer familiale. Ces gens sont susceptibles de montrer des signes de la maladie dans la trentaine ; et ils sont nombreux à choisir de participer à des essais cliniques dans le but d'aider les scientifiques à mieux comprendre cette maladie en général. Un autre ensemble de gènes peut accroître les risques de développer la maladie d'Alzheimer de type tardive, plus courante, mais sans être déterminants – c'est-à-dire qu'un individu porteur ne recevra pas forcément un jour un diagnostic de maladie d'Alzheimer. Parmi les plus courants, se trouve le gène apoE, qui a trois allèles : apo E2, apo E3 et apo E4. Chacun possède deux copies de ce gène, et la combinaison qui vous est innée détermine votre génotype apoE – E2/E2, E2/E3, E2/E4, E3/E3, E3/E4 ou E4/E4. L'allèle E2 en constitue la forme la plus rare et le fait d'en porter même une seule copie semble réduire jusqu'à 40 pour cent le risque de développer la maladie d'Alzheimer[3]. L'apo E3 est l'allèle le plus courant et ne semble pas aggraver les risques. L'apo E4, l'allèle présent dans 10 à 15 pour cent des gens, augmente toutefois les risques de développer la maladie d'Alzheimer et réduit l'âge auquel elle se déclare. Le fait d'avoir un allèle de l'apo E4 (E3/E4) peut accroître vos risques du double ou du triple, alors que deux allèles (E4/E4) peuvent les accroître de douze fois. Une analyse sanguine permet de dépister l'apo E4, constituant le plus grand risque d'avoir le gène de la maladie d'Alzheimer, mais ce test sert principalement dans les essais cliniques en vue d'identifier les gens qui risquent le plus de développer cette maladie.

Le port de cette mutation génétique n'indique cependant qu'un risque plus élevé ; il n'indique pas qu'une personne développera un jour la maladie ou en est déjà atteinte. Quand je demande aux experts s'il est judicieux de connaître son génotype apoE, on m'offre des opinions divergentes. Certains disent qu'il vaut mieux savoir quels risques on court, afin de faire son possible pour prévenir cette maladie. Mais d'autres suggèrent qu'il puisse s'avérer difficile de faire face à de mauvaises nouvelles, si l'on n'a pas accès à du counselling génétique, c'est-à-dire à une personne qui peut interpréter les résultats d'un test génomique et en calculer les probabilités de risques. (Il s'agit de professionnels de la santé ; votre médecin pourra vous en recommander un.) Personnellement, j'aimerais connaître mon patrimoine génétique, mais je recommanderais à toute personne se faisant tester d'avoir recours aux services d'un médecin et d'un conseiller en la matière. Et permettez-moi de vous répéter que vos habitudes de vie influenceront plus le sort de votre cerveau que ne le pourra votre génétique.

LES TROIS STADES DE LA MALADIE D'ALZHEIMER

L'expérience de Sandy Halperin met en lumière un important message : si vous êtes destiné à développer une maladie comme celle-là, il n'y a pas de temps à perdre. Comme pour un diagnostic de cancer, il est préférable de ne pas attendre que cette maladie atteigne le stade avancé, où toute intervention pour retarder sa progression serait pratiquement inutile. La maladie d'Alzheimer évolue en général lentement et passe par trois stades : léger, modéré et avancé. Il arrive parfois que ces stades se divisent en sept phases, allant de 1 (aucune détérioration) à 7 (déclin très grave), mais je ne vais aborder pour l'instant que la manière dont l'association américaine catégorise la progression de cette maladie[4]. Chaque personne qui en souffre traverse ces stades différemment. La rapidité et la gravité avec lesquelles une personne manifeste des symptômes et traverse les stades ne reflètent pas l'expérience de quelqu'un d'autre, si bien qu'il n'y a aucun moyen de prévoir l'évolution de la maladie. Or, cette réalité inconnue peut se révéler à elle seule affolante. La personne atteinte d'alzheimer vit en moyenne de quatre à huit ans après la tombée du diagnostic, mais peut vivre jusqu'à vingt ans de plus, selon d'autres facteurs. Malheureusement, beaucoup de gens ne se la font diagnostiquer qu'à un stade avancé, voire jamais. Notamment les célibataires ou ceux qui n'ont pas de partenaire pour remarquer leurs changements cognitifs et comportementaux, ainsi que leurs trous de mémoire. Et rappelez-vous que la maladie d'Alzheimer ne constitue pas la seule forme de démence. Comme je l'ai déjà souligné, les symptômes d'autres formes de démence peuvent être différents et les gens peuvent souffrir d'autres formes de démence. Ces autres maladies comportent des stades similaires.

Passons en revue les stades tels que définis par l'Alzheimer's Association des États-Unis.

Le stade léger

Au stade léger, une personne peut fonctionner de manière autonome. Elle peut encore conduire, travailler et socialiser normalement. Cependant, elle peut commencer à remarquer des trous de mémoire inhabituels, comme oublier des mots lui étant familiers ou l'endroit où se trouvent des objets d'usage quotidien. Ses amis, ses collègues, ses proches et d'autres personnes commencent à remarquer eux aussi ces difficultés. On désigne également cette condition comme un trouble cognitif léger, surtout si la cause de la démence est inconnue. Un médecin pourrait détecter un problème de mémoire ou de concentration en posant certaines questions. Voici certaines difficultés courantes qu'il pourrait relever :

- Trouver difficilement le mot juste
- Avoir du mal à se rappeler le nom d'une personne que l'on vient de rencontrer
- Réaliser difficilement des tâches dans un contexte social ou professionnel
- Avoir du mal à se rappeler ce que l'on vient de lire
- Perdre ou mal ranger un objet ou un document de valeur
- Avoir de plus en plus de difficulté à planifier ou à organiser

Les dix signes les plus importants de la maladie d'Alzheimer

1. La perte de mémoire et l'oubli des choses qui viennent de se produire
2. Les changements d'humeur et de personnalité (ils peuvent s'opérer de manière très subtile, comme chez quelqu'un naturellement de très bonne volonté qui devient de plus en plus entêté)
3. Le repli sur soi
4. La perte de choses importantes
5. La difficulté d'accomplir des tâches routinières
6. Une mauvaise notion du temps et de l'espace
7. Un mauvais jugement et la prise de décisions peu judicieuses
8. De la difficulté à communiquer
9. La vue qui change
10. L'incapacité de planifier ou de résoudre des problèmes

Le stade modéré

Le stade modéré est en général le plus long, pouvant s'échelonner sur de nombreuses années. À mesure que la maladie progresse et que les symptômes s'accentuent, les gens qui souffrent de la maladie d'Alzheimer requièrent des soins plus particuliers. Bien qu'ils puissent se rappeler certains détails importants de leur vie, ils risquent d'avoir plus de difficulté à réaliser des activités, comme payer les factures et accomplir les tâches ménagères.

La personne rendue à ce stade cherche ses mots, la frustration ou la colère la gagne sans qu'on la provoque, ou encore elle agit de manière inattendue, comme le refus de se laver ou de s'habiller convenablement. En raison des cellules endommagées de son cerveau, elle pourrait avoir du mal à exprimer sa pensée et à exécuter les tâches quotidiennes. À ce stade-ci, ses symptômes se remarqueront et pourront inclure les suivants :

- Oublier des événements passés ou une partie de son vécu
- Se montrer grincheuse ou se replier sur soi, surtout dans une situation sociale ou mentale qui l'éprouve
- Être incapable de se rappeler son adresse, son numéro de téléphone ou le nom du lycée ou de l'université dont elle est diplômée
- Ne plus trop savoir où elle se trouve ni quel jour on est
- Avoir besoin d'aide afin de bien choisir sa tenue vestimentaire pour la journée ou un événement
- Avoir du mal à maîtriser sa vessie et ses intestins
- Vivre des changements dans sa structure du sommeil, comme dormir le jour et être agitée la nuit
- Errer et perdre son chemin
- Vivre des changements de personnalité et de comportement, y compris devenir suspicieuse, délirante ou compulsive, et adopter des comportements répétitifs comme se tordre les mains, redire les mêmes choses et répéter les mêmes gestes

Le stade avancé

Au dernier stade, les symptômes de la démence sont sérieux. La personne perd la capacité de répondre à son environnement, d'entretenir une conversation et, à la fin, de maîtriser ses mouvements. Elle peut encore prononcer des mots et des bribes de phrases, mais il lui devient difficile de communiquer en général, y compris ses sensations de douleur. À mesure que ses capacités mnémoniques et cognitives continuent de décliner, des changements de personnalité évidents se produisent et elle a besoin de beaucoup d'aide pour réaliser ses activités quotidiennes. À ce stade-ci, il se peut que la personne :

- ait besoin d'assistance jour et nuit pour faire ses activités et sa toilette quotidiennes
- perde conscience de ce qui vient de se passer ou de ce qui l'entoure
- perde de ses capacités physiques élémentaires, telles que marcher, s'asseoir et, finalement, avaler
- ait de plus en plus de misère à communiquer
- devienne vulnérable aux infections, surtout aux pneumonies

Étonnamment, il n'existe aucun test de dépistage permettant de déterminer si une personne a la maladie d'Alzheimer. Même si nous effectuons une scintigraphie du cerveau pour voir si elle a des peptides bêta-amyloïdes au cerveau, nous ne disposons pas de paramètres pour établir ce qui est normal ou pas et si une accumulation d'amyloïde dans le cerveau cause véritablement les symptômes. Les pathologistes ne s'entendent pas sur ce qui constitue « suffisamment » de plaques, et dans quelle région du cerveau, pour poser un diagnostic de maladie d'Alzheimer. Le Groupe de travail sur les services préventifs des États-Unis (U.S. Preventive Services Task Force) ne recommande pas le dépistage, alors que certains neurologues le prônent. En règle générale, les professionnels de la santé ne posent pas de diagnostic de démence, à moins que des symptômes graves privent le patient de toute autonomie. En plus, certains médecins, surtout ceux de première ligne, hésitent à diagnostiquer la démence et sont souvent mal outillés pour en annoncer la nouvelle. Ils s'en tiennent parfois à une pensée désuète selon laquelle l'on ne peut rien faire pour les gens chez qui l'on reconnaît un plus grand risque de souffrir de démence ou qui sont déjà diagnostiqués. Les professionnels de la santé de première ligne qui se débattent avec ces problèmes pourraient tirer avantage du processus KAER en quatre étapes de la Gerontological Society of America, une trousse conçue pour les aider à dépister les troubles cognitifs et à poser un diagnostic précoce de la maladie, ce qui pourrait considérablement améliorer la qualité de vie de leurs patients.

Un diagnostic nécessite en général le recours à plusieurs spécialistes tels des neurologues, des psychologues, des gériatres et des psychiatres gériatriques, en plus d'un éventail d'approches et d'outils. L'examen médical standard pour dépister la maladie d'Alzheimer inclut souvent l'imagerie structurelle combinée avec une imagerie par résonance magnétique (IRM) ou une tomodensimétrie. L'imagerie structurelle peut révéler d'autres causes expliquant les symptômes du patient, comme une tumeur, un AVC bénin ou grave et des dommages causés par un sérieux traumatisme crânien ou une accumulation de fluide dans le cerveau. Un troisième type de scintigramme, la tépographie (TEP), peut révéler les schémas d'activité cérébrale et une accumulation de protéines amyloïdes. Rappelez-vous toutefois que ces balayages ont leurs limites. Il vaut mieux les utiliser dans le cadre d'autres résultats cliniques. La plupart de ces tests ne permettront pas de détecter la maladie d'Alzheimer. Ils permettront plutôt d'éliminer d'autres problèmes de santé susceptibles de causer des symptômes similaires, mais qui requièrent un traitement différent.

LES ANALOGUES DE LA DÉMENCE

Regardons de plus près certains de ces symptômes, car il est possible de bien traiter bon nombre de ces problèmes de santé.

L'hydrocéphalie à pression normale (HPN)

En tant que neurochirurgien, j'ai eu le bonheur de voir quelqu'un dont une hydrocéphalie à pression normale a été traitée avec succès.

Comme c'est le cas de la plupart des patients, l'homme que je traitais avait reçu un diagnostic de la maladie d'Alzheimer et se faisait traiter depuis deux ans. Après avoir obtenu un deuxième, puis un troisième avis, il a fini par se faire diagnostiquer une HPN, ou accumulation graduelle de liquide céphalorachidien (LCR), qui mène à une enflure et à une pression susceptibles d'endommager les tissus cérébraux au fil du temps. Mon patient présentait les symptômes classiques de la HPN, y compris des problèmes de marche et d'équilibre, l'incontinence et des troubles de mémoire. Lorsque je l'ai vu et que j'ai vérifié sa scanographie (ou tomodensitométrie), j'ai acquis la conviction qu'il pourrait tirer parti d'un drainage du liquide excédentaire. J'ai commencé une ponction lombaire et je lui ai mis un drain lombaire pour voir si le drainage d'une grande quantité de LCR diminuerait ses symptômes. Je visais à amener les physiothérapeutes et les thérapeutes cognitifs à l'évaluer au bout de quelques jours pour voir s'ils remarqueraient une amélioration.

Étonnamment, après le premier jour, il s'est assis de lui-même lorsque je suis entré dans sa chambre. Il était si ravi de l'amélioration de sa condition qu'il a presque fait sortir son drain en me montrant comment il marchait bien. Il m'a dit se sentir « décongestionné » après avoir subi cette intervention. Cette constatation s'est avérée marquante et émotionnelle pour lui et sa famille, qui s'étaient presque résignés à vivre avec la maladie d'Alzheimer.

Ensuite, j'ai créé chirurgicalement un shunt (placé un cathéter pour drainer le liquide cérébro-spinal des ventricules de son cerveau, et le faire dévier vers son abdomen), et son état a continué de s'améliorer. Il s'agit d'une des opérations les plus gratifiantes que j'ai effectuées, car il n'est pas courant d'obtenir une réponse aussi rapide à ce qui serait autrement un problème cérébral grave et intraitable. On estime que près d'un million d'Américains souffrent d'une HPN, et que moins de 20 pour cent de ces gens obtiennent le bon diagnostic. Ce n'est pas tout le monde chez qui un drainage du LCR apportera une amélioration, et rares sont ceux qui connaîtront une issue aussi favorable que ce patient. Il n'en reste pas moins qu'il est nécessaire d'évaluer les symptômes semblables à ceux de la démence.

Les médicaments

Plus de la moitié des Américains prennent au moins un médicament sur ordonnance, et plus de la moitié d'entre eux en ingère en moyenne quatre[5]. En vieillissant, on est plus susceptible de recourir à des médicaments pour traiter divers problèmes de santé, surtout aux États-Unis. Vingt pour cent des Américains prennent au moins cinq médicaments sur ordonnance. Ceux-ci incluent des antidépresseurs, des antibiotiques, des statines, des opioïdes, des benzodiazépines (servant à contrer les troubles d'anxiété et du sommeil) et des médicaments pour normaliser la tension artérielle. Lorsqu'un médecin en prescrit, on omet souvent de questionner sur les effets secondaires et ses interactions avec d'autres « médocs » ou d'y réfléchir, et l'on considère rarement les effets qui imitent les symptômes de la maladie d'Alzheimer. On ingère tout simplement les médocs prescrits. Or, bon nombre d'entre eux peuvent déclencher des symptômes cognitifs. Avec l'âge, le corps métabolise et élimine moins efficacement la médication, qui s'accumule donc dans le corps et cause des défaillances de la mémoire. Quels médicaments ? Les coupables les plus probables comptent parmi ceux que je viens de nommer : les analgésiques narcotiques (opiacés), les benzodiazépines, les relaxants musculaires prescrits après une blessure et les stéroïdes.

Voilà pourquoi il est primordial que vous renseigniez votre médecin sur tout médicament que vous prenez, y compris les suppléments et la médication en vente libre. Vous pourriez présumer que votre médecin sait déjà tout ce que vous avez dans votre armoire à pharmacie (et peut-être que toutes vos ordonnances proviennent de lui). Il est toutefois préférable de lui préciser votre usage d'autres produits, y compris les vitamines et les suppléments alimentaires qui ne requièrent pas d'ordonnance.

Une certaine classe de médicaments a gagné en notoriété dans les cercles s'intéressant à la démence : les anticholinergiques. Comme leur préfixe l'indique, cet agent (aussi appelé acétylcholinolytique) est une substance qui bloque l'action de l'acétylcholine (Ach), un neurotransmetteur des systèmes nerveux central et périphérique. L'Ach, responsable du transfert de signaux entre certaines cellules, favorise des fonctions physiologiques spécifiques. Dans le cerveau, elle joue un rôle propre à l'apprentissage et à la mémoire ; ailleurs dans le corps, elle stimule les contractions musculaires. Les effets des médicaments anticholinergiques les rendent capables de traiter tout un éventail de maladies comme la dépression et la maladie de Parkinson, ainsi que des troubles gastro-intestinaux, l'incontinence, l'épilepsie et certaines allergies. Le Benadryl – un antihistaminique répandu que beaucoup de gens ont dans leur pharmacie, et que l'on trouve aussi dans des médicaments contre le rhume et des somnifères en vente libre – tient son ingrédient principal d'un anticholinergique : la diphénhydramine. Voici cependant ce qui inquiète de plus en plus : cette classe de médicaments peut aussi accroître de plus de 50 pour cent les risques que le patient développe la démence. Et l'on estime que 20 à 50 pour cent des Américains âgés de soixante-cinq ans ou plus prennent au moins un médicament anticholinergique. Une étude menée en 2019 et publiée dans la revue *JAMA Internal Medicine* a révélé que la personne âgée de soixante-cinq ans ou plus qui prenait un anticholinergique pendant au moins trois ans courait 54 pour cent plus de risques de souffrir de démence que si elle prenait la même dose pendant trois mois ou moins[6]. Pour garder les idées claires, vous avez donc intérêt à ne pas ingérer ces médicaments sur une longue période.

Les médicaments susceptibles d'accroître les risques de démence

- les antidépresseurs anticholinergiques (par ex. : la paroxétine, notamment le Paxil)
- les remèdes contre la maladie de Parkinson et les antihistaminiques (par ex. : la diphénhydramine, c'est-à-dire le Benadryl)
- les antipsychotiques (par ex. : la clozapine, donc le Clozaril)
- les médicaments pour soigner une vessie hyperactive (par ex. : l'oxybutynine, Oxytrol)
- les antiépileptiques (par ex. : la carbamazépine, ou Tegretol)

Si vous prenez un anticholinergique, soupesez avec votre médecin ses risques et ses bienfaits, et voyez si des options s'offrent à vous. On ignore encore les effets potentiels à long terme de ces médicaments. Selon certains critères, les chercheurs ont découvert une plus grande incidence de démence chez les patients à qui l'on a prescrit des anticholinergiques pour soigner la dépression, les problèmes urologiques et la maladie de Parkinson que chez les gens âgés à qui l'on n'en avait pas prescrits. On ne sait toujours pas avec certitude si ces médicaments accroissent les risques de démence ou bien la maladie sous-jacente exigeant la prise du médicament, mais de nouveaux cas de démence se sont déclarés jusqu'à vingt ans après la prise de ces médicaments.

La dépression

Ce domaine s'avère complexe. La dépression majeure peut souvent entraîner des symptômes de démence, qu'on appelle parfois pseudo-démence. Lorsque la dépression est bien traitée, le trouble cognitif s'atténue. Il importe toutefois de savoir que la personne courra néanmoins un risque accru de développer la démence plus tard. Ce qui complique les choses, c'est que les gens atteints de diverses formes de démence sont plus susceptibles de faire une dépression, principalement à cause des dommages causés aux circuits émotionnels du cerveau. On peut constater le cycle vicieux. Voilà d'ailleurs pourquoi il est primordial d'évaluer aussi pour la dépression toute personne soupçonnée de souffrir de démence. Tout psychiatre, neurologue ou gériatre affilié à une clinique des troubles de la mémoire ou à un centre médical important aura déjà cette évaluation inscrite dans son protocole médical.

De multiples études ont démontré qu'une dépression majeure chez des personnes âgées dont la mémoire est normale s'associe au développement de la démence en quelques années. Comme nous savons désormais que l'alzheimer et les maladies connexes peuvent s'amorcer des décennies avant l'apparition des symptômes de perte de mémoire attribuable à la maladie, il est peu probable que la dépression conduise à une maladie d'Alzheimer précoce. Par conséquent, il est possible qu'une dépression tardive dans la vie constitue un signe avant-coureur de la maladie d'Alzheimer. Il est parfois difficile de distinguer un vieillissement normal d'une maladie en présence d'une dépression accompagnée de perte de mémoire légère. La technologie – y compris la mesure de la quantité de liquide céphalorachidien et une imagerie des plaques amyloïdes au moyen d'une caméra TEP – permet maintenant de déterminer si les changements émotionnels ou mnémoniques associés au vieillissement sont conformes à la maladie d'Alzheimer. La plupart des cliniciens pensent que l'on devrait traiter les symptômes de la dépression au moyen de médicaments ou de méthodes non pharmaceutiques, et cela, en présence ou non de cette maladie.

L'infection urinaire

L'infection urinaire provient d'une accumulation de mauvaises bactéries dans la vessie, les uretères, l'urètre ou les reins. Elle se manifeste souvent différemment chez les personnes âgées en raison de la rareté de symptômes telles une forte fièvre ou des douleurs, notamment quand elles urinent. Ces aînés peuvent soudain subir des problèmes mnémoniques, un état confusionnel, des étourdissements, de l'agitation ou même des hallucinations. La confusion attribuable à une infection des voies urinaires risque plus probablement de survenir chez les personnes âgées ou qui souffrent déjà de démence. L'éradication de cette infection au moyen du bon traitement peut contribuer à atténuer les symptômes.

La démence vasculaire

La démence vasculaire pourrait découler d'un certain nombre de problèmes cardiovasculaires sérieux, y compris un grave AVC, qui entraîne la perte fonctionnelle de certains membres, des difficultés d'élocution ou une série de petits AVC. Ces derniers, que l'on appelle démence vasculaire sous-corticale, peuvent amener la personne à montrer des signes de déclin cognitif sans jamais qu'elle ait conscience d'avoir fait des AVC, parce que ceux-ci étaient silencieux. Le protocole de traitement de ce déclin consiste en général à réduire le risque de subir d'autres AVC en améliorant son régime alimentaire, en exécutant des exercices, en normalisant sa tension artérielle et en se prêtant à une réadaptation cognitive. Il arrive parfois que les médicaments homologués pour traiter la maladie d'Alzheimer aident. La démence vasculaire peut aussi résulter de l'endommagement de vaisseaux sanguins au cerveau résultant du diabète, de l'hypertension ou de l'athérosclérose (le durcissement des artères).

Les carences nutritionnelles

Une étude de l'AARP a permis de découvrir que plus de 25 pour cent des Américains d'au moins cinquante ans prennent des suppléments dans l'espoir d'améliorer leur santé cérébrale, ce qui représente un énorme gaspillage d'argent dans la plupart des cas. Le rapport que le Global Council on Brain Health a déposé sur les suppléments *n'*en recommande *pas* la prise, à moins qu'un professionnel de la santé ait diagnostiqué une carence nutritionnelle précise. Le cas échéant, celle-ci risque toutefois d'engendrer des symptômes de démence à cause de son influence sur le métabolisme et de ses effets en aval. Les carences les plus courantes sont celles en vitamine B12, en niacine (causant une maladie appelée pellagre), de même qu'un déséquilibre général des nutriments appelé dénutrition, attribuable à une faible consommation d'aliments sains. Heureusement, les carences sont rares en Occident et l'on peut souvent y remédier au moyen d'un bon régime alimentaire et de supplémentation.

Les infections sous-jacentes

Comme nous l'avons mentionné, les infections peuvent déclencher des symptômes de démence. La syphilis, par exemple, a depuis longtemps été associée à un risque accru de démence en raison de ses effets sur le système nerveux et le cerveau. On effectue actuellement des recherches visant à comprendre d'autres infections susceptibles d'entraîner des conséquences néfastes pour le cerveau – de la maladie de Lyme aux autres malaises à transmission vectorielle comme la bartonellose, causée par une bactérie du type Bartonella.

La tumeur cérébrale

Avoir une tumeur bénigne au cerveau, un méningiome, semble effrayant, mais c'est peut-être mieux qu'un diagnostic de démence. Il est possible de retirer plusieurs de ces tumeurs par la chirurgie, contrairement aux plaques qui causent apparemment la maladie d'Alzheimer. Ces tumeurs risquent d'appuyer sur certaines régions du cerveau et d'entraîner un dysfonctionnement cognitif. Le secret de la réussite réside dans un dépistage hâtif, afin que l'on puisse les retirer dès leur premier stade, ce qui pourrait accroître les chances d'inverser les changements cognitifs. Autrement, plus elles grandissent, plus elles sont difficiles à retirer, et le risque qu'elles causent des dommages permanents s'en trouve considérablement accru.

L'hématome sous-dural dû à une blessure à la tête

Un hématome sous-dural se forme lorsqu'un saignement anormal (généralement causé par une blessure) amène le sang à s'accumuler entre le cerveau et la dure-mère (les méninges, donc l'une des membranes qui enveloppent le cerveau). Une pression croissante causée par l'hématome peut conduire à des symptômes semblables à ceux de la démence. On peut facilement drainer l'hématome, surtout s'il s'est liquéfié. Il est même possible que de petits hématomes disparaissent d'eux-mêmes avec le temps. Comme ces accumulations de sang peuvent mettre du temps à se former, les patients sont susceptibles d'oublier la blessure mineure à la tête qui les a provoquées. Même qu'un incident aussi anodin qu'un cognement en entrant dans sa voiture pourrait créer un hématome sous-dural n'apparaissant que des jours ou des semaines plus tard, surtout chez une personne âgée.

Les graves blessures à la tête peuvent causer en général des pertes de mémoire s'apparentant aux symptômes de la démence, plus particulièrement quand la blessure se produit dans les régions du cerveau associées à l'apprentissage et aux émotions. En 2019, les chercheurs de l'UCLA et de l'université de Washington ont révélé que des IRM actuellement en développement aideront les médecins à faire la distinction entre la maladie d'Alzheimer et une grave blessure à la tête[7]. Il importe d'être en mesure de la faire, car elle peut indiquer le bon traitement à choisir. Remarquez que les risques de chute en général tendent à s'accroître avec l'âge, et éviter de tomber permet souvent d'épargner ses os et de se prémunir d'une grave blessure à la tête.

L'alcoolisme

La démence découlant de l'alcoolisme résulte d'une consommation longue et excessive d'alcool et constitue de plus en plus un sujet d'inquiétude pour les médecins, car l'alcoolisme est en hausse dans notre société, surtout parmi les personnes âgées. En plus de détruire les cellules cérébrales dans les régions essentielles à la mémoire, à la réflexion, à la prise de décisions et à l'équilibre, l'alcoolisme risque de mener à des blessures et à d'autres problèmes cérébraux susceptibles de nuire aux fonctions cognitives (comme l'endommagement du foie). La prise de certains médicaments avec de l'alcool peut également engendrer des problèmes mnémoniques et d'autres effets secondaires. Il est parfois possible d'inverser les effets de l'alcoolisme, mais le premier pas à faire consiste à s'abstenir de boire de l'alcool, ce qui peut se révéler difficile pour ceux qui boivent beaucoup depuis longtemps.

LE BILAN DE SANTÉ

Toute personne qui se croit atteinte d'une forme de démence devrait consulter un médecin dès que possible pour faire faire un bilan de santé complet. Celui-ci devrait inclure la vérification de ce qui suit :

- Ses antécédents médicaux et un examen clinique, y compris des tests en laboratoire (analyses sanguines et examen d'urine)
- Ses antécédents psychiatriques et ses changements cognitifs et comportementaux
- Ses maladies courantes et passées
- Ses médicaments et ses suppléments
- Les conditions médicales de ses proches

- Ses habitudes de vie comme son régime alimentaire, ses exercices physiques et sa consommation d'alcool

La combinaison d'un examen physique et de tests en laboratoire peut contribuer à relever des problèmes de santé susceptibles d'engendrer des symptômes de démence comme la dépression, une apnée du sommeil non traitée, les effets secondaires de certains médicaments, des problèmes de glande thyroïde, certaines carences en vitamine et une consommation excessive d'alcool. Même la perte d'audition peut constituer un signe avant-coureur. Bien que l'on ne comprenne pas entièrement le lien entre la perte d'audition et la démence, de nouvelles recherches indiquent qu'une perte moyenne ou grave d'audition constitue un grand facteur de risque de démence. La bonne nouvelle, c'est que pour certaines personnes, le traitement de ce problème peut prévenir ou retarder la progression de la maladie[8].

La partie neurologique de l'examen peut inclure une imagerie encéphalique et des évaluations permettant d'estimer l'éventail des aptitudes mentales que la personne utilise au quotidien. Par exemple, est-elle consciente de présenter des symptômes ? Sait-elle quelle date on est, quelle heure il est et où elle se trouve ? Peut-elle se rappeler une courte liste de mots, suivre des instructions et effectuer de simples calculs ? Voici des tests auxquels on a souvent recours pour identifier des problèmes potentiels :

- ***La sous-échelle cognitive de l'échelle d'évaluation de la maladie d'Alzheimer (ADAS-Cog)*** compte parmi les tests les plus exhaustifs et les plus courants. Les chercheurs y ont souvent recours dans leurs recherches sur la cognition et leurs essais cliniques sur les médicaments anti-démence. Mis au point dans les années 1980, il mesure principalement la mémoire, le langage et l'orientation (par ex. : la façon dont une personne résout un problème). Une partie non cognitive mesure les facteurs comme l'humeur, l'attention et l'activité motrice, mais on est loin de l'employer autant que la section ADAS-Cog – faisable sur papier ou en mode électronique.

Contrairement à certains autres tests qu'on accomplit en quelques minutes, l'ADAS-Cog dure de trente à trente-cinq minutes et se compose de onze parties. Une personne administre ce test et calcule les points résultant des erreurs commises durant la réalisation de chaque tâche. Plus le pointage est élevé (sur 70 points), plus grande est la dysfonction. Les recherches démontrent que la personne qui ne souffre pas de la maladie d'Alzheimer ou d'un autre type de démence obtient normalement la note de 5. Les études indiquent aussi que la personne chez qui l'on a diagnostiqué une maladie d'Alzheimer probable ou un trouble cognitif léger obtient en moyenne une note de 31,2, bien que des critiques soutiennent que l'ADAS-Cog ne permet pas d'évaluer avec justesse la gravité de ce problème de santé et des cas de démence légère. On le considère cependant meilleur que beaucoup d'autres tests.

- ***Le mini-examen de l'état mental (MMSE)***, ou test de Folstein, constitue un simple questionnaire rempli en une dizaine de minutes. Remontant à 1975, il s'agit d'un des tests de base les plus couramment utilisés pour dépister la démence dans un contexte clinique ; le pointage maximal est de 30 points. Il permet d'évaluer l'attention, le calcul, la mémoire, le langage, la capacité à suivre des directives simples et l'orientation (dans le temps et l'espace). On peut le réaliser sur papier, et il ne requiert l'utilisation d'aucun appareil de pointe ni même d'un ordinateur. Un pointage de 20 à 24 indique une démence légère, un pointage de 13 à 19 suggère une démence modérée, et un pointage inférieur à 13 indique une démence avancée. En moyenne, le MMSE d'une personne atteinte de la maladie d'Alzheimer diminue de deux à quatre points par année.

- ***Le test Mini-Cog*** est encore plus simple et plus court que le MMSE. Il suffit de trois minutes pour réaliser ce test à deux composantes : un test de rappel de trois éléments pour évaluer la mémoire et un test consistant à dessiner une horloge montrant les douze chiffres au bon endroit et une heure précise indiquée par l'administrateur du test.

- ***L'examen gérocognitif auto-administré (SAGE)***, un autre test simple qui s'effectue sur papier, a été développé par le Center for Cognitive and Memory Disorders de l'université d'État de l'Ohio. Comme les autres tests, celui-ci pose des questions fondamentales destinées à démontrer dans quelle mesure le cerveau fonctionne bien, y compris sur le plan du langage, de la mémoire et de la résolution de problèmes. Il faut une quinzaine de minutes pour le réaliser, et même si on l'a commercialisé comme un test à effectuer à la maison ou dans le cabinet d'un médecin, je recommande que toute personne qui l'utilise le fasse dans un contexte officiel, si possible sous la direction d'un médecin qui s'y connaît.

Quantité d'autres examens cognitifs sont disponibles. Dans les cercles de chercheurs, on utilise souvent de multiples évaluations différentes puisqu'aucun test ne permet à lui seul d'établir un diagnostic précis. Autrement dit, ces tests pris isolément ne permettent pas de diagnostiquer la démence. Il s'agit d'*évaluations* – elles évaluent la cognition générale et mesurent son degré de détérioration. Les résultats obtenus s'inscrivent dans le cadre d'un bilan de santé complet visant à déterminer si une personne souffre d'une forme de démence.

Les tests cognitifs informatisés gagnent en popularité parmi les médecins, et ils peuvent s'avérer avantageux par comparaison avec les examens écrits plus anciens. Ils peuvent être plus précis dans le dévoilement de l'état de la réflexion, du langage et de la mémoire, et administrés exactement de la même manière lors de futurs examens pour documenter les changements qui s'opèrent. L'utilisation combinée des tests cliniques et des tests informatisés peut permettre aux médecins de mieux comprendre les difficultés cognitives de leurs patients. La FDA a homologué plusieurs dispositifs de tests cognitifs informatisés, y compris l'Automated Neuropsychological Assessment Metrics (ANAM), le test de démence CANTAB Mobile, COGNIGRAM, Cognision et Cognivue.

Il est important de noter que tous ces tests – informatisés ou questionnaires écrits – devraient être administrés par un professionnel de la santé apte à en interpréter les résultats. Si simples soient-ils, n'essayez pas de vous auto-évaluer en les téléchargeant ou en faisant un test en ligne. Je vous recommande aussi de ne pas «tricher» en étudiant ce genre de tests sur Internet avant de vous y soumettre dans un contexte professionnel. Ces tests ne sont pas parfaits, et on peut les déjouer. N'oubliez pas que l'objectif à atteindre consiste à obtenir une évaluation fiable et impartiale. Il importe également de noter que les évaluations actuelles ne sont pas toujours parfaitement exactes; il vaut donc mieux obtenir un deuxième et même un troisième avis autant que possible.

Êtes-vous obligé de procéder à cette évaluation dans une installation de pointe? On me le demande souvent. Et la réponse est «pas nécessairement», mais veillez à être en compagnie d'un médecin et d'une équipe qui sont souvent en présence de toutes sortes de démences et qui en diagnostiquent beaucoup. Pour commencer, si vous êtes âgé, il convient que vous trouviez un bon gériatre, plus particulièrement maintenant que notre population est vieillissante. Si cela vous est impossible, assurez-vous que votre principal intervenant médical en ait l'expérience. Il est préférable que vous ne vous fassiez pas diagnostiquer par quelqu'un qui compose rarement avec la démence et qui ne serait pas en mesure de vous faire des recommandations. Rappelez-vous aussi que ce ne sont ni la personne qui souffre de déclin cognitif ni même son médecin qui remarquent les signes avant-coureurs de la démence, mais les proches, les collègues et les amis du malade. Les détails que relèvent les proches de cette personne sont très importants et peuvent s'avérer primordiaux pour établir l'évolution de la maladie, la rapidité de sa progression et l'identification d'une autre cause. Après quoi, une équipe médicale – se composant en général d'un neurologue, d'un psychiatre et d'un psychologue – sera en mesure de contribuer idéalement à l'évaluation de cette maladie.

Dans leurs mots

Brian Van Buren est un héros au sein de la communauté qui s'intéresse à la démence, et il est déterminé à persévérer. Ayant reçu un diagnostic de maladie d'Alzheimer précoce en 2015, à l'âge de soixante-quatre ans, il défend farouchement aujourd'hui les droits des communautés afro-américaine et LGBTQ, chez lesquelles on stigmatise et tait malheureusement la démence. Lorsque je me suis entretenu avec lui, je suis tombé sous le charme de sa franchise et de son sens de l'humour. Il m'a alors confié avec candeur: «J'ai révélé mon homosexualité dans les années 1970 sans savoir que j'allais devoir sortir de nouveau du placard lorsque je recevrais un diagnostic de démence.» Brian porte tous les jours un macaron sur lequel on lit en anglais «Je vis avec la démence», qui ne manque pas de lancer des conversations. Il siège au conseil d'administration de la Dementia Action Alliance, prononce fréquemment des discours lors d'événements de grande envergure et participe souvent à des émissions de radio. Brian m'a dit aussi que le diagnostic de démence ne signe l'arrêt de mort de personne et qu'il est préférable de ne pas se concentrer sur l'idée selon laquelle «il faut rentrer chez soi et mettre ses affaires en ordre» – du moins pas initialement. On traverse d'abord un processus de deuil, puis on réfléchit à ce que l'on doit faire ensuite. Avec l'aide d'un mentor spécialisé en démence, Brian participe à du CouchSurfing, un programme d'hébergement mutuel, temporaire. Des gens de partout dans le monde lui rendent visite et ont ainsi un endroit où dormir gratuitement quelques nuits. Du même coup, il a joui de la compagnie de plus de cent invités et il continuera dans la même veine aussi longtemps qu'il le pourra.

L'AVENIR

Les moyens de ralentir la progression de la maladie ne manquent pas. Je ne le dirai jamais assez : le dépistage hâtif est crucial. Sans doute vous demandez-vous pourquoi cela importe tant, vu l'absence de médicaments efficaces et de remèdes. J'ai découvert qu'un diagnostic, même de la maladie d'Alzheimer, peut rassurer les proches de la personne atteinte du fait qu'il apporte enfin une réponse à une recherche souvent longue et compliquée. Il permet aux gens atteints de démence de participer à leur plan de soins et d'exprimer leurs volontés et leurs besoins avant qu'il leur devienne trop difficile de communiquer avec leurs prestataires de soins de santé et leurs proches. Le diagnostic permet aussi de planifier l'avenir, y compris la logistique et les frais des soins de santé. Un diagnostic précoce peut également rendre une personne admissible à certains essais cliniques, essentiels à la mise au point de traitements efficaces. On devrait se donner pour but d'*autonomiser* la personne souffrant de démence – et non le contraire. Les gens atteints de démence ont encore beaucoup à offrir et sont aptes à continuer d'apprendre. Il leur est parfois possible de vivre une vingtaine d'années après l'apparition des premiers symptômes. Les rythmes de progression diffèrent considérablement et, à l'avenir, les gens constateront que l'on peut gérer les symptômes de manière à vivre aussi bien que possible aussi longtemps que possible. La personne qui souffre de démence peut faire beaucoup de choses pour améliorer sa qualité de vie. Rappelons-nous qu'il est primordial de la faire participer à sa planification de soins afin de permettre à ses prestataires de soins de santé de personnaliser leurs soins de façon à mettre toutes les chances de son côté.

Il y a quelques décennies à peine, personne ne voulait parler de cancer ; aujourd'hui, les patients cancéreux sont fiers de parler de leur maladie et de foncer droit devant avec espoir et détermination. Nous avons déstigmatisé le cancer et développé des stratégies permettant de traiter chaque cancéreux selon son type de cancer, ses valeurs, ses ressources et sa dynamique familiale. Nous sommes sur le point de révolutionner notre façon de percevoir et de traiter la démence, en améliorant par le fait même l'expérience qu'en font les gens – des patients aux soignants. Il y a aussi beaucoup de choses que les gens atteints de démence peuvent faire pour retarder la progression de la maladie.

On estime que le fait de retarder la manifestation de la démence de seulement cinq ans peut réduire son incidence de moitié, en améliorant énormément la vie et le bien-être des gens malades ainsi qu'en diminuant les frais de soins de santé pour la famille et la société. Au cours des prochaines années, je crois que l'on fera de grands progrès dans les techniques de dépistage précoce de la maladie d'Alzheimer, grâce à des technologies comme l'intelligence artificielle et l'exploration à grande échelle de données permettant d'identifier des biomarqueurs. Parmi ces techniques, il y aura des moyens habituels, comme des tests de laboratoire, ainsi que des découvertes novatrices (par ex. : la perte d'odorat est liée à la démence). De nouvelles recherches suggèrent qu'un odorat peu sensible peut constituer un signe avant-coureur d'un déclin cognitif. La neurodégénérescence qu'entraînent ces problèmes de santé affecte les circuits cérébraux liés au système olfactif. Tester l'odorat d'une personne au moyen de senteurs courantes – le clou de girofle, le cuir, les lilas, la fumée, le savon, le citron – est peu coûteux et non intrusif, et pourrait mener à la création de nouvelles thérapies.

Des analyses sanguines visant à dépister la démence pourraient voir le jour plus tôt que prévu – même au cours des prochaines années. Les scientifiques s'approchent de plus en plus de cette réalité, qui permet de tester les gens pour découvrir dans leur sang des signes cachés d'un problème non apparent. L'analyse sanguine s'avère beaucoup plus économique et facile à réaliser que d'autres outils comme les scintigraphies du cerveau et les tests du liquide céphalorachidien. Si l'on pouvait établir un diagnostic des années avant que les symptômes d'un trouble cérébral apparaissent, cela pourrait changer l'avenir de la personne atteinte grâce à des interventions réalisables dans l'immédiat.

Q: Devrais-je passer aujourd'hui, à la maison, un test de dépistage de la démence que je peux acheter en ligne ou télécharger? Et pourquoi ne pas subir un scan cérébral?

R: Un certain nombre de ces tests sont apparus sur le marché et ne requièrent pas d'ordonnance ni même la supervision d'un médecin. Comme la justesse d'aucun de ces tests n'a été prouvée scientifiquement, on devrait user de prudence dans leur emploi. La dernière chose que vous voudriez, c'est d'obtenir un faux positif, donc des résultats détectant une démence que vous n'auriez pas. Si vous cherchez à obtenir un diagnostic en consultant un médecin, vos risques d'obtenir un faux positif sont très improbables. Évitez le recours à ce genre de tests, même s'ils sont tentants. Toute personne devrait se faire évaluer dans le contexte d'une relation continue avec un professionnel de la santé.

Pour ce qui est des tépographies (tomographies par émission de positrons) du cerveau, vous auriez intérêt encore une fois à éviter de subir de tels tests. Non seulement sont-ils dispendieux (ni Medicare ni les assureurs privés américains n'en couvrent le coût, qui peut varier entre 5000 et 7000 $US – 4210 à 6000 euros), mais ils pourraient avoir des conséquences inattendues. Les balayages positifs qui détectent les plaques amyloïdes n'indiquent pas forcément que vous développerez la démence, mais ils risquent de conduire à des traitements coûteux et inefficaces. Et les scintigrammes négatifs n'indiquent pas forcément que vous n'en souffrirez pas. Voici un fait intéressant: les biostatisticiens de l'UCLA ont calculé qu'un homme âgé de soixante-quinze ans ayant des plaques amyloïdes a un peu plus de 17 pour cent de risques de développer la maladie d'Alzheimer ; la femme du même âge a environ 24 pour cent plus de risques de la développer, parce qu'elle vit plus longtemps[9]. D'ici à ce que ces tests deviennent plus fiables et utiles, laissez-les aux chercheurs qui y ont recours dans leurs laboratoires.

LES TRAITEMENTS : MÉDICAMENTEUX ET PERSONNALISÉS

La complexité de la démence la rend particulièrement difficile à traiter, plus que n'importe quelle autre dans le monde des neurosciences. Nous n'avons pas grand-chose dans notre arsenal pour la combattre dès lors qu'elle s'est installée et a amorcé sa marche vers l'avant. Les deux classes de médicaments homologués par la FDA visant à soulager les symptômes de la maladie d'Alzheimer ont pour but de favoriser la communication des cellules cérébrales entre elles, de sorte que le cerveau fonctionne normalement. Ces médicaments sont toutefois loin de conduire à une thérapie prometteuse et comportent leurs propres effets secondaires. Ils peuvent soulager temporairement les symptômes relatifs à la perte de mémoire ainsi qu'aux problèmes de réflexion et de raisonnement, mais ils perdent de leur efficacité au fil de la progression de la maladie. Autrement dit, ces traitements ne préviennent pas le déclin sous-jacent ni la mort des cellules cérébrales ; ils ne font qu'imposer quelques obstacles à la progression de la maladie pour s'acheter du temps.

La première classe de médicaments comprend les inhibiteurs de cholinestérase, qui empêchent la dégradation de l'acétylcholine et la gardent à un taux sain. Comme vous vous le rappellerez peut-être, l'acétylcholine constitue un important neurotransmetteur cérébral, qui est responsable d'envoyer des signaux au système nerveux et qui joue un rôle clé dans la mémoire. (Par contraste, les anticholinergiques bloquent l'action de l'acétylcholine. Précisons donc que les inhibiteurs de cholinestérase et les anticholinergiques ont des effets contradictoires sur le corps.) Dans les essais cliniques, les inhibiteurs de cholinestérase produisent de modestes effets contre le déclin fonctionnel et cognitif chez les gens atteints de la maladie d'Alzheimer. Il se peut que vous connaissiez ces médicaments par leurs marques : Aricept, Exelon et Razadyne. L'acétylcholine se dégrade naturellement chez tout le monde, mais ce processus est bien plus rapide chez les gens atteints de la maladie d'Alzheimer, qui ont un faible taux d'acétylcholine dans le cerveau.

Le deuxième type de traitement médicamenteux constitue un antagoniste du récepteur Nméthyle Daspartate, qui permet principalement de garder les voies de communication ouvertes entre les cellules cérébrales. Ce médicament, la mémantine (Namenda), règle l'activité du glutamate, un autre messager chimique impliqué dans les fonctions cérébrales comme l'apprentissage et la mémoire. Le glutamate est primordial en ce sens que, lorsque la maladie d'Alzheimer endommage les cellules cérébrales, elles en produisent trop, ce qui les endommage encore plus.

On prescrit souvent ensemble ces deux types de médicaments, surtout au stade avancé de la maladie. On peut prescrire également d'autres médicaments pour traiter les symptômes de différentes maladies en fonction du diagnostic qu'une personne a reçu. Par exemple, celle qui souffre d'un trouble de l'humeur et du sommeil en plus d'une forme de démence pourrait bénéficier d'une médication supplémentaire. Ce qui est compliqué, c'est bien sûr de savoir quelle combinaison de médicaments utiliser sans aggraver leurs effets secondaires ni en annuler l'effet. Les personnes qui souffrent de la maladie de Parkinson, par exemple, pourraient bénéficier d'un anticholinergique leur permettant de maîtriser leurs tremblements, mais pas au risque d'accélérer la progression de la maladie d'Alzheimer. On s'inquiète de plus en plus du fait que, si une personne prend ces deux types de médicaments – un inhibiteur de cholinestérase et un anticholinergique –, ceux-ci se nuisent l'un l'autre, et ni l'un ni l'autre ne ferait effet.

En 2018, la FDA a annoncé de nouvelles directives régissant les essais cliniques de médicaments contre la maladie d'Alzheimer plus faciles à réaliser. Cela représente un changement de politique majeur de la FDA, et celle-ci espère qu'il conduira à un meilleur traitement dès le premier stade de la maladie, où l'intervention médicamenteuse s'avère la plus prometteuse. De tels essais devraient aussi mener à des traitements plus efficaces pour stopper ou retarder la progression de la maladie.

Une autre source d'espoir existe : la Coalition Against Major Diseases, cette alliance entre des compagnies pharmaceutiques, des fondations caritatives et des conseillers gouvernementaux ayant créé un partenariat consacré au partage de données résultant d'essais cliniques portant sur la maladie d'Alzheimer. Elle a aussi collaboré avec le Clinical Data Interchange Standards Consortium à l'élaboration de normes de données. Le partage de données peut accélérer les recherches et le développement de médicaments. À l'heure actuelle, les chercheurs travaillent avec acharnement à la découverte de thérapies efficaces. Les scientifiques les plus éminents s'entendent pour dire que, lorsque le diagnostic tombe et que la personne souffre d'un problème neurodégénératif, il ne faut pas baisser les bras, et cela jusqu'à ce que nous trouvions des solutions fiables. Comme Sandy Halperin, on peut devenir un porte-parole, un défenseur et un patient modèle.

Il importe de comprendre que le « traitement » puisse ne pas revêtir la forme d'un super médicament, mais de soins de bonne qualité et d'un mode de vie reposant sur le diagnostic. La façon dont un proche s'occupe du malade – la personne qui sert de guide ou de berger au malade au fil de ce processus – joue un rôle primordial dans la progression du malade. Les interventions efficaces visant à améliorer la qualité de vie se multiplient, bien qu'il faille en accélérer radicalement la découverte. Il se peut que l'expression « soins de qualité dans le contexte de la démence » ressemble à un oxymoron, mais ce n'est pas nécessairement le cas – surtout avec l'aide d'Internet. Ce dernier peut mettre en contact des gens du monde entier et bâtir des communautés comme celles que soutiennent la Dementia Friendly America, la Dementia Action Alliance et d'autres organisations. On se détache de l'idée selon laquelle « rien ne peut être fait », qui entache malheureusement ce domaine médical depuis bien trop longtemps et qui, honnêtement, en freine les avancées. Katie Maslow s'enthousiasme d'ailleurs pour les possibilités qu'offrent ces nouveaux programmes. En tant qu'ancienne chercheuse invitée de l'Institute of Medicine, que chercheuse en politiques de l'Azheimer's Association et qu'actuelle professeure invitée à la Gerontological Society of America, elle en connaît un rayon sur les meilleures pratiques en gestion de la démence. Elle me répète ce que d'autres experts m'ont confié : il faut traiter chaque patient de manière individuelle, du fait que chacun est différent. Ce qui fonctionne pour l'un n'aidera pas forcément l'autre. Le message retentissant « Recherchons un remède » occulte d'autres domaines auxquels nous devrions prêter attention – qui nous permettraient de garder les gens stables de manière proactive au premier stade de la maladie et d'améliorer leur qualité de vie.

Le Dr David B. Reuben est un gérontologue bardé de diplômes. En plus du rôle qu'il joue en tant que directeur de la Division of Geriatrics Medicine et que professeur à la faculté de médecine David Geffen à l'UCLA, il dirige une clinique de soins primaires et les programmes Claude D. Pepper Older Americans Independence Center (OAIC) et Alzheimer's and Dementia Care, de l'UCLA. Comme tous les autres experts avec qui je me suis entretenu, le Dr Reuben souligne l'importance de choisir une méthode personnalisée pour prendre soin des patients atteints de démence et d'axer ses efforts sur « la dyade » : le bénéficiaire et le prestataire de soins. Les approches universelles ne fonctionneront pas ; c'est en personnalisant l'intervention selon le patient, ses ressources personnelles et ses objectifs que l'on pourra obtenir les meilleurs résultats et améliorer sa qualité de vie. Et même si nombre d'aides-soignants trouvent leur travail gratifiant, cela ne veut pas dire qu'il n'est pas stressant. Comme nous le verrons au chapitre final, la gestion de la santé de l'aide-soignant s'avère tout aussi importante que celle du malade. Celui-ci devra composer avec beaucoup de rebondissements inattendus, auxquels il est impossible de se préparer. Selon le Dr Reuben, quand il s'agit de l'expérience que l'on fait de la démence, la personne la plus importante n'est pas le médecin, mais l'aide-soignant.

ç

CHAPITRE 11

Le bien-être financier et émotionnel, ainsi qu'un mot aux aides-soignants

De l'intérêt pour autrui vient le courage.
—Lao-Tseu

En travaillant à mon livre, j'ai été frappé de constater à quel point il est difficile pour les familles de trouver la meilleure façon de prendre soin de l'être cher à qui l'on vient de diagnostiquer une forme de démence. J'ai vu que certaines familles cessent malheureusement souvent de parler de leur proche souffrant d'un déclin cognitif et se débattent avec l'idée de l'envoyer dans un établissement de soins prolongés. Elles craignent de ne pas pouvoir se le permettre financièrement et qu'il n'y reçoive pas de bons soins. Aux États-Unis, une chambre à deux lits dans un établissement de soins prolongés coûte en moyenne plus de 7 000 $ par mois et une chambre individuelle, environ 8 000 $. Pour héberger une personne ayant de graves problèmes de mémoire qui requiert beaucoup de soins et d'attention, les coûts sont encore plus élevés. Les logements à une seule chambre dans une résidence assistée peuvent être un peu moins chers ; mais comme le personnel est moins nombreux et moins bien formé, ce n'est pas l'idéal, surtout pour les gens atteints de la maladie d'Alzheimer ou de démence connexe. Il y a partout de superbes résidences où un excellent personnel fournit chaque jour des soins de grande qualité aux personnes souffrant de démence. Toutefois, même si l'on peut se permettre ces frais, il y a de graves problèmes au sein de nombreux établissements de soins prolongés. Au cours des dernières années, j'ai signalé des pommes pourries parmi les résidences assistées, qui sont très mal réglementées, si bien que certains résidents vivent dans un milieu non sécuritaire où ils reçoivent des soins inadéquats. Pire encore, on y maltraite certains résidents. Cela inclut des résidences qui se disent spécialisées dans les soins propres aux personnes souffrant de problèmes de mémoire ou de démence. La construction de départements de soins réservés à la démence dans les résidences assistées constitue le secteur d'activité affichant la croissance la plus rapide en matière de soins des personnes âgées aux États-Unis. Pour toutes ces raisons, l'endroit dont je m'apprête à vous parler est peut-être le plus extraordinaire que j'ai visité dans tous mes déplacements.

Ayant voyagé dans plus de cent pays, je me fais souvent poser la question suivante : lequel de ces endroits avez-vous trouvé le plus remarquable et pourquoi ? Je me remémore vite alors les zones de guerre, les catastrophes naturelles, les épidémies et d'autres scènes où j'ai assisté à de terribles souffrances humaines. Or, des héros et des héroïnes se sont immédiatement montrés à la hauteur de la situation en accomplissant leur travail de manière extraordinaire. Dans leur cas, il est vrai que la nécessité est mère de l'invention, et l'histoire des familles qui doivent composer avec la démence n'y fait pas exception.

IL FAUT UN VILLAGE

Dans la ville de Weesp, située à quelques minutes à peine d'Amsterdam, la capitale des Pays-Bas, se trouve un village modèle clôturé appelé De Hogeweyk (*weyk* désigne un groupe de maisons semblable à un village). On me l'a décrit pour la première fois comme un endroit où s'effectue une grande expérience s'échelonnant sur plus d'une décennie susceptible de changer du tout au tout la façon dont les personnes souffrant d'une démence de stade avancé vivent le reste de leurs jours. La presse est rarement autorisée à y entrer. Il y a quelques années, j'ai eu la chance de m'y faire inviter par ses fondatrices pour voir de visu ce qui s'y passe.

L'idée de la création de ce complexe résidentiel est née lorsque des Hollandaises, ayant toutes deux travaillé dans des établissements de soins prolongés traditionnels, ont discuté à cœur ouvert de la possibilité que leurs parents respectifs développent une démence et soient placés dans une maison de retraite conventionnelle. Elles se sont dit qu'il devait être bouleversant de perdre en même temps sa mémoire et son sentiment d'appartenance à un endroit familier. Après tout, la maison de retraite traditionnelle est un milieu totalement inconnu n'ayant rien pour permettre aux patients de s'y sentir chez eux et d'y prendre racine. Or, ce fil de pensée leur a inspiré une idée. Elles se sont alors donné pour objectif audacieux de normaliser les établissements de soins prolongés de sorte que leurs résidents y vivent bien. Il en a résulté De Hogeweyk, dont le gouvernement des Pays-Bas a financé en grande partie la construction en y injectant un peu plus de 25 millions d'euros. On a donné à cette communauté étendue sur 1,6 hectare, qui ouvrait ses portes en 2009, le nom de « Village de la démence », mais cela résonne bien pire que la réalité que je suis sur le point de vous décrire. Essayez de la visualiser en lisant les prochains paragraphes. Laissez-la capter votre imagination, comme cela a été mon cas.

La première chose que j'ai remarquée, c'est qu'il n'y a qu'une seule entrée et sortie. De simples portes de verre coulissantes séparent De Hogeweyk du monde extérieur, et c'est l'unique endroit du village où l'on trouve des gardiens de sécurité. En entrant dans ce beau village néerlandais, on voit des fontaines jaillissantes entourées des célèbres tulipes hollandaises. On se croirait presque sur un merveilleux campus du Midwest américain, avec son propre amalgame de rues, de places, de dortoirs, de cafés, de musiciens de rue et de salles de théâtre. Si les campus conviennent aux jeunes étudiants, De Hogeweyk est cependant conçu de manière à combler les besoins de ceux qui souffrent d'un grave problème de mémoire vers la fin de leur vie. Pour y parvenir, on a bâti ce village de sorte qu'il ressemble beaucoup au monde extérieur, et l'on y a inclus des restaurants et des salons.

Chacune des vingt-trois maisons de style dortoir à deux étages a été conçue de manière à refléter différents styles de vie correspondant aux intérêts et au vécu des résidents. Par exemple, ceux qui sont de la haute société (les habitants du « Gooi ») ont la possibilité de choisir un décor rappelant l'aristocratie hollandaise ; ces résidents aiment souvent assister à des concerts classiques et jouir de goûters dînatoires. Parmi les choix offerts, il y a ceux destinés aux gens de descendance indonésienne ou qui sont très attachés à leurs pratiques religieuses et qui assistent souvent à des services. Les résidents qui ont travaillé autrefois dans des professions comme l'ingénierie, la médecine ou le droit sont regroupés dans la même unité. Il en va de même pour les résidents qui étaient autrefois des artistes, des menuisiers ou des plombiers. Le but consiste à mettre les résidents dans des environnements où ils peuvent vivre à proximité de gens qui ont probablement un vécu semblable au leur. Chaque maisonnée de six ou sept résidents se gère elle-même, et y fait sa propre cuisine et lessive; un membre du personnel lui est attitré. Les intervenants, deux fois plus nombreux que les résidents, utilisent même une monnaie maison pour aider leurs résidents à «acheter» des articles au supermarché pleinement fonctionnel (bien qu'il n'y ait aucun échange de vraies devises dans le village; tout est inclus).

Dehors, il y a bon nombre de jardins et de places communautaires où les gens sont encouragés à bouger, à se rassembler et à prendre l'air plutôt que de rester dans leur chambre. Ici, on met l'accent sur ce que les résidents peuvent faire plutôt que sur ce qu'ils ne peuvent pas faire, et ce milieu de vie est devenu un modèle novateur de soins spécialisés pour personnes âgées. Des experts en la matière y viennent du monde entier pour voir à quoi peut ressembler le vieillissement avec un cerveau malade au sein d'une communauté dynamique en lieu et place d'un établissement déprimant, sans vie et qui accentue l'isolement. Grâce à un éventail de clubs et d'événements sociaux, de soirées bingo, de présentations théâtrales et même d'un pub, on ne s'y ennuie jamais.

Si normale que paraisse l'ambiance qui y règne, on y trouve partout de subtils rappels de l'incroyable planification requise pour s'occuper de tout un village dont les résidents souffrent d'un grave déclin cognitif. Par exemple, comme l'errance y est un grand sujet d'inquiétude, le village est hautement sécurisé ; des caméras permettent de suivre les résidents à toute heure du jour et de la nuit. Des détecteurs de mouvement actionnent les ascenseurs, et lorsqu'une personne entre dans l'un d'eux, celui-ci la transporte automatiquement à l'étage supérieur ou inférieur. Tous ceux qui travaillent dans le village – y compris les barbiers, les serveurs des restaurants, ainsi que les préposés de l'épicerie et du bureau de poste – sont des professionnels de la santé. Ce sont des infirmiers et infirmières gériatriques et des spécialistes qui ont la mission principale de fournir des soins allant bien au-delà de ceux que l'on reçoit en général dans un établissement médical traditionnel. Voilà ce qui différencie cet endroit des maisons de retraite ordinaires, aux bâtiments quelconques, aux salles aseptisées, où circulent de nombreuses chemises blanches, où la télévision est allumée en permanence et où les sédatifs ont la cote. Ici, il n'y a pas de salles aseptisées ni de longs corridors. On tient à procurer aux résidents un sentiment d'intimité, même s'ils ne comprennent plus ce qui se passe autour d'eux ni dans le monde extérieur. On encourage leurs amis et leurs proches à venir leur rendre visite. Par ailleurs, les gens des quartiers entourant De Hogeweyk sont tous les bienvenus s'ils veulent venir y profiter de certains attraits, comme le café-restaurant, le bar et le théâtre. Il s'agit d'un objectif majeur, car il arrive trop souvent que les amis et les proches prennent leurs distances de la personne chez qui l'on a diagnostiqué la démence. Cette maladie peut entraîner un isolement, qui peut lui-même aggraver le pronostic. Il importe donc de garder les patients actifs et impliqués dans la vie sociale.

Les résidents ne savent pas nécessairement où ils se trouvent, mais ils se sentent malgré tout chez eux – et c'est précisément l'effet recherché. À De Hogeweyk, si un résident se présente à la seule porte qui donne sur le monde extérieur, un membre du personnel lui dira souvent qu'elle est brisée. Dans ce cas, les résidents rebroussent tout simplement chemin. Des effectifs m'ont dit que personne ne tentait de « s'échapper » ; « ils sont simplement confus ». Avec le temps, les résidents de De Hogeweyk consomment moins de sédatifs, retrouvent leur appétit, semblent plus joyeux et vivent plus longtemps que ceux des maisons de retraite ordinaires.

Je sais ce que vous vous dites : c'est tiré tout droit du film *Le Show Truman*, dans lequel un homme (Truman Burbank) interprété par Jim Carrey découvre que toute sa vie n'est qu'une émission de télévision. Tout ce qu'il tient pour vrai n'est qu'un mirage, créé par des réalisateurs de télévision. J'ai donc dû demander à Yvonne van Amerongen, cofondatrice de De Hogeweyk, si ce contexte ne dupait pas les résidents. Elle m'a répondu du tac au tac: «Pourquoi devraient-ils se sentir dupés? On a ici une société... On veut aider les gens à savourer la vie et à sentir qu'ils sont les bienvenus ici sur la Terre.» Or, c'était l'une des choses les plus humaines que j'avais jamais entendues, permettre à ces gens de conserver leur dignité même à l'approche de leur mort. Yvonne s'est rappelé que, lorsque son père avait succombé à un infarctus plusieurs années auparavant, l'une des premières choses qui lui avaient traversé l'esprit avait été: *Dieu merci, il n'aura jamais eu à vivre dans une maison de retraite*. Cette pensée a d'ailleurs contribué à lui inspirer la création de De Hogeweyk.

Lorsqu'une personne emménage à De Hogeweyk, sa famille sait que ce sera son dernier arrêt. On y veillera sur les résidents et on les réconfortera jusqu'à leur décès, qui survient en général de trois ans à trois ans et demi après leur emménagement. Ce n'est qu'alors qu'une place dans le village se libère pour y accueillir un nouveau résident. Le système de santé hollandais rend De Hogeweyk possible, car ce dernier reçoit le même financement que n'importe quelle autre maison de retraite du pays. (Cela coûte presque 8000 euros par mois pour y vivre, mais le gouvernement hollandais accorde des subventions aux résidents, correspondant à leurs besoins. Tous ont droit à une chambre individuelle, et le montant que chaque famille paie dépend de ses revenus, mais il n'excède jamais 3600 euros. Et ce village opère au maximum de sa capacité depuis son ouverture.)

Le personnel de De Hogeweyk compte sur les diverses façons dont la démence affecte le cerveau pour garder les résidents occupés. Par exemple, la région du cerveau responsable des talents musicaux, y compris le rappel des paroles et de leur mélodie, est celle qui fonctionne le plus longtemps. J'ai rencontré là-bas un couple, Ben et Ada, avec qui j'ai passé beaucoup de temps. Tout au long de leur mariage d'une soixantaine d'années, ils se sont plu à jouer de la musique ensemble pour passer le temps. Ada jouait du piano et Ben chantait. Cependant, depuis que Ben était atteint de la maladie d'Alzheimer, leur communication s'était mise inévitablement à s'altérer. Et Ben en était venu à ne plus savoir tenir une conversation. Maintenant résident de De Hogeweyk, Ben compte sur la musique pour communiquer avec sa femme. J'ai regardé Ada jouer du piano, et Ben, qui m'avait paru terriblement réservé quand nous avons lié connaissance, a soudain commencé à chanter des airs hollandais traditionnels. C'était de toute beauté à voir, et cela atténuait le coup au cœur qu'Ada ressentait chaque fois qu'elle quittait Ben à la fin de la journée. Et je la cite : « On ne peut plus parler de tout, mais grâce au chant... on arrive à faire ensemble un bon concert. Pour moi, c'est très important. »

L'une des leçons les plus importantes que j'ai apprises à De Hogeweyk consiste à résister à la tentation de corriger les gens qui souffrent de démence. J'ai eu ma conversation la plus difficile là-bas avec une résidente nommée Jo. Cette femme de presque quatre-vingt-dix ans était charmante et vive, et elle réchauffait toute la pièce par son sourire. Elle croyait toutefois occuper encore un emploi quotidien, mais sans se rappeler lequel. Elle m'a dit : « Demain, je le saurai et je devrai m'y rendre. » Elle croyait aussi que ses parents étaient encore vivants et qu'elle les avait vus la veille. Lorsque je me suis tourné vers le travailleur social de cette résidente pour qu'il m'aide à lui répondre, il m'a dit que la façon de réagir à une telle confusion dépend du stade de démence auquel se trouve la personne. Au stade léger, on peut lui poser une question comme : « Quel âge avez-vous ? » Et si la personne répond : « J'ai quatre-vingt-quatre ans », on lui répond : « Quel âge auraient vos parents ? » Il se pourrait que la personne le calcule et dise : « Oh ! ça n'a pas de sens ! » Ce que l'on ne doit cependant jamais faire, c'est corriger quelqu'un qui souffre de démence. S'il s'informe du dîner, par exemple, et qu'il vient de dîner sans se le rappeler, il ne faut pas le contredire. On pourrait plutôt lui demander s'il a faim, sans l'obliger à se rappeler quelque chose dont il n'a plus le souvenir.

J'ai remarqué que beaucoup de couples se tenaient par la main, alors que l'un dépérissait et que l'autre était sain d'esprit. Un couple que j'ai rencontré, Corrie et Theo, semblait communiquer grâce au contact de leurs mains. Theo, en meilleure santé que sa femme, m'a dit que Corrie lui serrait la main quand elle voyait ou ressentait quelque chose de familier. Ils passaient toute la journée main dans la main, et selon Theo, leur mariage ne s'était jamais mieux porté en presque soixante ans.

J'ai quitté De Hogeweyk en me demandant ceci : *Cela pourrait-il fonctionner dans d'autres parties du monde ? À quoi cela pourrait-il ressembler aux États-Unis ?*

ACCROCHEZ-VOUS !

Aux États-Unis, la majorité des gens souffrant de démence vivent à la maison et, pour les trois quarts de ces personnes, des proches et des amis en prennent soin[1]. La vaste majorité de ces aides-soignants sont des femmes, mais ils comprennent des conjoints et conjointes, des enfants, des gendres et des brus. Ces aides-soignants sont en général la fille ou l'épouse de la personne atteinte de démence, et elles sont d'âge moyen ou avancé. Au moins 60 pour cent des aides-soignants non rémunérés sont des épouses, des filles, des belles-filles, des petites-filles et d'autres proches de sexe féminin. En tout, environ 60 millions d'Américains prennent soin d'une personne souffrant de la maladie d'Alzheimer ; soit plus du double de la population du Texas.

Maria Shriver m'a répondu franchement lorsque je me suis entretenu avec elle au sujet d'affronter l'avenir avec un être cher qui a reçu un diagnostic de démence : « Accrochez-vous ! Prenez soin de vous-même. Je vois beaucoup de femmes ayant des enfants qui prennent soin aussi d'un parent. Elles sont stressées, désespérées et en larmes. Vous devez parler avec d'autres membres de la famille et obtenir de l'aide. La maladie d'Alzheimer est une terrible expérience émotionnelle, financière et physique. Personne ne peut la vivre seul. » Maria est passée par là ; son père, le sergent Shriver, en a reçu le diagnostic en 2003, quand elle en savait peu à ce sujet. Elle l'a aidé à vivre sa maladie jusqu'à ce qu'il meure huit ans plus tard. L'expérience l'a dynamisée et motivée à devenir un défenseur des plus zélés au monde en faveur de la recherche non seulement sur la maladie d'Alzheimer, mais aussi la santé cérébrale, en particulier celle des femmes. Depuis lors, elle a créé le Women's Alzheimer's Movement et a soutenu bon nombre de projets portant sur la santé cérébrale – allant de documentaires primés à des collaborations avec des sommités scientifiques – visant à mieux faire connaître les difficultés propres à cette maladie et à apporter un soutien aux familles affectées. Lorsque, dans mon message, je lui ai fait savoir que je travaillais à l'écriture de mon livre, elle m'a rappelé immédiatement. Elle m'a dit d'entrée de jeu: «Quiconque possède un cerveau se doit de réfléchir à la possibilité de développer la maladie d'Alzheimer», avant d'insister sur l'importance de la prévention et de retarder son apparition. Et comme elle le fait si souvent, Maria m'a amené à considérer une chose qui m'avait échappé jusque-là: une contradiction flagrante par rapport à la maladie d'Alzheimer aux États-Unis. Alors que les femmes sont les plus susceptibles de devenir des aides-soignantes, elles risquent beaucoup plus aussi de développer elles-mêmes la maladie d'Alzheimer: près des deux tiers des Américains atteints de la maladie d'Alzheimer sont des femmes, et l'on estime qu'une femme sur six risque de développer cette maladie à l'âge de soixante-cinq ans (en comparaison avec une sur onze pour le cancer du sein)[2]. De plus, les recherches médicales portent plus souvent sur les hommes, car les femmes sont moins susceptibles de participer à des essais cliniques même si elles sont beaucoup plus affectées par la maladie.

Pendant longtemps, on a cru à tort que les femmes développaient la maladie d'Alzheimer plus souvent que les hommes simplement parce qu'elles vivaient plus longtemps qu'eux. De nouvelles recherches ont toutefois démontré qu'un ensemble complexe de circonstances explique cet écart, y compris des différences biologiques et la manière dont on établit le diagnostic. Ainsi, en raison de la corrélation entre les symptômes d'une démence précoce et la périménopause, les chercheurs se sont interrogés sur les effets protecteurs ou destructeurs des estrogènes et de la progestérone. Plus récemment, des études ont démontré que la protéine tau est déjà plus répandue dans tout le cerveau de la femme au stade léger de la maladie d'Alzheimer que dans celui de l'homme. Cela laisse entendre que cette maladie risque d'affecter plus de régions du cerveau chez la femme. Du point de vue du diagnostic, les femmes ont tendance à mieux réussir aux tests de mémoire verbaux durant les stades léger et modéré de la maladie d'Alzheimer, ce qui les rend plus susceptibles de se la faire diagnostiquer seulement à un stade avancé. Il y a probablement des indices de diagnostic et de traitement à venir de cette maladie qui résident dans ces différences entre les hommes et les femmes, et que nous n'avons pas assez étudiés, comme Maria me l'a indiqué. Je me suis aussi longuement entretenu avec elle au sujet de la difficulté de prendre soin d'un parent ainsi que d'enfants, une réalité propre à tant de nouveaux aides-soignants. Dans mes conversations avec des experts et des gens actuellement consacrés aux soins d'une personne atteinte de la maladie d'Alzheimer, une vérité m'est apparue clairement : ceux-là se démènent chaque jour pour rester maîtres de la situation.

Il y a un manque d'uniformité dans les plans de traitement, les assurances médicales et le soutien disponible. Malheureusement, aux États-Unis, il n'existe pas beaucoup de communautés comme De Hogeweyk pour les patients atteints de démence, quoiqu'il pourrait y en avoir bientôt. (Glenner Town Square en Californie du Sud, un établissement accueillant les gens souffrant de la maladie d'Alzheimer qui rappelle les années 1950, mais où l'on ne dispense que des soins de jour, est ce que j'ai trouvé de plus ressemblant. Je m'attends à ce que plus d'établissements fondés sur le modèle du village et spécialisés en soins propres à la mémoire voient le jour dans l'avenir.) La plupart des familles américaines ont du mal à trouver les bons soins – ainsi que l'argent pour en assumer les frais. D'après les évaluations les plus exactes, plus de 15 millions de personnes ont un proche atteint de la maladie d'Alzheimer, un nombre qui ira en augmentant. Les aides-soignants de ces malades leur fourniraient chaque année 18,1 milliards d'heures de soins non rémunérées. Les Américains qui souffrent de la maladie d'Alzheimer ou d'une autre forme de démence doivent payer, en moyenne, de leurs poches beaucoup plus que ceux souffrant d'autres maladies. Les aides-soignants des personnes atteintes de démence doivent débourser en moyenne 10 697 $ chaque année, soit plus du double de ce que doivent débourser les aides-soignants des personnes n'en étant pas atteintes[3]. On ne se trompe pas en disant que la démence de stade avancé compte sans doute parmi les affections les plus déstabilisantes pour la santé émotionnelle et financière d'une famille.

Honnêtement, j'ignore ce qui est pire : le coût financier ou le coût émotionnel à payer pour prendre soin d'une personne souffrant de démence. Si on me la diagnostiquait, je m'inquiéterais immédiatement pour ma famille et son bien-être tandis qu'elle essaierait de m'aider à traverser cette maladie. Je l'ai appris en travaillant à l'écriture de mon livre au cours des dernières années. Ce diagnostic change une vie et soulève sur-le-champ de nombreuses questions. Qu'impliquera-t-il pour moi et ma famille ? Comment planifier l'avenir ? Où obtenir l'aide dont j'ai besoin ? Comment ferai-je pour tout payer ? Qui sera responsable de tout ? Qu'adviendra-t-il quand je ne serai plus en mesure de prendre des décisions par moi-même ? Me restera-t-il encore quoi que ce soit à léguer à mes enfants ?

L'Alzheimer's Association détient une mine d'informations utiles aux personnes vivant avec la maladie d'Alzheimer et à leurs aides-soignants. Si vous parlez l'anglais, vous pouvez vous joindre gratuitement à la communauté des aides-soignants en ligne de l'AARP, afin de discuter avec eux et d'obtenir des réponses à vos questions de la part d'experts au sein de cette communauté. Consultez aussi le Caregiving Resource Center de l'AARP (www.aarp.org/caregiving).

Voici quelques-unes des choses que je préciserais dès que possible après la tombée du diagnostic. Certaines sont évidentes, mais d'autres le sont moins. Elles découlent de conversations que j'ai eues avec des aides-soignants qui m'ont dit ce qu'ils auraient aimé savoir dès le départ :

Où trouver des programmes de soutien et d'éducation dans votre région. Il est primordial que vous vous dotiez d'un bon réseau de soutien pour obtenir des conseils, des encouragements et des connaissances. Vous devez savoir à quoi vous attendre et comment vous préparer à surmonter les difficultés à venir.

Où trouver des programmes de participation sociale au stade léger de la maladie. Des programmes visent à aider les gens du stade léger de la maladie à rester branchés et actifs. La tombée d'un diagnostic ne signifie ni que le malade doive renoncer à bien vivre ni qu'il restera cloué à une chaise longue au salon ou dans une maison de retraite. Les services de garde spécialisés en soins pour personnes atteintes de démence se multiplient dans plusieurs villes. Vous devriez envisager aussi des programmes incluant une thérapie de réadaptation cognitive. Ces derniers offrent un vaste éventail de thérapies réalisées par des professionnels qui aident les malades à regagner des aptitudes perdues à la suite d'un traumatisme crânien ou du déclin cognitif qu'entraîne la démence. De nouvelles recherches ont démontré que la réadaptation cognitive peut enseigner aux gens à compenser l'altération de la mémoire et de la réflexion qui se produit au stade léger. Rappelez-vous que ce que vous faites à ce stade pourra beaucoup influencer le rythme de progression de la maladie. Et le diagnostic reçu ne veut pas dire que vous cessez d'apprendre de nouvelles choses. Certaines personnes s'épanouissent encore longtemps et peuvent même continuer de vivre de manière autonome grâce à un bon système de soutien.

Où trouver des essais cliniques correspondant à vos besoins. Ces études vous aideront à participer à d'importantes recherches, qui pourraient ralentir la progression de la maladie. Rien ne garantit qu'en participant à une étude clinique vous trouverez un traitement efficace, encore moins un remède, mais il arrive rarement que votre participation comporte des désavantages.

Comment garder votre milieu de vie sécuritaire. Les personnes qui en sont au stade léger de la maladie sont souvent autonomes, mais elles auront des préparatifs et des choix difficiles à faire, comme renoncer à conduire et à marcher seules à l'extérieur. À un moment donné, la personne chez qui la démence progresse aura besoin d'aide pour accomplir ses tâches quotidiennes comme gérer ses finances et payer les factures, faire des emplettes et cuisiner, vaquer au ménage, ainsi que s'occuper d'elle-même : faire sa toilette, s'habiller, prendre son bain ou sa douche et ses médicaments. Un jour ou l'autre, votre domicile, peu importe à quel point il a été sécurisé, pourrait ne plus constituer l'endroit idéal où vivre. Où irez-vous alors ? Le livre de l'AARP intitulé *Wise Moves* pourrait vous aider à choisir parmi les options qui s'offrent à vous.

Comment planifier les questions juridiques. Cela implique que vous fassiez l'inventaire des documents juridiques de votre famille

– testaments et comptes en fiducie. Si rien n'est déjà en place, un avocat en droit de la famille ou spécialisé en succession pourra vous aider à rédiger ces documents importants, qui incluent notamment une procuration qui subsiste à l'incapacité (désignant la personne autorisée à prendre des décisions financières et autres lorsque le malade n'en est plus capable) et une procuration pour soins de santé (désignant la personne autorisée à déterminer les soins de santé à prodiguer au malade qui n'en est plus capable). Ces documents restent valides même après que le malade n'est plus en mesure de prendre des décisions. Plutôt longs et détaillés, ils précisent certaines des décisions les plus pratiques, mais aussi les plus épineuses, que l'on finira par devoir prendre, telles que le choix de l'établissement de soins de santé et des types de traitements, comme des soins de fin de vie (par ex.: souhaitez-vous des sondes d'alimentation ?) et l'ordonnance de non-réanimation. Il y a d'importantes décisions à prendre, car sans la mise en place de directives, le personnel médical réalisera souvent automatiquement des interventions coûteuses qui ne permettront pas de prolonger la vie du malade. Une jeune femme m'a parlé des derniers jours de sa mère: « Sa vie s'est vite changée en transactions dénuées d'émotions sur les plans physique et financier. » Voyez les choses ainsi : vous avez travaillé dur toute votre vie pour faire des économies et avoir quelque chose à léguer. Mais sans planification, tout ce que vous possédez risque de se dissiper en raison des dépenses encourues durant la dernière partie de votre vie.

Comment établir un plan financier. Cette partie du processus peut se révéler intimidante et chevaucher la planification juridique. Il faudra organiser vos actifs, vos dettes, vos polices d'assurance et vos avantages sociaux prévus par la législation. Dans le cadre de cet exercice, vous devrez également déterminer le coût des soins à venir – allant des traitements médicaux et des médicaments sur ordonnance aux services quotidiens de garde pour adultes, aux services à domicile, aux services à temps plein en résidence et à l'emménagement éventuel dans un établissement spécialisé en soins de santé pour personnes au stade avancé de la maladie d'Alzheimer.

Vous aurez beaucoup d'options à explorer. Si cette partie de la planification vous déconcerte ou vous met mal à l'aise, ou encore votre succession est complexe, il vous sera utile de consulter un conseiller financier qualifié pour vous guider. Veillez à bien choisir cette personne – optez préférablement pour quelqu'un qui a conseillé de nombreuses familles dans cette situation et qui s'y connaît en planification de soins de longue durée et pour personnes âgées.

Comment former une équipe de soignants. Personne ne peut cheminer seul. En plus de votre famille, vos amis, vos voisins et des professionnels de la santé feront tous partie de votre équipe. Des bénévoles au sein de votre collectivité peuvent aussi en faire partie. Plus vite vous constituerez une équipe d'aides-soignants après la tombée du diagnostic, mieux cela vaudra. Ces conversations peuvent s'avérer difficiles, surtout si vous n'êtes pas prêt à révéler votre diagnostic à beaucoup de gens. Les experts me répètent toutefois que le fait d'avoir ces gens dans votre cercle d'intimes vous permettra de vivre le plus à fond possible le plus longtemps possible. Ici encore, choisissez sagement votre entourage !

Q: On m'a conseillé de me prémunir d'une directive préalable. De quoi s'agit-il ?

R: La directive préalable est un document juridique dans lequel le malade documente ses volontés en matière de traitements et de soins, y compris ses préférences relatives à sa fin de vie. Elle inclut un testament biologique qui dicte la façon dont vous voulez que vos soins de fin de vie se réalisent et qui détermine qui sera responsable de vous, ou qui entérine votre procuration pour soins de santé. Un peu moins de 30 pour cent des Américains adultes ont signé une directive préalable écrite précisant leurs volontés en matière de soins de santé. Voici pourquoi il est si important d'y pourvoir.

L'absence de ces documents pourrait ruiner financièrement votre famille – engendrant des factures médicales inattendues et une faillite pour vos êtres chers à qui il reviendra de recoller les pots cassés. Lorsqu'une personne ne s'est pas dotée d'une directive préalable, les coûts engendrés risquent de monter en flèche. Par ailleurs, la directive préalable vous évitera de subir des interventions médicales inefficaces et indésirables susceptibles d'angoisser vos proches. Les données en la matière sont alarmantes : les épouses *risquent deux fois plus de mourir prématurément* après le décès de leur partenaire si l'on a négligé de planifier des soins de fin de vie[4]. Comment se fait-il ? Je crois fermement que c'est dû au stress. Lorsque l'on réfléchit aux frais qu'occasionne la démence, on oublie le prix à payer qui ne se calcule pas en argent : près de 60 pour cent des aides-soignants des personnes atteintes de la maladie d'Alzheimer ou d'autres formes de démence rapportent subir un « grand » ou un « très grand » stress émotionnel.

Q : Comme je n'ai pas un grand patrimoine, je n'ai pas besoin de fidéicommis, n'est-ce pas ? Cela ne convient-il pas uniquement aux riches ?

R : Quiconque possède des actifs et des biens – d'une maison à des comptes bancaires – devrait se doter d'un testament ou d'une fiducie ; ces documents ne sont pas réservés aux gens très fortunés. Si votre avoir est substantiel, vous devriez idéalement mettre en place une fiducie révocable, qui regroupe tous vos actifs en une seule entité, la fiducie, afin d'éviter à votre famille le processus d'homologation long et souvent coûteux auquel les tribunaux ont recours pour répartir vos actifs après votre décès. En créant ce fidéicommis ou cette fiducie, vous donnez des directives sur la façon dont vous souhaitez que l'on gère votre avoir lorsque vous ne serez plus capable de vous occuper de vos affaires, et vous nommez un fiduciaire responsable de suivre ces directives, ainsi qu'un fiduciaire successeur (remplaçant). Il arrive souvent que l'on rédige un testament en même temps qu'une fiducie entre vifs. Les coûts, si vous n'avez pas mis en place ces documents avant de mourir, dépendent du pays où vous vivez. Mais dans certaines conditions, la mort sans testament (intestat) ni fiducie pourrait être dévastatrice pour vos bénéficiaires – et votre legs. Une grande masse successorale pourrait être ruinée ou dilapidée par le processus d'homologation, les avocats et les chamailleries entre membres de la famille qui n'accepteraient pas votre manière de répartir votre avoir.

CONTINUEZ DE DISCUTER

Soyons clair, tout le monde devrait faire rédiger ces documents, pas seulement ceux qui s'inquiètent de souffrir de démence. Lorsque le père de Nancy est décédé sans testament ni fidéicommis, ses sœurs et elle ont eu du mal à déterminer comment prendre soin de leur mère, alors au stade modéré de la maladie d'Alzheimer, qui n'était plus capable de vivre de manière autonome ni de prendre des décisions (ce que l'on appelle « l'incapacité juridique »). Aucun plan n'avait été établi et personne dans la famille ne s'entendait sur la meilleure manière de prendre soin de leur mère. Une des filles jugeait qu'on devait la placer dans une résidence assistée spécialisée dans les soins à donner aux personnes atteintes de démence. Une autre était convaincue que leur mère devait rester à domicile coûte que coûte et que la famille devait retenir les services d'un aide-soignant jour et nuit si nécessaire.

La troisième fille ne savait trop quoi penser des différentes options et ne parvenait pas à se brancher. Le débat s'est étiré et envenimé, alors que leur mère souffrait. Une des filles a fini par soumettre une requête à la cour pour qu'un curateur intervienne. Cela n'est pas courant, mais lorsque les membres d'une famille ne parviennent pas à s'entendre sur les décisions juridiques, financières et de soins de santé d'une personne, la cour peut s'interposer et désigner un curateur dans l'entourage de la personne inapte. Dans quelques États, dont la France, un curateur est appelé tuteur.

La tutelle (curatelle au Québec) n'est pas la solution idéale. Elle implique des procédures judiciaires, des frais supplémentaires et des avocats, et vous et vos proches risquez de perdre tout contrôle, même de ne pas pouvoir décider du tuteur ou de la manière de procéder à l'avenir. Chaque État ou pays a ses propres lois en la matière, mais les problèmes tendent à se multiplier et un manque de surveillance de la part des héritiers pourrait allouer une attitude peu scrupuleuse à certains tuteurs désignés. D'après des contrôleurs fiduciaires et des avocats en droit familial attentifs aux procédures de tutelle, les gens cognitivement inaptes dont les proches se disputent sont extrêmement vulnérables. Dans bon nombre de cas aux États-Unis, notamment, de grandes fortunes ont été drainées par ce système, qui donne lieu à l'exploitation financière des personnes âgées atteintes de démence. Le tuteur est censé veiller sur l'héritage et protéger le malade ; mais certains détiennent parfois un tel pouvoir que non seulement ils prennent toutes les décisions relatives aux soins de santé et au bien-être du malade, mais encore ils peuvent décider du sort que l'on réservera à ses actifs et ses immobilisations, et même du lieu où il vivra – sans l'aval de la famille ou contrairement à ses volontés. Les tuteurs se voient souvent accorder également le statut de fiduciaire, ce qui ajoute à leur pouvoir. Une fois qu'on associe un tuteur à un héritage, il peut devenir incroyablement difficile de mettre un terme à son mandat ou de le contester sans s'imposer un procès ardu et coûteux. En général, ces procès sont épuisants sur le plan émotionnel et peuvent s'avérer exténuants pour les proches qui vivent déjà le stress de devoir gérer leurs propres querelles et la démence de leur être cher.

Le meilleur moyen d'éviter que le tribunal vous impose une tutelle consiste à vous entretenir ouvertement, dès le début et souvent, avec vos proches. Faites-en une priorité ; occupez-vous-en dès que vous aurez terminé la lecture de ce livre. Faites préparer votre testament ou votre fiducie. Je comprends que la communication n'est parfois pas facile au sein de certaines familles, et que le diagnostic de démence complique les choses, mais elle est primordiale. Planifiez une réunion familiale et faites-y participer un ami de la famille en qui vous avez confiance, si cette personne est susceptible de vous apporter un soutien supplémentaire. Il se peut que vous deviez prévoir de multiples réunions familiales, et c'est bien ainsi. Si certains membres ne peuvent être présents à une réunion, utilisez un outil comme Skype pour veiller à ce que tout le monde y participe.

LE DEUXIÈME PATIENT INVISIBLE

Voici une statistique que j'ai eu du mal à croire au début: les aides-soignants dont la douce moitié souffre de démence sont jusqu'à six fois plus susceptibles de développer la démence que la population en général[5]. En fait, quiconque aide à prendre soin d'un être cher souffrant de démence risque davantage de la développer à son tour. On appelle ces gens les « deuxièmes patients invisibles ». Cela semble ironique et cruel, mais c'est logique si l'on considère la dynamique en place. Il y a environ trente ans que l'aide-soignant est marié à la personne atteinte de démence, et il se produit maintenant de grands bouleversements dans leur vie commune. De plus, le stress, la solitude, la dépression et l'inactivité sont accrus. Son dévouement à de tels soins lui impose souvent une réduction de sa qualité de vie. Et comme je l'ai entendu dire à maintes reprises, les effets émotionnels qu'engendre la progression de la maladie chez l'être cher, malgré ses soins et son soutien, suscitent un profond désespoir.

On entend parler chaque jour dans les médias du stress toxique et de ses effets biologiques – des conséquences désastreuses de l'inflammation chronique à l'augmentation des hormones du stress comme le cortisol qui amène le corps à se détériorer au fil du temps. J'ai fait des reportages décrivant les dommages que produit le stress toxique aux États-Unis, surtout au sein des collectivités où les écarts économiques sont profonds en raison des inégalités de revenus et d'un manque d'optimisme généralisé par rapport à l'avenir. Cette condition de grande anxiété peut aboutir à la toxicomanie, au suicide et à un risque accru de mourir de maladie cardiovasculaire ou d'un AVC. On ne pense toutefois pas au même stress toxique que subit l'aide-soignant, qui souffre souvent sur les plans émotionnel et physique. La raison biologique pour laquelle l'aide-soignant risque davantage de développer la démence est en partie la même : l'inflammation chronique ravage le corps et atteint le cerveau. En fait, l'aide-soignant risque plus non seulement de la développer, mais aussi de souffrir de n'importe quelle maladie liée à l'inflammation chronique, à savoir toute maladie dégénérative que l'on connaît aujourd'hui, de la maladie du cœur au cancer.

Quand on pense à la démence, on imagine en général une variation du « trouble de la mémoire ». On considère rarement d'autres symptômes souvent associés à la démence et qui peuvent être des plus terribles à gérer, surtout pour les aides-soignants. Il s'agit notamment de la colère, de l'agitation, des sautes d'humeur, des hallucinations, de l'apathie, des troubles du sommeil, de l'incontinence et de l'errance. En fait, ces pénibles symptômes liés à la démence comptent parmi les raisons principales pour lesquelles on place des gens dans une résidence assistée ou une maison de retraite, car il devient trop difficile et stressant de s'occuper d'eux soi-même. Ceux d'entre nous qui sont parents se rappelleront très bien les nuits au sommeil entrecoupé du temps où leur bébé ne faisait pas encore ses nuits. Nous savons toutefois que ces jours sont comptés, et que le bébé ne tardera pas à grandir et à dormir toute la nuit. Imaginez maintenant la prise en charge d'un adulte qui ne dort plus d'un sommeil constant et stable. Le sommeil du malade est entrecoupé nuit et jour, et celui-ci se réveille parfois toutes les deux heures alors que la maisonnée entière dort. Ajoutez-y la difficulté à manger, à utiliser les toilettes et à marcher (l'incontinence constitue une autre raison principale pour laquelle on place une personne dans une maison de retraite). Et sa personnalité risque de s'altérer avec la maladie. La personne qui avait autrefois mauvais caractère peut devenir gentille et douce. Celle qui était bienveillante, décontractée et amusante auparavant peut devenir de plus en plus grincheuse, revêche, susceptible de piquer des crises imprévisibles et de manquer de savoir-vivre. Il arrivera que son aide-soignant ait le sentiment de devoir marcher sur des œufs et de ne plus savoir devant quelle version de son être cher il se retrouvera en entrant dans une pièce. Ces comportements peuvent empirer avec le temps, et dans le cas des patients qui errent la nuit ou qui agissent en fonction de leurs hallucinations, la situation risque de vite devenir intenable. Malheureusement, il n'y a aucun moyen de prévoir qui vivra ces comportements et manifestera ces symptômes posant un défi, qui peuvent changer selon le stade de la maladie auquel le patient se trouve, la situation et la région du cerveau la plus affectée.

Au stade léger, lorsque la cognition n'est que légèrement altérée et que la personne est consciente de ce qui se passe autour d'elle, il est possible qu'elle vive de l'anxiété, de la colère, de l'agressivité et une légère dépression. Jusqu'à 20 pour cent des personnes atteintes de la maladie d'Alzheimer vivront de plus en plus de confusion, d'anxiété et d'agitation vers la fin de la journée. Il s'agit du syndrome des états crépusculaires. À un stade plus avancé de la maladie, une fois que la démence rend la personne moins consciente de ses sautes d'humeur, la paranoïa, les illusions et les hallucinations risquent de s'installer. Il n'existe aucun moyen de traiter efficacement ces symptômes, et l'on associe parfois les antipsychotiques à un risque accru de décès chez les gens atteints de démence. Bien que l'on désire toujours mettre au point des traitements efficaces de la maladie en soi, il y a également de quoi espérer que les recherches génèrent de meilleures stratégies pour combattre ces symptômes des plus dévastateurs au moyen de médicaments plus sécuritaires ou même de méthodes non médicamenteuses. Par exemple, des recherches prometteuses ont cours dans le but d'utiliser l'effet que la lumière produit sur le cycle veille-sommeil. L'idée est la suivante: l'amélioration du sommeil chez les patients atteints de démence pourrait considérablement améliorer leur humeur et leur comportement.

Q: Ma mère souffre d'illusions et d'hallucinations. Elle m'accuse de toutes sortes de choses, de voler à tuer des gens. Est-ce normal? Que faire?

R: Aux stades modéré et avancé de la maladie d'Alzheimer, des illusions et des hallucinations peuvent se manifester. Elles diffèrent les unes des autres. Les illusions sont des croyances fermement enracinées qui ne sont pas réelles: le malade soupçonnera qu'on lui vole des choses. On parle parfois alors de paranoïa. Les hallucinations sont de fausses perceptions d'événements ou d'objets de nature sensorielle. Elles surviennent lorsque la personne atteinte de la maladie d'Alzheimer voit, sent, goûte, entend ou ressent faussement quelque chose. L'aide-soignant qui doit composer avec des illusions ou des hallucinations chez cette personne devrait documenter dans la mesure du possible les comportements précis qu'il observe afin d'en faire part au médecin. Le fait d'être témoin de ces manifestations peut se révéler des plus troublants, et il arrivera parfois que le patient agisse de manière à laisser croire qu'il peut se blesser ou blesser son aide-soignant. À ce moment-ci, il peut y avoir des traitements à envisager, selon les symptômes manifestés et le stade de la démence.

NE VOUS OUBLIEZ PAS: NOTE AUX AIDES-SOIGNANTS

Prendre soin d'un être cher atteint de démence doit amener les proches et les amis à travailler en équipe. Par contre, pour l'aide-soignant attitré (il y en a toujours un ou une), il est primordial d'accorder la priorité à sa santé en plus de celle du patient. De veiller à bien se nourrir et à faire de l'exercice, participer à des activités qui favorisent son bien-être, passer du temps avec ses amis et ses proches, et s'accorder des répits – de courtes pauses au fil de la journée (ne serait-ce que cinq minutes) et des pauses plus longues au fil de la semaine et du mois, ainsi que certains jours ou week-ends de congé. Le programme que j'ai souligné dans la deuxième partie de mon livre a été conçu à l'intention de nous tous – que nous prenions déjà soin de quelqu'un, que nous attendions le diagnostic d'un être cher ou que nous avancions nous-mêmes vers un grave déclin cognitif. Inscrivez-vous sur votre liste de choses à faire.

Si vous êtes un aide-soignant qui occupe aussi un emploi à temps plein ou partiel, montrez-vous particulièrement prudent par rapport à votre temps, à votre énergie, à vos émotions et à vos besoins personnels. Vous risquez fort de subir un épuisement total, mais pas pour les raisons que vous pourriez penser. L'épuisement d'un aide-soignant n'est pas tant attribuable à de grandes responsabilités professionnelles qu'à la tendance à négliger sa propre santé émotionnelle, physique et spirituelle. Je vous conseille encore une fois de vous inscrire sur votre liste de tâches. Soyez conscient des symptômes que vous manifestez et prêtez-y attention. Bien que les choses puissent sembler normales au début de votre double fonction, vous ne pouvez savoir combien de temps vous devrez l'assumer. Il peut s'agir d'un cheminement long et exténuant, qui vous amènera à vous négliger vous-même. Lorsque les aides-soignants en arrivent à l'épuisement, c'est que la plupart sont malades.

N'ayez pas honte de demander de l'aide pour vous-même et votre douce moitié malade. Encore une fois, discutez-en avec vos proches et n'importe qui d'autre dans votre cercle d'intimes qui pourrait vous venir en aide. J'ai vu maintes personnes attendre beaucoup trop longtemps pour demander de l'aide et aboutir avec de graves problèmes de santé risquant d'être tout aussi dévastateurs – sinon plus – que la démence de leur compagnon ou compagne de vie. Dans un cas tragique, la femme a succombé à un infarctus alors qu'elle prenait soin de son mari dont une forme pénible de démence faisait péricliter la santé. Elle s'efforçait de tout faire par elle-même, refusant d'« accabler » ou de « déranger » qui que ce soit. Je me demande si elle serait encore en vie aujourd'hui si elle avait obtenu plus d'aide et avait été en mesure de mieux prendre soin d'elle-même.

Les motifs qui poussent l'aide-soignant à prendre soin d'un proche sont variés : l'amour, la réciprocité, la culpabilité ou le sens du devoir. Il pourrait vous être utile de déterminer votre motivation précise, de sorte qu'elle vous serve de rappel lorsque votre charge deviendra particulièrement lourde à porter. Il y a des pressions sociales et des normes culturelles auxquelles faire face. Dans de rares cas, l'appât du gain peut être une motivation. Plusieurs me disent éprouver une satisfaction spirituelle parce qu'ils prennent soin d'un être cher à ce moment crucial de leur vie. Il n'y a toutefois rien d'étonnant à ce que les aides-soignants non animés de bons motifs – le sens du devoir, la culpabilité ou les pressions sociales – risquent plus d'éprouver de la rancœur à l'égard de leur rôle et de souffrir d'une plus grande détresse que ceux dont les motifs sont bons. Par ailleurs, ceux qui voient mieux les avantages de leur rôle se sentent moins accablés, jouissent d'une meilleure santé et de bonnes relations, vivent une expérience plus gratifiante et obtiennent un plus grand soutien social.

Un des aspects les plus difficiles auquel un aide-soignant doit faire face, du moins au début, est le déni. Et c'est tout à fait normal. Il n'est pas facile d'apprendre qu'un parent, conjoint ou proche est atteint d'une maladie aussi affolante et désastreuse que l'alzheimer. Rien à l'école ne nous y prépare. Même en faculté de médecine, on ne m'a pas enseigné les rudiments à connaître pour bien composer avec la dimension psychologique du sombre diagnostic d'un proche. J'en ai beaucoup appris durant le temps que j'ai passé à exercer la médecine et à discuter avec les familles cherchant à accepter un pronostic sombre, et j'y ai moi-même fait face avec mes parents et l'un de mes grands-parents. C'est toujours ardu. Le diagnostic peut sembler incroyable, impossible à accepter. Votre vie abonde probablement déjà en responsabilités, et vous y ajoutez désormais une obligation qui requiert presque un autre engagement à temps plein. Il n'y a rien d'étonnant à ce qu'à court terme le déni puisse constituer un mécanisme de défense sain, en ce sens qu'il donne le temps de s'habituer à la nouvelle réalité et de prendre la mesure de la situation. Cependant, vous ne devez pas rester dans le déni indéfiniment, surtout si vous avez des décisions à prendre et des choses à planifier. Si vous ne parvenez pas à accepter le diagnostic, discutez-en avec quelqu'un et consultez un thérapeute. Un tel diagnostic peut s'avérer terrible aussi pour votre assurance. Or, un thérapeute pourra vous aider à recadrer vos pensées de sorte que vous retrouviez l'assurance nécessaire pour aller de l'avant.

La culpabilité accompagne le déni, et beaucoup de gens l'éprouvent au début. Vous vous demandez alors pourquoi vous n'avez pas remarqué les signes plus tôt et pourquoi vous avez évité de les voir. Votre être cher s'en serait-il mieux porté si vous l'aviez amené se faire diagnostiquer ou traiter plus tôt ? Ces émotions – le déni et la culpabilité – sont monnaie courante. Au risque de me répéter, il importe toutefois de rester conscient de vos propres émotions, comme de votre état mental et physique, et d'acquérir des connaissances et des ressources en la matière. Communiquez avec d'autres aides-soignants qui se retrouvent en pareille situation.

Je n'insisterai jamais assez sur ce point : bâtissez votre propre réseau de soutien, sollicitez et acceptez de l'aide, et planifiez sans cesse l'avenir, en adaptant votre planification au besoin et en apprivoisant l'incertitude. Avec la maladie d'Alzheimer, on ne sait jamais à quoi s'attendre et l'on ressent toutes sortes d'émotions – l'anxiété, la peur, la tristesse, la dépression, la colère et la frustration. Essayez de rester conscient de ce que vous ressentez et de percevoir vos propres besoins. N'oubliez pas que la maladie peut varier énormément d'un cas à l'autre et progresser différemment d'un stade à l'autre. Ne vous mettez donc pas martel en tête quand vous comparez la situation de votre être cher à celle d'autres malades et que votre vie semble plus difficile que celle d'autres aides-soignants. Acceptez le fait que vous avez endossé l'un des rôles les plus exigeants que l'on puisse jouer dans la vie. Tant l'AARP que la société Alzheimer de votre province ou pays fournissent une mine de ressources en ligne relatives aux options en matière de soins au fil des stades de la maladie, de soutien, ainsi que de planification financière et juridique à l'intention des aides-soignants. Leurs sites Web incluent également une abondance de stratégies permettant de gérer des situations complexes pour lesquelles aucun d'entre nous n'a probablement reçu de véritable formation.

En effet, il existe des façons idéales d'interagir avec une personne ne se comportant pas comme d'ordinaire ou manifestant une attitude extrêmement imprévisible. Il peut être difficile de savoir comment veiller au confort du malade et anticiper ses besoins lorsque sa situation change si vite. De même, il peut s'avérer cruellement atroce de faire face à des situations inhabituelles. Par exemple, comment devriez-vous réagir lorsque la personne semble faire une fixation sur un mot, une activité ou une phrase? La répétition est monnaie courante au stade avancé de la maladie. À mesure que le cerveau atteint poursuit son inexorable déclin, la personne recherche le réconfort dans ce qui lui est familier. L'une des façons de composer avec ces situations, en plus de rester calme et patient, consiste à engager la personne dans une activité afin de rompre le schéma répétitif. Le site Web de l'Alzheimer's Association offre une communauté de soutien et des babillards électroniques (ALZConnected), où les gens peuvent échanger des stratégies. Des sites Internet de cette nature existent aussi en France et au Canada. Il vous sera utile de discuter de votre expérience avec d'autres. Il s'agit d'un effort d'équipe sous le rapport de la famille et d'un effort de groupe du point de vue général.

L'aide-soignant a pour but ultime d'aider la personne souffrant de démence à bien vivre. Ce travail est très exigeant, mais il est peu reconnu et récompensé. J'ignore s'il peut exister un véritable équilibre à atteindre, mais je dirai que le rôle d'aide-soignant correspond tout à fait à un acte d'équilibrisme.

Il se peut qu'à un moment donné, vous ne puissiez plus être le principal aide-soignant. Ouvrez-vous alors à la possibilité de changer le contexte de vie du patient et accordez-vous la permission de renoncer à être la seule personne à en prendre soin. Rappelez-vous que de nombreuses options d'hébergement s'offrent à vous, des établissements où des professionnels spécialement formés en vue de traiter les gens atteints de démence avec respect et dignité prodiguent des soins de grande qualité. Ne vous laissez pas gagner par l'amertume. Tout ce que l'on vous demande, c'est de faire votre possible. Un journal dans lequel consigner vos pensées et vos notes pourrait avoir son utilité. Faites le suivi de votre expérience. Documentez votre périple.

CONCLUSION

Un avenir reluisant

[...] c'est l'avenir qui entre en nous de cette manière pour se transformer en notre substance, bien avant de prendre forme lui-même.
—Rainer Maria Rilke

J'ai promis de terminer mon livre sur une note très optimiste. Entre le temps où je l'ai écrit et celui où vous le lirez, on aura publié des milliers de gros titres comportant le syntagme « maladie d'Alzheimer ». On ne manque ni d'enthousiasme ni de dynamisme pour y trouver de meilleurs traitements, voire un remède. En 2019, on a annoncé en fanfare la découverte possible d'un vaccin après un rapport de scientifiques de l'université du Nouveau-Mexique portant sur leurs expériences d'inoculation de souris au moyen d'une particule semblable à un virus, qui ciblait la protéine tau. Les souris ont fabriqué des anticorps qui éliminaient les protéines tau anormales de la région du cerveau associée à l'apprentissage et à la mémoire. Cette inoculation fonctionnera-t-elle chez l'être humain et produira-t-elle des effets anti-démence ? Cela reste à prouver.

Une autre équipe de scientifiques travaille d'arrache-pied à la création de vaccins qui stimulent le système immunitaire afin qu'il traite des dysfonctions dans des régions du corps où il n'interviendrait pas en général. Ces vaccins fonctionnent différemment du vaccin type qui prépare le système immunitaire à combattre les maladies provenant du monde extérieur, comme la grippe et la rougeole, résultant de la présence de bactéries ou de virus dans le sang. Ces vaccins provoquent essentiellement une réponse anticorps qui s'attaque aux enchevêtrements de plaques amyloïdes sans déclencher d'inflammation. On effectue actuellement des essais cliniques pour voir si ce vaccin produira un effet sur la cognition et la mémoire, mais il faudra probablement encore des années avant d'en connaître les résultats. Et une autre équipe, celle-ci attachée à Yale, laisse entendre qu'un « cocktail personnalisé de molécules buvable » peut restaurer la mémoire chez les souris atteintes d'une maladie similaire à l'alzheimer. S'agit-il de science-fiction ou d'une thérapie potentielle ? De futures recherches nous le diront. Celles-ci nous permettront aussi de mettre fin à une pléthore de maladies cérébrales, allant des troubles mentaux comme la dépression, l'anxiété, le trouble bipolaire et la schizophrénie à des maladies neurodégénératives comme celle de Parkinson et la sclérose latérale amyotrophique (SLA), ou maladie de Charcot (ou de Lou-Gehrig). Bien que chacune de ces maladies soit unique en son genre, je devine que les avancées dans le traitement ou la guérison de l'une d'elles feront progresser la science relative à d'autres régions du cerveau. Ce que nous apprenons en étudiant la dépression, par exemple, pourrait nous aider à mieux comprendre la maladie d'Alzheimer. En médecine, il existe des chevauchements étonnants. Il suffit que nous les découvrions.

Je suis impatient de savoir ce que l'avenir nous réserve quant à notre compréhension et à notre traitement de maladies aussi complexes que l'alzheimer et d'autres formes de démence. Il se pourrait même qu'un jour le mot *démence* tombe dans l'oubli. Avec de nouvelles thérapies à l'horizon, je crois qu'il serait injuste de qualifier qui que ce soit de « dément » s'il peut vivre sa vie en tenant une maladie à distance. Tout notre vocabulaire et notre discours entourant les maladies cérébrales dégénératives changera grâce à l'apparition de solutions et à des traitements novateurs et prometteurs. La prévention et le traitement des maladies cérébrales ne se limiteront plus à une seule action, mais engloberont une approche à plusieurs volets. Ces solutions comprendront probablement un éventail d'éléments, allant des changements apportés au mode de vie et aux habitudes quotidiennes aux médicaments et aux thérapies géniques.

J'espère vous avoir donné matière à réflexion et vous avoir suggéré des gestes, actions ou comportements visant à améliorer l'efficacité de votre cerveau. Mes adolescentes compteront probablement parmi les premières de nombreuses générations à venir qui pourront repousser les limites de la longévité humaine – vivant avec toute leur tête à quatre-vingt-dix ans ou plus. Avec la médecine personnalisée à nos portes, ainsi que la multiplication exponentielle de nouveaux médicaments et de nouvelles thérapies susceptibles de révolutionner et de démocratiser la médecine, une nouvelle ère s'ouvre à nous dans l'évolution de notre espèce. Le rythme du changement n'ira qu'en s'accélérant. Imaginez que votre téléphone ou votre tablette puisse scanner votre rétine et vous dire quel mélange moléculaire ou biologique éliminera les protéines douteuses de votre cerveau, restaurera vos synapses et favorisera votre cognition. Ou encore, imaginez un drone livrant la bonne thérapie à la bonne personne, au bon moment, qui servira à accroître la vitesse de traitement du cerveau sans produire d'effets secondaires. Nous serons bientôt capables de regarder dans notre cerveau et d'y voir un problème se développer, et nous aurons à notre disposition de petites molécules ou des plantes nous aidant à y remédier. Je suis convaincu que nous avons créé bon nombre des problèmes qui nous affligent, et que cette réalité nous présente une opportunité. Les bonnes vieilles habitudes comme manger plus de légumes et faire souvent de l'exercice auront toujours leur place. Ces habitudes ayant traversé l'épreuve du temps, jumelées à ce que l'avenir nous réserve, nous assureront en définitive la meilleure vie possible – une vie dont nous souhaiterons nous souvenir et que nous pourrons nous rappeler. Gardez l'esprit agile : optimisez votre cerveau.

Remerciements

Les scientifiques qui se lèvent chaque matin en croyant que nous ne sommes pas prédestinés à la maladie, que le vieillissement ne doit pas forcément s'accompagner de pertes de mémoire et que n'importe qui peut améliorer son cerveau m'ont inspiré l'écriture du présent livre. Pendant plus de deux décennies, je me suis entretenu avec ces scientifiques lors de grands congrès sur le cerveau, dans leur laboratoire et chez eux. Ils m'ont parlé de leurs découvertes scientifiques, mais m'ont également confié les raisons très personnelles pour lesquelles ils ont choisi d'étudier le cerveau en premier lieu. Ils m'ont non seulement convaincu que des maladies telle la démence appartiendraient un jour au passé, mais qu'il est possible d'améliorer un cerveau sain et de le rendre plus résilient. Merci, savants chercheurs, de votre franchise et de votre empressement à aider à rendre certaines nouvelles connaissances épatantes sur le cerveau si intéressantes pour tout un chacun, de partout.

Priscilla Painton, vous portez le titre de directrice de la rédaction à Simon & Schuster, mais celui-ci est loin de suffire à décrire le rôle que vous avez joué auprès de cet ouvrage. Votre vision de ce projet est claire depuis le début, et votre collaboration a largement dépassé mes attentes. Vos remarques et vos notes ont toujours tombé juste, et ajouté une grande valeur à mon livre. Votre capacité de voir la route dans les virages vous a permis d'anticiper la direction à prendre pour ce livre. J'ai été privilégié de compter sur une équipe aussi dévouée et professionnelle pour travailler sur *Keep Sharp*, devenu en français *Optimisez votre cerveau à tout âge*, et nous sommes également devenus une famille en cours de route. Richard Rhorer, Julia Prosser, Elizabeth Gay, Elise Ringo, Yvette Grant, Carly Loman, Jackie Seow, Lisa Erwin, Marie Florio, Hana Park et finalement Megan Hogan, qui détient maintenant le record de vitesse lorsqu'il s'agit de répondre à des courriels, et ce, avec le sourire. Merci à vous tous.

Jonathan Karp, vous êtes le parfait érudit gentilhomme. J'ai su dès notre première rencontre dans votre bureau, où nous avons discuté de tout allant des cellules souches à Springsteen, que j'avais affaire à quelqu'un de véritablement impliqué dans le monde. Merci d'avoir cru en moi et en mon livre.

Bob Barnett est un avocat de renommée internationale. Il a représenté des présidents et le pape. Mais on ne le croirait jamais, car il est incroyablement humble et assidu au travail. L'un des plus beaux jours de ma vie a été celui où Bob Barnett a accepté de m'aider dans ma carrière. Ce conseiller clairvoyant a su me livrer des avis d'une pertinence remarquable.

J'ai pu de même compter sur la collaboration extraordinaire de ma partenaire et amie, Kristin Loberg. Tous devraient avoir la chance de connaître une personne comme Kristin, avec qui j'éprouve une véritable fusion de l'esprit, car elle a immédiatement compris ce que j'essayais de véhiculer et m'a toujours aidé à y parvenir. Elle est la meilleure dans ce qu'elle fait, et franchement, ce livre n'aurait jamais vu le jour sans elle.

Notes

Les notes suivantes offrent une liste partielle des articles scientifiques et d'autres sources que vous pourriez trouver utiles si vous désirez en savoir plus sur certains des concepts et idées exprimés dans le présent ouvrage. J'ai cité les études mentionnées dans le livre. Si je le pouvais, je citerais tous les articles que j'ai lus sur ce sujet, mais ma liste contiendrait des milliers d'entrées. À tout le moins, ces ouvrages pourront vous ouvrir la porte sur des recherches et prises de renseignements supplémentaires.

INTRODUCTION

1. M. A. Rivka Green, Bruce Lanphear, Richard Hornung et coll., « Association Between Maternal Fluoride Exposure During Pregnancy and IQ Scores in Offspring in Canada », *JAMA Pediatrics*, 19 août 2019, doi : 10.1001/jamapediatrics.2019.1729 (ePub avant l'impression).
2. Matthew J. Burke, Michael Fralick, Nasrin Nejatbakhsh et coll., « In Search of Evidence-Based Treatment for Concussion: Characteristics of Current Clinical Trials », *Brain Injury*, vol. 29, n° 3, novembre 2015, p. 300-305. [Résumé dans *National Library of Medicine*]
3. Ron Brookmeyer, Nada Abdalla, Claudia H. Kawas et coll., « Forecasting the Prevalence of Preclinical and Clinical Alzheimer's Disease in the United States », *Alzheimer's & Dementia: The Journal of the Alzheimer's Association*, vol. 14, n° 2, février 2018, p. 121-129. [Résumé dans *National Library of Medicine*]
4. Pour obtenir plus de chiffres et de statistiques sur la prévalence de la maladie d'Alzheimer parmi d'autres troubles cérébraux, voir l'Alzheimer's Association (www.alz.org) ou les Centers for Disease Control and Prevention (www.cdc.gov).
5. Jeffrey L. Cummings, Travis Morstorf et Kate Zhong, « Alzheimer's Disease Drug-Development Pipeline: Few Candidates, Frequent Failures », *Alzheimer's Research and Therapy*, vol. 6, n° 4, juillet 2014, p. 37. [Résumé dans *National Library of Medicine*]
6. Nao J. Gamo, Michelle R. Briknow, Danielle Sullivan et coll., « Valley of Death: A Proposal to Build a "Translational Bridge" for the Next Generation », *Neuroscience Research*, vol. 115, février 2017, p. 1-4.
7. J. Graham Ruby, Kevin M. Wright, Kristin A. Rand et coll., « Estimates of the Heritability of Human Longevity Are Substantially Inflated due to Assortative Mating », *Genetics*, vol. 210, n° 3, novembre 2018, p. 1109-1124.

PREMIÈRE PARTIE : LE CERVEAU

1. On entend souvent dire qu'il y a autant – sinon plus – de neurones dans le cerveau humain que d'étoiles dans la Voie lactée. Il s'agit d'une analogie très généralisée, employée pour donner une idée de l'ampleur de ces deux réalités, bien qu'en théorie nous ne connaissions le nombre exact ni de nos neurones ni des étoiles dans notre galaxie. Selon les calculs les plus récents, on estime à environ 86 milliards le nombre de neurones dans le cerveau humain, et l'on croit que la Voie lactée comprend de 200 à 400 milliards d'étoiles. Il se peut donc que la quantité d'étoiles surpasse le nombre de cellules du cerveau. Mais encore une fois, l'analogie n'est pas à prendre au sens littéral et les méthodes utilisées pour arriver à ces chiffres ne sont pas à l'abri des erreurs. Pour obtenir une explication intéressante de cette énigme, voir l'article de Bradley Voytek, « Are There Really as Many Neurons in the Human Brain as Stars in the Milky Way ? », *Nature*, 20 mai 2013.
2. On attribue à James D. Watson cette citation qui apparaît dans la préface du livre de Sandra Ackerman intitulé *Discovering the Brain*, Washington, D.C., National Academies Press, 1992.

CHAPITRE 1 : CE QUI FAIT DE VOUS QUI *VOUS* ÊTES

1. Les chiffres que l'on cite souvent pour mesurer la superficie moyenne d'un cortex humain varient de 0,14 m^2 à 0,19 m^2. Pour consulter un article de synthèse sur le sujet, voir Michel A. Hofman, « Evolution of the Human Brain: When Bigger Is Better », *Frontiers in Neuroanatomy*, vol. 8, mars 2014, p. 15.
2. À ce jour, il n'existe aucune revue soumise à l'examen collégial pour corroborer l'idée des 100 milliards de neurones. Il s'agit d'une estimation fondée sur des interpolations informelles de diverses mesures. Un fait intéressant : Suzana Herculano-Houzel et ses collègues ont publié un article en 2009 dénombrant 86 milliards de neurones au moyen d'une méthode de calcul novatrice. Voir « Equal Numbers of Neuronal and Nonneuronal Cells Make the Human Brain an Isometrically Scaled-up Primate Brain », *Journal of Comparative Neurology*, vol. 513, n° 5, avril 2009, p. 532-541. Consulter aussi sa conférence TED portant sur le sujet : www.ted.com/speakers/suzana_herculano_houzel.
3. John M. Harlow, « Recovery from the Passage of an Iron Bar through the Head », *Publications of the Massachusetts Medical Society*, vol. 2, n° 3, 1868, p. 327-347. Réimprimé par David Clapp & Son en 1869.
4. Pour accéder à une bibliothèque de données et d'informations sur le cerveau, voir www.BrainFacts.org.

CHAPITRE 2 : LE DÉCLIN COGNITIF REDÉFINI

1. Michelle Cortez, « Merck Stops Alzheimer's Study After "No Chance" of Benefit », *Bloomberg Business*, 14 février 2017.

2. Geoge S. Bloom, « Amyloid-ß and Tau: The Trigger and Bullet in Alzheimer Disease Pathogenesis », *JAMA Neurology*, vol. 71, nº 4, avril 2014, p. 505-508.
3. Pour suivre les recherches du Dr Stern, rendez-vous sur son site professionnel: www.bu.edu/cte/about/leadership/robert-a-stern-ph-d.
4. Lulit Price, Christy Wilson et Gerald Grant, « Blood-Brain Barrier Pathophysiology following Traumatic Brain Injury », dans *Translational Research in Traumatic Brain Injury*, Boca Raton, FL, CRC Press/Taylor et Francis Group, 2016, p. 85-96.
5. Axel Montagne, Samuel R. Barnes, Melanie D. Sweeney et coll., « Blood-Brain Barrier Breakdown in the Aging Human Hippocampus », *Neuron*, vol. 85, nº 2, janvier 2015, p. 296-302.
6. Maria Aguilar, Taft Bhuket, Sharon Torres et coll., « Prevalence of the Metabolic Syndrome in the United States, 2003-2012 », *JAMA*, vol. 313, nº 19, mai 2015, p. 1973-1974.
7. Owen Dyer, « Is Alzheimer's Really Just Type III Diabetes ? », *National Review of Medicine*, vol. 2, nº 21, décembre 2005, www.nationalreviewofmedicine.com/issue/2005/12_15/2_advances_medicine01_21.html.
8. Hee Jae Lee, Hye In Seo, Hee Yun Cha et coll., « Diabetes and Alzheimer's Disease: Mechanisms and Nutritional Aspects », *Clinical Nutrition Research*, vol. 7, nº 4, octobre 2018, p. 229-240.
9. Fanfan Zheng, Li Yan, Zhenchun Yang et coll., « HbA1c, Diabetes and Cognitive Decline: The English Longitudinal Study of Ageing », *Diabetologia*, vol. 61, nº 4, avril 2018, p. 839-848.
10. Na Zhao, Chia-Chen Liu, Alexandra J. Van Ingelgom et coll., « Apolipoprotein E4 Impairs Neuronal Insulin Signaling by Trapping Insulin Receptor in the Endosomes », *Neuron*, vol. 96, nº 1, septembre 2017, p. 115-129.e5.
11. Rachel A. Whitmer, Erica P. Gunderson, Elizabeth Barrett-Conner et coll., « Obesity in Middle Age and Future Risk of Dementia: A 27 year Longitudinal Population Based Study », *British Medical Journal*, vol. 330, nº 7504, juin 2005, p. 1360.
12. Chandy C. John, Hélène Carabin, Silvia M. Montano et coll., « Global Research Priorities for Infections That Affect the Nervous System », *Nature*, vol. 527, nº 7578, novembre 2015, p. S178-186.
13. Bret Stetka, « Infectious Theory of Alzheimer's Disease Draws Fresh Interest », *Shots: Health News from NPR*, 9 septembre 2018. Voir www.npr.org/sections/health-shots/2018/09/09/645629133/infectious-theory-of-alzheimers-disease-draws-fresh-interest.
14. William A. Eimer, Deepak Kumar Vijaya Kumar, Nanda Kumar Navalpur Shanmugam et coll., « Alzheimer's Disease-Associated ß-Amyloid Is Rapidly Seeded by Herpesviridae to Protect against Brain Infection », *Neuron*, vol. 99, nº 1, juillet 2018, p. 56-63.

15. Keenan A. Walker, Rebecca F. Gottesman, Aozhou Wu et coll., « Systemic Inflammation during Midlife and Cognitive Change over 20 Years: The ARIC Study », *Neurology*, vol. 92, nº 11, mars 2019, p. e1256-e1267.
16. Caixia Zhang, Yan Wang, Dongyin Wang et coll., « NSAID Exposure and Risk of Alzheimer's Disease: An Updated Meta-Analysis From Cohort Studies », *Frontiers in Aging Neuroscience*, vol. 10, mars 2018, p. 83.
17. Voir www.alz.org.
18. Maura Boldrini, Camille A. Fulmore, Alexandria N. Tartt et coll., « Human Hippocampal Neurogenesis Persists throughout Aging », *Cell Stem Cell*, vol. 22, nº 4, avril 2018, p. 589-599.e5. [Résumé dans *National Library of Medicine*]
19. Ces chiffres proviennent de l'Alzheimer's Association et sont basés sur des études à long terme.
20. Voir le rapport annuel de l'Alzheimer's Association intitulé « Disease Facts and Figures » sur https://www.alz.org/alzheimers-dementia/facts-figures.
21. Idem.
22. Idem.
23. Mary A. Fischer, « 6 Types of Normal Memory Lapses and Why You Needn't Worry About Them », AARP, stayingsharp.aarp.org/about/brain-health/normal-memory/.
24. Harry Lorayne et Jerry Lucas, *The Memory Book: The Classic Guide to Improving Your Memory at Work, at School, and Play*, réédition, New York, Ballantine Books, 1996.
25. Pour en savoir plus, voir Cheryl Grady, « Trends in Neurocognitive Aging », *Nature Reviews Neuroscience*, vol. 13, nº 7, juin 2012, p. 491-505.
26. Majid Fotuhi, « Changing Perspectives Regarding Late-Life Dementia », *Nature Reviews Neurology*, vol. 5, 2009, p. 649-658.

CHAPITRE 3 : DOUZE MYTHES DESTRUCTEURS ET LES CINQ PILIERS DE LA SANTÉ CÉRÉBRALE

1. Rena Li et Meharvan Singh, « Sex Differences in Cognitive Impairment and Alzheimer's Disease », *Frontiers in Neuroendocrinology*, vol. 35, nº 3, août 2014, p. 385-403.
2. M. Colucci, S. Cammarata, A. Assini et coll., « The Number of Pregnancies Is a Risk Factor for Alzheimer's Disease », *European Journal of Neurology*, vol. 113, nº 12, décembre 2006, p. 1374-1377.
3. Erin E. Sundermann, Anat Biegon, Leah H. Rubin et coll., « Does the Female Advantage in Verbal Memory Contribute to Underestimating Alzheimer's Disease Pathology in Women versus Men? », *Journal of Alzheimer's Disease*, vol. 56, nº 3, février 2017, p. 947-957. [Résumé dans *National Library of Medicine*]
4. Keith A. Wesnes, Helen Brooker, Clive Ballard et coll., « An Online Investigation of the Relationship Between the Frequency of Word Puzzle Use and Cognitive

Function in a Large Sample of Older Adults », *International Journal of Geriatric Psychiatry*, vol. 34, nº 7, 2018, p. 921-931. Helen Brooker, Keith A. Wesnes, Clive Ballard et coll., « The Relationship Between the Frequency of Number Puzzle Use and Baseline Cognitive Function in a Large Online Sample of Adults Aged 50 and Over », *International Journal of Geriatric Psychiatry*, vol. 34, nº 7, juillet 2019, p. 932-940.

5. P. S. Eriksson, E. Perfilieva, T. Björk-Eriksson et coll., « Neurogenesis in the Adult Human Hippocampus », *Nature Medicine*, vol. 4, nº 11, novembre 1998, p. 1313-1317.
6. Sharon Begley, *Entraîner votre esprit – Transformer votre cerveau : Comment la science de pointe révèle le potentiel extraordinaire de la neuroplasticité*, avant-propos du 14e dalaï-lama, Tour, France, Les Éditions Ariane, 2008.
7. Voir www.johnratey.com.
8. Michael Merzenich, *Soft-Wired: How the New Science of Brain Plasticity Can Change Your Life*, 2e éd., San Francisco, Parnassus Publishing, 2013.
9. Michael Merzenich et un collègue ont écrit cette citation en 1996, même si elle n'a jamais paru dans un journal avec comité de lecture. C'est Sharon Begley qui l'a le mieux immortalisée dans son livre *Entraîner votre esprit – Transformer votre cerveau, ibid.*, traduction libre.
10. Matthew J. Huentelman, Ignazio S. Piras, Ashley L. Siniard et coll., « Associations of MAP2K3 Gene Variants with Superior Memory in SuperAgers », *Frontiers in Aging Neuroscience*, vol. 10, mai 2018, p. 155.
11. Denise C. Park, Jennifer Lodi-Smith, Linda Drew et coll., « The Impact of Sustained Engagement on Cognitive Function in Older Adults: The Synapse Project », *Psychological Science*, vol. 25, nº 1, janvier 2014, p. 103-112.
12. Voir l'ouvrage d'Earl Keith Miller et du Miller Lab : http://millerlab.mit.edu.
13. Tara Molesworth, Lei K. Sheu, Sheldon Cohen et coll., « Social Network Diversity and White Matter Microstructural Integrity in Humans », *Social Cognitive and Affective Neuroscience*, vol. 10, nº 9, septembre 2015, p. 1169-1176.

DEUXIÈME PARTIE : PLEINS FEUX SUR LE CERVEAU !

1. The Alzheimer's Association, www.alz.org.
2. Idem.

CHAPITRE 4 : LE MIRACLE DU MOUVEMENT

1. Ronald C. Petersen, Oscar Lopez, Melissa J. Armstrong et coll., « Practice Guideline Update Summary: Mild Cognitive Impairment: Report of the Guideline Development, Dissemination, and Implementation Subcommittee of the American Academy of Neurology », *Neurology*, vol. 90, nº 3, janvier 2018, p. 126-135.

2. Deborah E. Barnes et Kristine Yaffe, « The Projected Effect of Risk Factor Reduction on Alzheimer's Disease Prevalence », *Lancet Neurology*, vol. 10, nº 9, septembre 2011, p. 819-828.
3. Pedro F. Saint-Maurice, Diarmuid Coughlan, Scott P. Kelly et coll., « Association of Leisure-Time Physical Activity Across the Adult Life Course with All-Cause and Cause-Specific Mortality », *JAMA Network Open*, vol. 2, nº 3, mars 2019, p. e190355.
4. Srinivasan Beddhu, Guo Wei, Robin L. Marcus et coll., « Light-Intensity Physical Activities and Mortality in the United States General Population and CKD Subpopulation », *Clinical Journal of the American Society of Nephrology*, vol. 10, nº 7, juillet 2015, p. 1145-1153.
5. Dennis M. Bramble et Daniel E. Lieberman, « Endurance Running and the Evolution of Homo », *Nature*, vol. 432, nº 7015, novembre 2004, p. 345-352.
6. Daniel E. Lieberman, *L'histoire du corps humain : Évolution, dysévolution et nouvelles maladies*, Paris, Éditions JC Lattès, 2005, traduction libre.
7. Daniel E. Lieberman, « Is Exercise Really Medicine ? An Evolutionary Perspective », *Current Sports Medicine Reports*, vol. 15, nº 4, juillet-août 2015, p. 313-319.
8. Daniel E. Lieberman, *L'histoire du corps humain*, œuvre citée, traduction libre.
9. Charles M. Tipton, « The History of "Exercise Is Medicine" in Ancient Civilizations », *Advances in Physiology Education*, vol. 38, nº 2, juin 2014, p. 109-117.
10. Susruta Susruta et Kunja Lal Bhishagratna, *An English Translation of the Sushruta Samhita, Based on Original Sanskrit Text*, vol. 13, Franklin Classics, 2018.
11. Pour obtenir la liste souvent citée de tous les bienfaits de l'exercice, rendez-vous sur le site du National Institutes of Health's, *National Library of Medicine*, et accédez à sa page MedlinePlus, sur laquelle vous trouverez l'article « Benefits of Exercice » à l'adresse medlineplus.gov/benefitsofexercise.html.
12. K. Segaert, S. J. E. Lucas, C. V. Burley et coll., « Higher Physical Fitness Levels Are Associated With Less Language Decline in Healthy Ageing », *Scientific Reports*, vol. 8, nº 1, avril 2018, p. 6715.
13. Sundary Chetty, Aaron R. Friedman, Kereshmeh Taravosh-Lahn et coll., « Stress and Glucocorticoids Promote Oligodendrogenesis in the Adult Hippocampus », *Molecular Psychiatry*, vol. 19, nº 12, décembre 2014, p. 1275-1283.
14. R. B. Silva, H. Aldoradin-Cabeza, G. D. Eslick et coll., « The Effect of Physical Exercise on Frail Older Persons: A Systematic Review », *Journal of Frailty Aging*, vol. 6, nº 2, 2017, p. 91-96.
15. Ross D. Pollock, Scott Carter, Cristiana P. Velloso et coll., « An Investigation Into the Relationship between Age and Physiological Function in Highly Active

Older Adults », *Journal of Physiology*, vol. 593, nº 3, février 2015, p. 657-680 ; discussion, p. 680.
16. Rebecca F. Gottesman, Andrea L. C. Schneider, Marilyn Albert et coll., « Midlife Hypertension and 20-Year Cognitive Change: The Atherosclerosis Risk in Communities Neurocognitive Study », *JAMA Neurology*, vol. 71, nº 10, octobre 2014, p. 1218-1227.
17. Keenan A. Walker, Melinda C. Power et Rebecca F. Gottesman, « Defining the Relationship between Hypertension, Cognitive Decline, and Dementia: A Review », *Current Hypertension Reports*, vol. 19, nº 3, mars 2017, p. 24.
18. Rebecca F. Gottesman, Andrea L. C. Schneider, Yun Zhou et coll., « Association between Midlife Vascular Risk Factors and Estimated Brain Amyloid Deposition », *JAMA*, vol. 317, nº 14, avril 2017, p. 1443-1450.
19. Kan Ding, Takashi Tarumi, David C. Zhu et coll., « Cardiorespiratory Fitness and White Matter Neuronal Fiber Integrity in Mild Cognitive Impairment », *Journal of Alzheimer's Disease*, vol. 61, nº 2, 2018, p. 729-739.
20. Hannah Arem, Steven C. Moore, Alpa Patel et coll., « Leisure Time Physical Activity and Mortality: A Detailed Pooled Analysis of the Dose-Response Relationship », *JAMA Internal Medicine*, vol. 175, nº 6, juin 2015, p. 959-967.

CHAPITRE 5 : LE POUVOIR D'UN BUT PRÉCIS DANS LA VIE, DE L'APPRENTISSAGE ET DE LA DÉCOUVERTE

1. Carole Dufouil, Edwige Pereira, Geneviève Chêne et coll., « Older Age at Retirement is Associated With Decreased Risk of Dementia », *European Journal of Epidemiology*, vol. 29, nº 5, mai 2014, p. 353-361 ; « Un âge plus élevé à la retraite est associé à une diminution du risque de démence », http://www.ilcfrance.org/images/upload/pages/14_07_15_Final_OLDERS_FRENCH_VERSION.pdf.
2. R. Katzman, R. Terry, R. DeTeresa et coll., « Clinical, Pathological, and Neurochemical Changes in Dementia: A Subgroup With Preserved Mental Status and Numerous Neocortical Plaques », *Annals of Neurology*, vol. 23, 1988, p. 138-144.
3. Anna Catharina van Loenhoud, Wiesja Maria van der Flier, Alle Meije Wink et coll., « Cognitive Reserve and Clinical Progression in Alzheimer Disease: A Paradoxical Relationship », *Neurology*, vol. 93, nº 4, juillet 2019, p. e334-e346.
4. Robert S. Wilson, Lei Yu, Melissa Lamar et coll., « Education and Cognitive Reserve in Old Age », *Neurology*, vol. 92, nº 10, mars 2019, p. e1041-e1050.
5. American Academy of Neurology, « Education May Not Protect Against Dementia As Previously Thought », communiqué de presse, 6 février 2019.
6. Kathleen Fifield, « College Education Doesn't Protect against Alzheimer's », AARP, 6 février 2019 : www.aarp.org/health/dementia/info-2019/college-degree-dementia-prevention.html.

7. Laura Skufca, « 2015 Survey on Brain Health », AARP Research, www.aarp.org/content/dam/aarp/research/surveys_statistics/health/2015/2015-brain-health.doi.10.26419%252Fres.00114.001.pdf.
8. Thomas H. Bak, Jack J. Nissan, Michael M. Allerhand et coll., « Does Bilingualism Influence Cognitive Aging ? », *Annals of Neurology*, vol. 75, nº 6, juin 2014, p. 959-963.
9. Ellen Bialystok, « Reshaping the Mind: The Benefits of Bilingualism », *Canadian Journal of Experimental Psychology / Revue canadienne de psychologie expérimentale*, vol. 65, nº 4, décembre 2011, p. 229-235.
10. Jerri D. Edwards, Huiping Xu, Daniel O. Clark et coll., « Speed of Processing Training Results in Lower Risk of Dementia », *Alzheimer's & Dementia*, vol. 3, nº 4, novembre 2017, p. 603-611. Publié en ligne le 7 novembre 2017.
11. L. Gregory Appelbaum, Matthew S. Cain, Elise F. Darling et coll., « Action Video Game Playing is Associated With Improved Visual Sensitivity, but Not Alterations in Visual Sensory Memory », *Attention, Perception, and Psychophysics*, vol. 75, nº 6, août 2013, p. 1161-1167.
12. J. A. Anguera, J. Boccanfuso, J. L. Rintoul et coll., « Video Game Training Enhances Cognitive Control in Older Adults », *Nature*, vol. 501, nº 7465, septembre 2013, p. 97-101. Voir aussi https://neuroscape.ucsf.edu.
13. Eric S. Kim, Ichiro Kawachi, Ying Chen et coll., « Association Between Purpose in Life and Objective Measures of Physical Function in Older Adults », *JAMA Psychiatry*, vol. 74, nº 10, octobre 2017, p. 1039-1045.
14. Lei Yu, Patricia A. Boyle, Robert S. Wilson et coll., « Purpose in Life and Cerebral Infarcts in Community-Dwelling Older People », *Stoke*, vol. 46, nº 4, avril 2015, p. 1071-1076.
15. Global Council on Brain Health, « Brain Health and Mental Well-Being: GCBH Recommendations on Feeling Good and Functioning Well », 2018, https://www.aarp.org/content/dam/aarp/health/brain_health/2018/11/gcbh-mental-well-being-report-english.doi.10.26419-2Fpia.00037.001.pdf.
16. Mihály Csíkszentmihályi, *Flow: The Psychology of Optimal Experience*, New York, Harper & Row, 1990.

CHAPITRE 6 : LE BESOIN DE SOMMEIL ET DE DÉTENTE

1. Pour accéder à une source riche en renseignements et en données portant sur le sommeil, consulter le site Web de la National Sleep Foundation : SleepFoundation.org.
2. Matthew Walker, *Pourquoi nous dormons : le pouvoir du sommeil et des rêves*, Paris, Éditions La Découverte, 2018.
3. Voir : https://aasm.org/resources/factsheets/sleepapnea.pdf.
4. Shahrad Taheri, Ling Lin, Diane Austin et coll., « Short Sleep Duration Is Associated with Reduced Leptin, Elevated Ghrelin, and Increased Body Mass

Index », *PLOS Medicine*, vol. 1, nº 3, décembre 2004, p. e62.

5. J. G. Jenkins et K. M. Dallenbach, « Oblivescence During Sleep and Waking », *American Journal of Psychology*, vol. 35, nº 4, octobre 1924, p. 605-612.
6. S. M. Purcell, D. S. Manoach, C. Demanuele et coll., « Characterizing Sleep Spindles in 11,650 Individuals from the National Sleep Research Resource », *Nature Communications*, vol. 26, nº 8, juin 2017, article 15930.
7. Andrew S. P. Lim, Matthew Kowgier, Lei Yu et coll., « Sleep Fragmentation and the Risk of Incident Alzheimer's Disease and Cognitive Decline in Older Persons », *Sleep*, vol. 36, nº 7, juillet 2013, p. 1027-1032.
8. Laura K. Barger, Shantha M. W. Rajaratnam, Christopher P. Cannon et coll., « Short Sleep Duration, Obstructive Sleep Apnea, Shiftwork, and the Risk of Adverse Cardiovascular Events in Patients after an Acute Coronary Syndrome », *Journal of the American Heart Association*, vol. 6, nº 10, octobre 2017, p. e006959.
9. C.-W. Kim, Y. Chang, E. Sung et coll., « Sleep Duration and Progression to Diabetes in People with Prediabetes Defined by HbA1c Concentration », *Diabetes Medicine*, vol. 34, nº 11, novembre 2017, p. 1591-1598.
10. Michael R. Irwin, Minge Wang, Denise Ribeiro et coll., « Sleep Loss Activates Cellular Inflammatory Signaling », *Biological Psychiatry*, vol. 64, nº 6, septembre 2008, p. 538-540.
11. Keenan A. Walker, Ron C. Hoogeveen, Aaron R. Folsom et coll., « Midlife Systemic Inflammatory Markers Are Associated with Late-Life Brain Volume: The ARIC Study », *Neurology*, vol. 89, nº 22, novembre 2017, p. 2262-2270.
12. Jeffrey J. Iliff, Minghuang Wang, Yonghong Liao et coll., « A Paravascular Pathway Facilitates CSF Flow through the Brain Parenchyma and the Clearance of Interstitial Solutes, Including Amyloid ß », *Science Translational Medicine*, vol. 4, nº 147, août 2012, p. 147ra111.
13. Lulu Xie, Hongyi Kang, Qiwu Xu et coll., « Sleep Drives Metabolite Clearance from the Adult Brain », *Science*, vol. 342, nº 6156, octobre 2013, p. 373-377.
14. Ehsan Shokri-Kojori, Gene-Jack Wang, Corinde E. Wiers et coll., « ß-Amyloid Accumulation in the Human Brain after One Night of Sleep Deprivation », *Proceedings of the National Academy of Sciences USA*, vol. 115, nº 17, avril 2018, p. 4483-4488.
15. Peng Li, Ing-Tsung Hsiao, Chia-Yih Liu et coll., « Beta-Amyloid Deposition in Patients with Major Depressive Disorder With Differing Levels of Treatment Resistance: A Pilot Study », *EJNMMI Research*, vol. 7, nº 1, décembre 2017, article 24; voir aussi Stephanie Perin, Karra D. Harrington, Yen Ying Lim et coll., « Amyloid Burden and Incident Depressive Symptoms in Preclinical Alzheimer's Disease », *Journal of Affective Disorders*, vol. 229, mars 2018, p. 269-274.

16. Xie et coll., « Sleep Drives Metabolite Clearance from the Adult Brain », *op. cit.*
17. Jerrah K. Holth, Sarah K. Fritschi, Chanung Wang et coll., « The Sleep-Wake Cycle Regulates Brain Interstitial Fluid Tau in Mice and CSF Tau in Humans », *Science*, vol. 363, n° 6429, février 2019, p. 880-884.
18. Benjamin T. Kress, Jeffrey J. Iliff, Maosheng Xia et coll., « Impairment of Paravascular Clearance Pathways in the Aging Brain », *Annals of Neurology*, vol. 76, n° 6, décembre 2014, p. 845-861.
19. Adam P. Spira, Lenis P. Chen-Edinboro, Mark N. Wu et coll., « Impact of Sleep on the Risk of Cognitive Decline and Dementia », *Current Opinion Psychiatry*, vol. 27, n° 6, novembre 2014, p. 478-483.
20. Jun Oh, Rana A. Eser, Alexander J. Ehrenberg et coll., « Profound Degeneration of Wake-Promoting Neurons in Alzheimer's Disease », *Alzheimer's & Dementia*, vol. 15, n° 10, août 2019, p. 1253-1263.
21. Anne-Marie Chang, Daniel Aeschbach, Jeanne F. Duffy et coll., « Evening Use of Light-Emitting eReaders Negatively Affects Sleep, Circadian Timing, and Next-Morning Alertness », *Proceedings of the National Academy of Sciences in the USA*, vol. 112, n° 4, janvier 2015, p. 1232-1237.
22. Dr Sanjay Gupta, CNN.com, 2017.
23. Centers for Disease Control and Prevention, « Use of Yoga and Meditation Becoming More Popular in U.S. », communiqué de presse, 8 novembre 2018, www.cdc.gov/nchs/pressroom/nchs_press_releases/2018/201811_Yoga_Meditation.htm.
24. Douglas C. Johnson, Nathaniel J. Thom, Elizabeth A. Stanley et coll., « Modifying Resilience Mechanisms in At-Risk Individuals: A Controlled Study of Mindfulness Training in Marines Preparing for Deployment », *American Journal of Psychiatry*, vol. 171, n° 8, août 2014, p. 844-853.
25. Madhav Goyal, Sonal Singh, Erica M. S. Sibinga et coll., « Meditation Programs for Psychological Stress and Well-Being: A Systematic Review and Meta-Analysis », *JAMA Internal Medicine*, vol. 174, n° 3, mars 2014, p. 357-368.
26. D. W. Orme-Johnson et V. A. Barnes, « Effects of the Transcendental Meditation Technique on Trait Anxiety: A Meta-Analysis of Randomized Controlled Trials », *Journal of Alternative and Complementary Medicine*, vol. 20, n° 5, mai 2014, p. 330-341.
27. Sara W. Lazar, Catherine E. Kerr, Rachel H. Wasserman et coll., « Meditation Experience Is Associated with Increased Cortical Thickness », *NeuroReport*, vol. 16, n° 17, novembre 2005, p. 1893-1897.
28. Qing Li, « Effect of Forest Bathing Trips on Human Immune Function », *Environmental Health and Preventive Medicine*, vol. 15, n° 1, janvier 2010, p. 9-17.

29. Margaret M. Hansen, Reo Jones et Kirsten Tocchini, « Shinrin-Yoku (Forest Bathing) and Nature Therapy: A State-of-the-Art Review », *International Journal of Environmental Research and Public Health*, vol. 14, nº 8, juillet 2017, p. 851.
30. Jo Barton et Mike Rogerson, « The Importance of Greenspace for Mental Health », *The British Journal of Psychiatry*, vol. 14, nº 4, novembre 2017, p. 79-81.
31. Kathleen Fifield, « New Report Finds Links Between “Mental Well-Being” and Brain Health », AARP, 10 octobre 2018, www.aarp.org/health/brain-health/info-2018/mental-well-being-connection-report.html.
32. Joel Wong et Joshua Brown, « How Gratitude Changes You and Your Brain », *Greater Good Magazine*, 6 juin 2017, greatergood.berkeley.edu/article/item/how_gratitude_changes_you_and_your_brain.
33. Kirsten Weir, « Forgiveness Can Improve Mental and Physical Health », *Monitor on Psychology*, vol. 48, nº 1, janvier 2017, p. 30.
34. David G. Blanchflower et Andrew J. Oswald, « Is Well-Being U-Shaped over the Life Cycle ? », *Social Science and Medicine*, vol. 66, nº 8, avril 2008, p. 1733-1749.
35. Andrew E. Reed et Laura L. Carstensen, « The Theory Behind the Age-Related Positivity Effect », *Frontiers in Psychology*, vol. 3, septembre 2012, p. 339.
36. Breno S. Diniz, Meryl A. Butters, Steven M. Albert et coll., « Late-Life Depression and Risk of Vascular Dementia and Alzheimer's Disease: Systematic Review and Meta-Analysis of Community-Based Cohort Studies », *The British Journal of Psychiatry*, vol. 202, nº 5, mai 2013, p. 329-335.

CHAPITRE 7 : NOURRIR SA RÉFLEXION

1. Scott Kahan et JoAnn E. Manson, « Nutrition Counseling in Clinical Practice: How Clinicians Can Do Better », *JAMA*, vol. 318, nº 12, septembre 2017, p. 1101-1102.
2. Kellie Casavale, « Promoting Nutrition Counseling as a Priority for Clinicians », Office of Disease Prevention and Health Promotion, 29 novembre 2017, https://health.gov/news-archive/blog/2017/11/promoting-nutrition-counseling-priority-clinicians/.
3. Sara B. Seidelmann, Brian Claggett, Susan Cheng et coll., « Dietary Carbohydrate Intake and Mortality: A Prospective Cohort Study and Meta-Analysis », *Lancet*, vol. 3, nº 9, septembre 2018, p. e419-e428.
4. Ramón Estruch, Emilio Ros, Jordi Salas-Salvadó et coll., « Primary Prevention of Cardiovascular Disease with a Mediterranean Diet », *New England Journal of Medicine*, vol. 368, nº 14, avril 2013, p. 1279-1290.
5. Ramón Estruch, Emilio Ros, Jordi Salas-Salvadó et coll., « Primary Prevention of Cardiovascular Disease with a Mediterranean Diet Supplemented with

Extra-Virgin Olive Oil or Nuts», *New England Journal of Medicine*, vol. 378, nº 25, juin 2018, p. e34.
6. Martha Clare Morris, Christy C. Tangney, Yamin Wang et coll., «MIND Diet Associated with Reduced Incidence of Alzheimer's Disease», *Alzheimer's & Dementia*, vol. 11, nº 9, septembre 2015, p. 1007-1014.
7. Martha Clare Morris, *Diet for the MIND: The Latest Science on What to Eat to Prevent Alzheimer's and Cognitive Decline*, New York, Little, Brown and Company, 2017.
8. «AARP Releases Consumer Insights Survey on Nutrition and Brain Health», AARP, 30 janvier 2018, https://press.aarp.org/2018-1-30-AARP-Realeases-Consumer-Insights-Survey-Nutrition-Brain-Health.
9. Richard Isaacson et Christopher Ochner, *The Alzheimer's Prevention & Treatment Diet*, Garden City Park, New York, Square One Publishers, 2016.
10. Richard S. Isaacson, Christine A. Ganzer, Hollie Hristov et coll., «The Clinical Practice of Risk Reduction for Alzheimer's Disease: A Precision Medicine Approach», *Alzheimer's & Dementia*, vol. 14, nº 12, décembre 2018, p. 1663-1673.
11. Richard Isaacson, Hollie Hristov, Nabeel Saif et coll., «Individualized Clinical Management of Patients at Risk for Alzheimer's Dementia», *Alzheimer's & Dementia*, vol. 15, nº 12, 30 octobre 2019, p. 1588-1602, https://pubmed.ncbi.nlm.nih.gov/31677936/.
12. Pour en apprendre davantage sur les recherches et les travaux de Dean Ornish, allez à www.ornish.com.
13. Scott Kahan et JoAnn E. Manson, «Nutrition Counseling in Clinical Practice: How Clinicians Can Do Better», *JAMA*, vol. 318, nº 12, septembre 2017, p. 1101-1102.
14. Cheryl D. Fryar, Jeffery P. Hughes, Kirsten A. Herrick et coll., «Fast Food Consumption Among Adults in the United States, 2013-2016», tableau de données 322 émanant du National Center for Health Statistics, 2018.
15. «AARP Releases Consumer Insights Survey on Nutrition and Brain Health», AARP, 30 janvier 2018, https://press.aarp.org/2018-1-30-AARP-Realeases-Consumer-Insights-Survey-Nutrition-Brain-Health.
16. U.S. Department of Agriculture, Economic Research Service, «Food Availability and Consumption», accédé le 28 octobre 2019, www.ers.usda.gov/data-products/ag-and-food-statistics-charting-the-essentials/food-availability-and-consumption/.
17. Jotham Suez, Tal Korem, David Zeevi et coll., «Artificial Sweeteners Induce Glucose Intolerance by Altering the Gut Microbiota», *Nature*, vol. 514, octobre 2014, p. 181-186.
18. Matthew T. Wittbrodt et Melinda Millard-Stafford, «Dehydration Impairs Cognitive Performance: A Meta-Analysis», *Medicine and Science in Sports and Exercise*, vol. 50, nº 11, novembre 2018, p. 2360-2368.

19. Susanna C. Larsson et Nicola Orsini, « Coffee Consumption and Risk of Dementia and Alzheimer's Disease: A Dose-Response Meta-Analysis of Prospective Studies », *Nutrients*, vol. 10, n° 10, octobre 2018, p. 1501.
20. Bridget F. Grant, S. Patricia Chou, Tulshi D. Saha et coll., « Prevalence of 12-Month Alcohol Use, High-Risk Drinking, and *DSMNIV* Alcohol Use Disorder in the United States, 2001-2002 to 2012-2013: Results from the National Epidemiologic Survey on Alcohol and Related Conditions », *JAMA Psychiatry*, vol. 74, n° 9, septembre 2017, p. 911-923.
21. JoAnn E. Manson, Nancy R. Cook, I.-Min Lee et coll., « Marine n-3 Fatty Acids and Prevention of Cardiovascular Disease and Cancer », *New England Journal of Medicine*, vol. 380, n° 1, janvier 2019, p. 23-32.
22. Jenifer I. Fenton, Norman G. Hord, Sanjoy Ghosh et coll., « Immunomodulation by Dietary Long Chain Omega-3 Fatty Acids and the Potential for Adverse Health Outcomes », *Prostaglandins, Leukotrienes and Essential Fatty Acids*, vol. 89, n° 6, novembre-décembre 2013, p.379-390.
23. Dean Sherzai et Ayesha Sherzai, *The Alzheimer's Solution: A Breakthrough Program to Prevent and Reverse the Symptoms of Cognitive Decline at Every Age*, San Francisco, HarperOne, 2017.
24. Joe Sugarman, « Are There Any Proven Benefits to Fasting ? », *Johns Hopkins Health Review*, vol. 3, n° 1, printemps-été 2016, p. 9-10.
25. Mark P. Mattson, Valter D. Longo et Michelle Harvie, « Impact of Intermittent Fasting on Health and Disease Processes », *Ageing Research Reviews*, vol. 39, octobre 2017, p. 46-58.
26. Mark P. Mattson, Keelin Moehl, Nathaniel Ghena et coll., « Intermittent Metabolic Switching, Neuroplasticity and Brain Health », *Nature Reviews Neuroscience*, vol. 19, n° 2, février 2018, p. 81-94.
27. Le personnel de la Mayo Clinic, « Dietary Fiber: Essential for a Heathy Diet », accédé le 28 octobre 2019, www.mayoclinic.org.
28. Gary W. Small, Prabha Siddarth, Zhaoping Li et coll., « Memory and Brain Amyloid and Tau Effects of a Bioavailable Form of Curcumin in Non-Demented Adults: A Double-Blind, Placebo-Controlled 18-Month Trial », *American Journal of Geriatric Psychiatry*, vol. 26, n° 3, mars 2018, p. 266-277.
29. Benjamin Lebwohl, Yin Cao, Geng Zong et coll., « Long Term Gluten Consumption in Adults Without Celiac Disease and Risk of Coronary Heart Disease: Prospective Cohort Study », *British Medical Journal*, n° 357, 2017, p. j1892.

CHAPITRE 8 : LA SOCIALISATION : UN MOYEN DE PROTECTION

1. Julianne Holt-Lunstad, Theodore F. Robles et David A. Sbarra, « Advancing Social Connection as a Public Health Priority in the United States », *American Journal of Psychology*, vol. 72, n° 6, septembre 2017, p. 517-530, https://www.apa.org/pubs/journals/releases/amp-amp0000103.pdf.

2. Hui Liu, Zhenmei Zhang, Seung-Won Choi et coll., « Marital Status and Dementia: Evidence from the Health and Retirement Study », *Journals of Gerontology, Series B: Psychological Sciences and Social Sciences*, vol. 75, nº8, septembre 2020, p. 1783-1795.
3. Sharon M. Lee et Barry Edmonston, « Living Alone Among Older Adults in Canada and the U.S. », *Healthcare* (Basel), vol. 7, nº 2, juin 2019, p. 68. Voir aussi : Dhruv Khullar, « How Social Isolation Is Killing Us », rubrique « The Upshot » du *New York Times*, 22 décembre 2016.
4. « AARP Survey Reveals Being Social Promotes Brain Health », AARP Press Room, 28 mars 2017, press.aarp.org/2017-03-28-AARP-Survey-Reveals-Being-Social-Promotes-Brain-Health.
5. Nicole K. Valtorta, Mona Kanaan, Simon Gilbody et coll., « Loneliness and Social Isolation as Risk Factors for Coronary Heart Disease and Stroke: Systematic Review and Meta-Analysis of Longitudinal Observational Studies », *Heart*, vol. 102, nº 13, juillet 2016, p. 1009-1016.
6. Julianne Holt-Lunstad, Timothy B. Smith, Mark Baker et coll., « Loneliness and Social Isolation as Risk Factors for Mortality: A Meta-Analytic Review », *Perspectives on Psychological Science*, vol. 10, nº 2, mars 2015, p. 227-237.
7. Kassandra I. Alcaraz, Katherine S. Eddens, Jennifer L. Blase et coll., « Social Isolation and Mortality in U.S. Black and White Men and Women », *American Journal of Epidemiology*, vol. 188, nº 1, novembre 2018, p. 102-109.
8. Michelle C. Carlson, Kirk I. Erickson, Arthur F. Kramer et coll., « Evidence for Neurocognitive Plasticity in At-Risk Older Adults: The Experience Corps Program », *Journal of Gerontology: Medical Sciences*, vol. 64, nº 12, décembre 2009, p. 1275-1282.
9. Ian M. McDonough, Sara Haber, Gérard N. Bischof et coll., « The Synapse Project: Engagement in Mentally Challenging Activities Enhances Neural Efficiency », *Restorative Neurology and Neuroscience*, vol. 33, nº 6, 2015, p. 865-882.
10. David A. Bennett, Julie A. Schneider, Aron S. Buchman et coll., « Overview and Findings from the Rush Memory and Aging Project », *Current Alzheimer Research*, vol. 9, nº 6, juillet 2012, p. 646-663.
11. Sanjay Gupta, « Just Say Hello: The Powerful New Way to Combat Loneliness », www.Oprah.com, 18 février 2014, http://www.oprah.com/health/just-say-hello-fight-loneliness/all#ixzz6BsFWtzlq.
12. Cigna U.S. Loneliness Index, 2018, www.multivu.com/players/English/8294451-cigna-us-loneliness-survey/docs/IndexReport_1524069371598-173525450.pdf.
13. Naomi I. Eisenberger, Matthew D. Lieberman et Kipling D. Williams, « Does Rejection Hurt ? An FMRI Study of Social Exclusion », *Science*, vol. 302, nº 5643,

octobre 2003, p. 290-292, https://www.researchgate.net/publication/9056800_Does_Rejection_Hurt_An_fMRI_Study_of_Social_Exclusion.
14. Voir AdultDevelopmentStudy.org.
15. Voir la présentation TED de 2015 de Waldinger: www.ted.com/speakers/robert_waldinger.
16. *Ibid.*
17. Osvaldo P. Almeida, Bu B. Yeap, Helman Alfonso et coll., « Older Men Who Use Computers Have Lower Risk of Dementia », *PLOS One*, vol. 7, nº 8, août 2012, https://journals.plos.org/plosone/article?id=10.1371/journal.pone.0044239.
18. Janelle Wohltmann, de l'université de l'Arizona, à la barre de cette étude a présenté ces résultats lors du congrès annuel de 2013 de l'International Neuropsychological Society. Voir www.tucsonsentinel.com/local/report/022013_facebook_for_seniors/ua-study-facebook-use-gives-seniors-cognitive-boost/.

CHAPITRE 10 : DIAGNOSTIQUER ET TRAITER UN CERVEAU MALADE

1. « Self-Reported Increased Confusion or Memory Loss and Associated Functional Difficulties Among Adults Ages ≥60 Year – 21 States, 2011 », *Morbidity and Mortality Weekly Report*, CDC, vol. 62, nº 18, 10 mai 2013, p. 347-350, www.cdc.gov/mmwr/preview/mmwrhtml/mm6218a1.htm.
2. Sandee LaMotte et Stephanie Smith, « Sandy's Story: Fighting Alzheimer's », *CNN Health*, 9 juin 2016, www.cnn.com/2015/10/12/health/alzheimers-sandys-story/index.html.
3. Voir www.alzdiscovery.org.
4. Voir www.alz.org.
5. Teresa Carr, « Too Many Meds? America's Love Affair With Prescription Medication », *Consumer Reports*, 3 août 2017. Les chiffres sont tirés d'un sondage effectué auprès de près de 2000 Américains.
6. Carol A. C. Coupland, Trevor Hill, Tom Dening et coll., « Anticholinergic Drug Exposure and the Risk of Dementia: A Nested Case-Control Study », *JAMA Internal Medicine*, vol. 179, nº 8, juin 2019, p. 1084-1093.
7. Somayeh Meysami, Cyrus A. Raji, David A. Merrill et coll., « MRI Volumetric Quantification in Persons with a History of Traumatic Brain Injury and Cognitive Impairment », *Journal of Alzheimer's Disease*, vol. 72, nº 1, août 2019, p. 293-300.
8. Elham Mahmoudi, Tanima Basu, Kenneth Langa et coll., « Can Hearing Aids Delay Time to Diagnosis of Dementia, Depression, or Falls in Older Adults? », *Journal of the American Geriatric Society*, vol. 67, nº 11, novembre 2019, p. 2362-2369.
9. R. Brookmeyer et N. Abdalla, « Estimation of Lifetime Risks of Alzheimer's Disease Dementia Using Biomarkers for Preclinical Disease », *Alzheimer's & Dementia*, vol. 14, nº 8, août 2018, p. 981-988.

CHAPITRE 11 : LE BIEN-ÊTRE FINANCIER ET ÉMOTIONNEL, AINSI QU'UN MOT AUX AIDES-SOIGNANTS

1. Pour connaître des statistiques et des faits relatifs aux gens souffrant de démence et à leurs aides-soignants, voir le site Web de l'Alzheimer's Association : www.alz.org/media/documents/alzheimers-facts-and-figures-2019-r.pdf.
2. Voir : alz.org ; mybrain.alz.org/alzheimers-facts.asp?_ga=2.131831943.961943911.1572215697-1067122304.1571678924.
3. Chuck Rainville, Laura Skufca et Laura Mehegan, « Family Caregiving and Out-of-Pocket Costs: 2016 Report », AARP Research, Washington, D.C., novembre 2016, doi.org/10.26419/res.00138.001.
4. Ensocare, « The High Cost of Forgoing Advance Directives », 15 juin 2017, www.ensocare.com/knowledge-center/the-high-cost-of-forgoing-advance-directives
5. Maria C. Norton, Ken R. Smith, Truls Ostbye et coll., « Greater Risk of Dementia When Spouse Has Dementia ? The Cache County Study », *Journal of the American Geriatric Society*, vol. 58, nº 5, mai 2010, p. 895-900.

Au sujet de l'auteur

Jeune garçon au premier cycle du lycée, Sanjay Gupta est tombé amoureux du cerveau. Il a étudié à l'université pendant quatre ans pour obtenir son diplôme de médecine, puis sept autres années pour effectuer sa résidence lui permettant de devenir neurochirurgien – une pratique qu'il exerce avec joie depuis une vingtaine d'années. Le cerveau est son premier et son plus grand amour.

Le Dr Gupta, trois fois reconnu comme auteur à succès par *The New York Times* [une quatrième fois avec le présent ouvrage], est le correspondant médical en chef de CNN. Depuis 2001, Gupta a couvert les plus grands événements en matière de santé de notre époque – racontant souvent les histoires déchirantes et émouvantes de premiers intervenants courageux, et rapportant des nouvelles du front de presque tous les conflits armés, catastrophes naturelles et épidémies dans le monde entier. Il a animé plusieurs longs documentaires s'appuyant sur des enquêtes poussées, y compris *Weed* (sur la marijuana) et *One Nation Under Stress*, de HBO. Pour ses travaux, on lui a décerné de multiples Emmy et Peabody, ainsi que le prix Alfred I. duPont – Columbia University, l'équivalent du Pulitzer dans le monde de la télévision (il récompense le journalisme audiovisuel et numérique). Afin d'écrire ses livres non romanesques, *Chasing Life* et *Cheating Death*, Gupta a colligé des histoires en parcourant les mers du monde à la rencontre de cultures et de sociétés très anciennes qui repoussent les frontières de la mort.

Gupta est reconnu par plusieurs comme l'un des reporters les plus fiables au monde. En plus des honneurs que lui a valus son journalisme, Gupta a reçu plusieurs diplômes honorifiques et de nombreux prix humanitaires pour l'intérêt sincère qu'il porte aux gens s'étant blessés à la guerre ou lors de catastrophes naturelles. Le magazine *Forbes* l'a désigné comme l'une des dix célébrités les plus influentes. En 2019, Gupta a été admis à la National Academy of Medicine, l'un des plus grands honneurs du domaine médical.

Gupta vit à Atlanta, où il est également maître de conférences en neurochirurgie à l'Emory University Hospital (Atlanta) et directeur adjoint de neurochirurgie au Grady Memorial Hospital (plus grand hôpital de l'État de la Géorgie). Il est porte-parole de l'American Board of Neurological Surgery. Sanjay est marié à Rebecca, qui, après avoir lu ce qui précède, lui a rappelé qu'elle était en fait son plus grand amour. Ce qu'il lui a sagement concédé. Ils ont trois filles, préadolescentes et adolescentes. Or, les trois demoiselles Gupta trouvent hilarant que leur père écrive un livre portant sur la mémoire, car elles le jugent « littéralement incapable de se rappeler quoi que ce soit ».

TABLE DES MATIÈRES